护理专业教辅系列丛书

新编急危重症护理学考题解析

主　编　吴景芳　高仁甫　王　骏
副主编　马志华　耿立恒　周　旭
主　审　周一峰
编委会主任　陈淑英
编　者（以姓氏笔画为序）
　　　　马志华　上海思博职业技术学院
　　　　王　骏　上海健康医学院
　　　　刘珊珊　上海济光职业技术学院
　　　　吴景芳　上海震旦职业学院
　　　　陈　炜　上海市医药学校
　　　　陈淑英　复旦大学护理学院
　　　　周　旭　上海立达学院
　　　　周一峰　上海南湖职业技术学院
　　　　耿立恒　邢台医学高等专科学校
　　　　高仁甫　上海市建筑工程学校
　　　　黄威莉　上海市第五人民医院
　　　　曹　婷　上海震旦职业学院

复旦大学出版社

总 序

近年来,我国以高职率先改革来引领整个职业教育的发展取得了较大的成果,职业教育的认可度在不断提升;护理专业教学模式和课程体系改革呈现新的亮点;以"以人为本"的护理理念为依据,以知识、能力、素质综合发展和高等技术应用型护理人才的培养目标为导向,以高职高专护理职业技能的培养为根本的培养特色颇有彰显。为适应《高等职业教育创新发展行动计划(2015—2018年)》的精神;为更好地帮助考生全面、系统、准确地掌握护理学的教学内容和要求;为让护生能较好地通过护士执业资格考试,严格地进行护士执业注册,帮助他们做好考前复习工作,由上海地区为主的护理高校教学骨干和临床护理一线的护理专家共同编写了"护理专业教辅系列丛书"。

本套丛书包括《新编内科护理学考题解析》《新编外科护理学考题解析》《新编妇产科护理学考题解析》《新编儿科护理学考题解析》《新编急危重症护理学考题解析》《新编基础护理学考题解析》《新编老年护理学考题解析》和《新编健康评估考题解析》。丛书内容涵盖了各专科、各岗位需具备的基础理论、专业知识、技能技巧和护理服务实践等知识要点,不仅凸显高职高专护理教育的特色,体现最新护士执业资格考试大纲的精神要求,也同时满足了护理学科需要、教学需要和社会需要。

本套丛书在编写过程中得到了上海健康医学院、上海思博职业技术学院、上海立达学院、上海济光职业技术学院、上海中侨职业技术大学、上海震旦职业学院、上海城建职业学院、上海东海职业技术学院,以及同济大学附属同济医院和上海市肺科医院、复旦大学附属华东医院和儿科医院、上海交通大学医学院附属儿童医院和国际和平妇幼保健院等学校和医院有关护理骨干教师、专家的大力支持和帮助,在此一并表示衷心的感谢!

希望我们的护士们能不断学习、更新知识、提升技能,为提高护士整体素质和护理专业服务水平做出自己的贡献。

张玉侠
复旦大学附属中山医院护理部主任
复旦大学护理学院副院长
美国护理科学院院士(FAAN)
2019 年 9 月 10 日

前 言

为贯彻国家《关于加强卫生专业技术职务评聘工作的通知》等相关文件精神，围绕临床护理工作岗位需要和教学大纲要求，以提高教学质量为宗旨，以现代护理观为指导，以培养符合21世纪大健康背景下的护理人才为目标，组织有关专家编写了本书。本书依据《急危重症护理学》教材精心构思、编撰而成，编写的基本思路是结合护理专业高技能创新人才培养目标，紧扣全国护士执业资格考试大纲要求；坚持"以人为本"的整体护理理念，突出护理学专业特色；以掌握"三基"内容为主，满足学生职业发展的需要；贴近临床，按照医院实际工作要求突出护理岗位目标，以典型案例题为载体，加深学生印象；创新考题解析的结构体例，力求在定位和内容选择上符合急危重症护理学专业的培养目标。

全书共分为20章，每章后有答案，部分题目附有解析，便于读者参考。本书的命题范围广，强调科学性、实用性和创新性，题型全面，题量大，质量较高，针对性强，重点突出，便于掌握和记忆，是考生复习强化课程知识的必备用书，也是护士执业资格考试和护师、主管护师资格考试的参考书，可满足各层次护生和护士读者的需求。

本书编者均为职业院校护理专业资深骨干教师及医院带教老师，在编写过程中，各位编者认真撰稿、反复修改和审校，力求体现教材"必需、够用"的原则，打造更加符合现代职业教育体系发展需要、体现"以能力为本位，以临床思维为核心"的与现有教材高度融合、衔接的创新型教辅图书。

本书得到美国护理科学院院士、复旦大学附属中山医院护理部主任、复旦大学护理学院副院长张玉侠教授的指导和大力支持，在此表示由衷的感谢！

限于编者的水平和时间有限，书中难免有所纰漏或不足之处，敬请各位专家、老师、同学提出批评意见和建议，以不断完善。

吴景芳
2021年5月

题型与解题说明

本书采用的题型共有选择题、名词解释题、简述问答题和综合应用题四大类。题目的内容侧重于认知领域,包括记忆、理解、应用、分析、综合和评价6个层次能力的训练。

一、选择题

1. A1型单项选择题:即单句型最佳选择题,由1个题干和5个备选答案组成,答题时只能选择其中1个符合题意要求的最佳答案,其余4个为干扰选项。A1型单项选择题主要考核对知识的记忆、理解、应用及初步分析、综合应用能力。

2. A2型单项选择题:即病历摘要型最佳选择题,由1个叙述性题干(即1个小病例)和5个备选答案组成,经答题者运用所学的知识对题目进行分析、综合、判断后选择1个最佳答案。A2型单项选择题主要考核对知识的分析、综合应用能力。

3. A3型单项选择题:即病历组型最佳选择题。此种题型有共用题干,题干为1个病情案例,然后提出几个相关的问题。每个问题均与案例有关,但测试点不同,问题之间相互独立。每个问题有5个备选答案,要求选择出最佳答案。A3型单项选择题主要考核判断能力和应用能力。

4. A4型单项选择题:即病历串型最佳选择题。此种题型也有共用题干,与A3型相似,题干部分叙述一案例,然后提出3个以上问题。当病情展开时,可以增加新的信息,问题也随之变化。每个问题由5个备选答案组成,只有1个是最佳答案。A4型单项选择题主要考核综合分析和综合应用能力。

选择题中有"*"号者附有解析。

二、名词解释题

名词解释题需简要答出定义、基本原理和临床意义,主要考核对知识的记忆和理解能力。

三、简述问答题

简述问答题要求答题围绕问题中心,扼要阐明,主要考核对知识的应用、分析和综合应用能力。

四、综合应用题

综合应用题的资料来自于临床真实病例,具有全面性、系统性,可供推理和综合分析,主要考核理论联系实际的逻辑思维能力、用书本知识解决复杂而抽象问题的能力,以及在新情况下提出独特见解(评价)的能力。

目 录

第一章　急危重症护理学概述 ··· 1
　　选择题 ··· 1
　　名词解释题 ··· 3
　　简述问答题 ··· 3
　　答案与解析 ··· 3

第二章　急救医疗服务体系的组成与管理 ·· 6
　　选择题 ··· 6
　　名词解释题 ··· 14
　　简述问答题 ··· 14
　　综合应用题 ··· 15
　　答案与解析 ··· 15

第三章　灾难护理 ·· 20
　　选择题 ··· 20
　　名词解释题 ··· 31
　　简述问答题 ··· 31
　　综合应用题 ··· 31
　　答案与解析 ··· 31

第四章　急危重症病人家属的护理 ·· 35
　　选择题 ··· 35
　　简述问答题 ··· 38
　　综合应用题 ··· 38
　　答案与解析 ··· 38

第五章　急诊分诊 ·· 40
　　选择题 ··· 40

名词解释题 ·· 43
　　简述问答题 ·· 44
　　综合应用题 ·· 44
　　答案与解析 ·· 44

第六章　急诊护理评估 ·· 48
　　选择题 ·· 48
　　简述问答题 ·· 50
　　综合应用题 ·· 50
　　答案与解析 ·· 50

第七章　心搏骤停与心肺脑复苏 ······································ 53
　　选择题 ·· 53
　　名词解释题 ·· 59
　　简述问答题 ·· 59
　　综合应用题 ·· 59
　　答案与解析 ·· 59

第八章　严重创伤的救护 ·· 63
　　选择题 ·· 63
　　名词解释题 ·· 70
　　简述问答题 ·· 70
　　综合应用题 ·· 70
　　答案与解析 ·· 71

第九章　常见急症 ·· 80
　　选择题 ·· 80
　　名词解释题 ·· 94
　　简述问答题 ·· 95
　　综合应用题 ·· 95
　　答案与解析 ·· 97

第十章　环境及理化因素损伤 ·· 110
　　选择题 ·· 110
　　名词解释题 ·· 120
　　简述问答题 ·· 120
　　综合应用题 ·· 121
　　答案与解析 ·· 121

第十一章　急性中毒 ··· 130
　　选择题 ·· 130
　　名词解释题 ·· 155
　　简述问答题 ·· 156
　　综合应用题 ·· 156
　　答案与解析 ·· 157

第十二章　常见危急值 ··· 169
　　选择题 ·· 169
　　名词解释题 ·· 172
　　简述问答题 ·· 172
　　综合应用题 ·· 172
　　答案与解析 ·· 173

第十三章　危重症病人评估与系统功能监测 ··· 177
　　选择题 ·· 177
　　名词解释题 ·· 184
　　简述问答题 ·· 184
　　综合应用题 ·· 185
　　答案与解析 ·· 185

第十四章　多器官功能障碍综合征 ·· 193
　　选择题 ·· 193
　　名词解释题 ·· 198
　　简述问答题 ·· 198
　　综合应用题 ·· 198
　　答案与解析 ·· 199

第十五章　危重症病人的营养支持 ·· 202
　　选择题 ·· 202
　　名词解释题 ·· 209
　　简述问答题 ·· 209
　　综合应用题 ·· 209
　　答案与解析 ·· 210

第十六章　危重症病人的疼痛管理与护理 ··· 214
　　选择题 ·· 214
　　名词解释题 ·· 219

　　　　简述问答题 ··· 219
　　　　综合应用题 ··· 219
　　　　答案与解析 ··· 219

第十七章　危重症病人常见并发症的监测与预防 ··· 224
　　　　选择题 ··· 224
　　　　名词解释题 ··· 232
　　　　简述问答题 ··· 232
　　　　综合应用题 ··· 232
　　　　答案与解析 ··· 233

第十八章　常用急救技术 ··· 241
　　　　选择题 ··· 241
　　　　名词解释题 ··· 255
　　　　简述问答题 ··· 255
　　　　综合应用题 ··· 255
　　　　答案与解析 ··· 256

第十九章　机械通气 ·· 262
　　　　选择题 ··· 262
　　　　名词解释题 ··· 264
　　　　简述问答题 ··· 264
　　　　综合应用题 ··· 264
　　　　答案与解析 ··· 264

第二十章　连续性血液净化治疗的应用与护理 ·· 266
　　　　选择题 ··· 266
　　　　名词解释题 ··· 268
　　　　简述问答题 ··· 268
　　　　综合应用题 ··· 268
　　　　答案与解析 ··· 268

主要参考文献 ·· 271

第一章

急危重症护理学概述

选择题(1-1~1-23)

A1型单项选择题(1-1~1-23)

1-1 现代急危重症护理学最早可追溯到
A. 第二次世界大战期间
B. 19世纪克里米亚战争期间
C. 20世纪50年代北欧脊髓灰质炎大流行期间
D. 世界上第一个早产儿监护中心建立时
E. 第一次世界大战期间

1-2 北欧出现世界上最早用于监护呼吸衰竭病人的监护病房的时间是
A. 20世纪80年代初期
B. 20世纪60年代初期
C. 20世纪50年代初期
D. 19世纪50年代初期
E. 20世纪70年代初期

1-3 我国开始建立正式的急救医疗服务体系的时间是
A. 1965年
B. 1973年
C. 1976年
D. 1980年
E. 1986年

1-4 19世纪克里米亚战争期间,弗罗伦斯·南丁格尔(Florence Nightingale)率领护士前往战地救护,使士兵的死亡率下降至
A. 2%
B. 3%
C. 6%
D. 4%
E. 8%

1-5 国家学位评定委员会何年正式批准设置急诊医学研究生点
A. 1982年
B. 1983年
C. 1984年
D. 1985年
E. 1986年

1-6 美国急诊专科护士证书课程内容一般不包括
A. 急诊突发事件的评估及确定优先事项
B. 医疗和心理紧急情况的快速反应及救生干预
C. 学习创伤护理核心课程
D. 掌握高级心脏生命支持术
E. 学习医学基础课程

1-7 在美国,成为急诊护士的条件不包括下列哪项
A. 具有护理学士学位
B. 取得注册护士资格
C. 有急诊护理工作经历
D. 熟悉急诊护理程序
E. 参加急诊护士学会举办的急救护理课程考试合格并通过急诊护士资格认证考试

1-8 国际急危重症护理学的发展从欧美发达国家起步,对呼吸肌麻痹、不能自主呼吸病人辅以"铁肺"治疗是在下列哪个时期
A. 世界上第一个早产儿监护中心建立时
B. 第二次世界大战期间
C. 克里米亚战争期间

D. 北欧脊髓灰质炎大流行期间

E. 美国约翰·霍普金斯医院神经外科术后病房建立时

1-9 美国医学会于哪年正式承认急诊医学为一门独立的学科
A. 1970年 B. 1971年
C. 1972年 D. 1973年
E. 1974年

1-10 1979年,国际上正式承认急诊医学为医学科学中的第几个学科
A. 20 B. 21
C. 22 D. 23
E. 24

1-11 20世纪50年代初期北欧脊髓灰质炎大流行期间,下列哪种仪器首次被用于病人救治
A. 人工呼吸机 B. 血液透析机
C. 心电监护仪 D. 除颤仪
E. 输液泵

1-12 为了保证护理工作的质量,多个国家对相关执照的有效期做了规定,美国的急诊和危重症护士执照有效期通常为
A. 1年 B. 3年
C. 5年 D. 10年
E. 终身

1-13 国际急危重症护理学的发展从欧美发达国家起步,急危重症学发展最快的国家是
A. 德国 B. 日本
C. 美国 D. 芬兰
E. 加拿大

1-14 急诊科工作2年的护士要进行危重症专科护理学习,除下列哪项外均有利于达到要求
A. 抢救病人后及时总结救护经验
B. 常去重症监护病房(ICU)见习
C. 在学习和生活中强化急救意识
D. 只要肯花时间一定能练好急救技术
E. 有意识地进行急救知识的宣教

1-15* 急危重症护理学是研究急危重症病人抢救、护理和科学管理的一门综合性应用学科,下列哪项描述不符合其定义
A. 挽救病人生命
B. 提高抢救成功率
C. 促进人类健康
D. 以现代医学科学、护理学专业理论为基础
E. 以减少伤残率、提高生命质量为目的

1-16 1983年,下列哪个学科成为美国医学界一门最新的学科
A. 急诊医学 B. 院前急救医学
C. 灾害医学 D. 危重症医学
E. 急救医学

1-17* 获得美国急诊专科护士证书的条件不包括下列哪项
A. 具有急诊突发事件的评估及确定优先事项的能力
B. 能对医疗和心理紧急情况进行快速反应及救生干预
C. 掌握高级心脏生命支持术,通过创伤护理核心课程考核
D. 具有护理学士学位及注册护士资格
E. 从事急救和危重病监护治疗工作5年以上

1-18 下列哪项与我国急危重症护理学的现状不符合
A. 急诊医疗体系基本建成
B. 整体护理理念已逐步渗透到急危重症护理中
C. 急救护理技术尚需规范化
D. 已意识到急救护理范围社会化的重要性
E. 已经培养了大批急诊急救专科护士

1-19 我国第一张ICU病床建立于
A. 复旦大学附属中山医院
B. 北京协和医院
C. 南方医科大学珠江医院

第一章 急危重症护理学概述

　　D. 中国人民解放军总医院第一附属医院(304医院)

　　E. 四川大学华西医院

1-20 在我国,急诊医学哪年被卫生部和教育部正式承认为独立学科
　　A. 1982年　　　B. 1983年
　　C. 1984年　　　D. 1985年
　　E. 1986年

1-21 国内第一个急诊急救专科护士培训基地建立于哪年
　　A. 2003年　　　B. 2009年
　　C. 1996年　　　D. 2006年
　　E. 2011年

1-22 上海市急诊适任护士认证工作始于
　　A. 2002年　　　B. 2003年
　　C. 2004年　　　D. 2005年
　　E. 2006年

1-23* 上海市对各级医院在急诊科或ICU工作多少年的护士,经过哪种培训考核合格后发放适任证书
　　A. 急诊科工作2年,最新专科理论考核合格
　　B. 急诊科或ICU工作2年以上,专科理论学习、医院实训基地临床实践考核合格
　　C. ICU工作2年,专科理论学习、医院实践培训合格
　　D. 急诊科工作5年,理论和实践考核合格
　　E. 硕士毕业后ICU工作2年,免考理论

名词解释题(1-24～1-25)

1-24 急危重症护理学
1-25 急危重症护士资格认证

简述问答题(1-26～1-31)

1-26 简述在急危重症护理学起源过程中的几个重要阶段。
1-27 简述美国急诊护士的资质认证条件。
1-28 简述美国急诊专科护士证书课程内容。
1-29 请问急危重症护理学包含哪些具体含义?
1-30 在我国急危重症护理学的起源及发展过程中有哪些重要事件?
1-31 简述我国急危重症专科护士资质认证开展情况。

答案与解析

选择题

A1型单项选择题

1-1	B	1-2	C	1-3	D	1-4	A
1-5	D	1-6	E	1-7	D	1-8	D
1-9	C	1-10	D	1-11	A	1-12	C
1-13	C	1-14	D	1-15	C	1-16	D
1-17	E	1-18	D	1-19	B	1-20	B
1-21	D	1-22	E	1-23	B		

部分选择题解析

1-15 解析:急危重症护理学是以挽救病人生命、提高抢救成功率、促进病人康复、减少伤残率、提高生命质量为目的,以现代医学科学、护理学专业理论为基础,研究急危重症病人抢救、护理和科学管理的一门综合性应用学科。其研究急诊和危重症护理领域的理论、知识及技术,已成为护理学科的重要专业。促进人类健康不在该学科的范围。

1-17 解析:获得美国急诊专科护士证书的条

件包括：①具有护理学士学位；②取得注册护士资格；③有急诊护理工作经历；④参加急诊护士学会举办的急救护理核心课程学习，如高级心脏生命支持术、创伤护理、儿科急诊护理、急诊护理程序等，具有急诊突发事件的评估及确定优先事项的能力，能对医疗和心理紧急情况进行快速反应及救生干预，并通过急诊护士资格认证考试。

1-23 解析：上海市对各级医院在急诊科或ICU工作2年以上的注册护士经过培训考核合格后发放适任证书。2006年在上海护理学会牵头下分期分批培训，培训内容包括最新专科理论学习、医院实训基地临床实践，考核合格发放适任证书。

名词解释题

1-24 急危重症护理学是以挽救病人生命、提高抢救成功率、促进病人康复、减少伤残率、提高生命质量为目的，以现代医学科学、护理学专业理论为基础，研究急危重症病人抢救、护理和科学管理的一门综合性应用学科。

1-25 急危重症护士资质认证是对急诊和危重症护士的从业资格进行的认证制度，即要求注册护士在经过专门培训获得证书后方可成为急危重症专科护士。

简述问答题

1-26 急危重症护理学的起源主要经历了急救护理、危重症护理的建立以及急危重症护理学科的建立和发展等几个重要阶段。相对应的标志性事件有：①1853—1856年的克里米亚战争期间，前线的英国伤病员死亡率高达42%，南丁格尔率领38名护士前往战地救护，使死亡率下降至2%。随着战场救护的成功实施，急救护理得以建立。②在克里米亚战争期间救护伤员的过程中，南丁格尔首次阐述了在医院手术室旁设立术后病人恢复病房的优点。1923年美国约翰·霍普金斯医院建立了神经外科术后病房。1927年世界上第一个早产儿监护中心在芝加哥建立。第二次世界大战期间，建立了休克病房以救护在战争中受伤或接受了手术治疗的战士。这些都标志着危重症护理的雏形已形成。③20世纪50年代初期北欧脊髓灰质炎大流行，"铁肺"被用于救治脊髓灰质炎病人，象征着世界上最早的用于监护呼吸衰竭病人的"监护病房"建立。此后，各大医院开始建立类似的监护单元。随着相关技术的发展，急危重症护理逐步建立和成熟。

1-27 在美国，成为急诊护士的条件包括：①具有护理学士学位；②取得注册护士资格；③有急诊护理工作经验；④参加急诊护士学会举办的急救护理核心课程学习并通过急诊护士资格认证考试。

1-28 美国急诊专科护士证书课程内容一般包括：急诊突发事件的评估及确定优先事项，对医疗和心理紧急情况的快速反应及救生干预，创伤护理核心课程、高级心脏生命支持术、儿科急诊护理课程及急诊护理程序等。

1-29 急危重症护理学是以现代医学科学、护理学专业理论为基础，研究急危重症病人抢救、护理和科学管理的一门综合性应用学科。具体含义是提高医疗水平，凸显急危重症护理工作的重要性，以挽救病人生命、提高抢救成功率、促进病人康复、减少伤残率、提高生命质量为目的。

1-30 起源：我国急危重症护理实践早期，急诊是医院门诊的一部分，1980—1983年卫生部发布关于"加强城市急救工作，北京、上海成立急诊室、急诊科和急救中心"的文件，开始急危重症护理学发展的初级阶段。将外科手术后病人送到术后复苏室，清醒后转入病房。北京协和医院1982年设立第一张ICU病床，1984年正式成立独立专科综合性ICU。

发展：1983年急诊医学被卫生部和教育部正式承认为独立学科。1985年国家学位评定委员会正式批准设置急诊医学研究生点。中华医学会急诊医学、重症医学及灾难医学分会相继成立。中华护理学会成立急诊护理和危重症护理专业委员会。1988年第二军医大学开设国内第一门急救护理学课程。1989年卫生部将建立急诊科和ICU作为医院等级评定条件之一,确定危重症医学在医院建设中的地位,该学科进入快速发展阶段。以病人为中心,开通绿色生命通道,建立以急救中心为主体的院前急救网络,设立120急救电话、公安报警、火警电话、事故报警等联动机制。危重病人救护水平获得较大提升,ICU规模及监护治疗仪器的配置,医护人员专业救护水平及临床实践能力,成为评价一个国家、一所医院急救医疗水平的主要标准。2003年传染性非典型肺炎流行后,我国又投入巨资建立突发公共卫生事件紧急医疗救治体系,急危重症护理学在紧急医疗救治体系中进一步提升,已独立发展灾难医学及灾难护理学。

1-31 我国的急危重症专科护士资质认证尚处在尝试阶段。2002年中华护理学会与中国香港危重病学护士协会联合举办第一届全国性危重症护理学文凭课程班,为期3个月,成绩合格颁发"危重症护理学业文凭证书"。这是我国范围内对危重症护士认证工作的初步尝试。2006年在上海市护理学会牵头下,上海市开始进行急诊及危重症的适任护士认证工作,对上海各级医院在急诊或ICU工作2年以上的注册护士,分期分批组织学习最新专科理论、医院实训基地临床实践在内的培训,考核合格发放适任证书。2006年安徽建立了国内第一个急诊急救专科护士培训基地,其他各省也逐步开展急诊急救和危重症专科护士培训和认证工作。

(吴景芳)

第二章

急救医疗服务体系的组成与管理

选择题(2-1~2-95)

A1型单项选择题(2-1~2-54)

2-1 急救医疗服务体系不包括
　　A. 院前救护
　　B. 到达急诊科后的处理
　　C. 普通病房的护理
　　D. 重症监护病房(ICU)的护理
　　E. 转运途中的监护

2-2 emergency medicine 的中文翻译是
　　A. 院前急救　　B. 重症监护
　　C. 急诊科　　　D. 急诊医学
　　E. 急救护理学

2-3 急救医疗服务体系的英文是
　　A. emergency medicine
　　B. emergency medicine service system (EMSS)
　　C. department of emergency
　　D. nursing in emergency
　　E. prehospital emergency medicine care

2-4 EMSS 主要是指
　　A. 最初目击者　　B. 急救医护人员
　　C. 急诊科医护人员　D. ICU医护人员
　　E. 急救网络

2-5 下列哪项不属于急救护理学的范畴
　　A. 院前急救　　B. 危重病急救
　　C. 抢险救灾　　D. 战地救护
　　E. 糖尿病护理

2-6 除下列哪项以外均属 EMSS
　　A. 院前急救
　　B. 医院急诊科抢救
　　C. ICU
　　D. 抢救室
　　E. 重症监护

2-7 以下哪个国家最早组建 EMSS
　　A. 美国　　　　B. 德国
　　C. 法国　　　　D. 日本
　　E. 中国

2-8 一般情况下,救护车上应配备几名合格的急救人员
　　A. 1~2名　　　B. 3~4名
　　C. 4~5名　　　D. 5~6名
　　E. 若干名

2-9 院前急救的模式不包括
　　A. 依托型　　　B. 指挥型
　　C. 独立型　　　D. 消防型
　　E. 集中型

2-10 关于院前急救的原则,下列哪种说法不妥
　　A. 先施救后排险,先重伤后轻伤
　　B. 急救与呼救并重
　　C. 先施救后运送
　　D. 转送与监护急救相结合
　　E. 紧密衔接,前后一致

2-11* 我国城区急救半径应
　　A. ≤3 km　　　B. ≤4 km
　　C. ≤5 km　　　D. ≤6 km
　　E. ≤8 km

2-12 市区急救反应时间要求在几分钟以内
　　A. 3分钟　　　B. 10分钟

C. 5 分钟　　　　D. 20 分钟
E. 15 分钟

2-13 反映急救速度的主要客观指标是
A. 急救中心的面积
B. 服务区域
C. 基本设施
D. 平均反应时间
E. 急救中心的设备

2-14 在急救工作中,目前我国最常用的运输工具是
A. 担架　　　　B. 救护车
C. 飞机　　　　D. 火车
E. 轿车

2-15 关于建立急救中心的地点,下列哪项不符合条件
A. 在区域中心地带
B. 车辆进出方便
C. 设在医院内
D. 可以任意选择
E. 设在医院外,但要靠近大医院

2-16* 院前急救护理程序为
A. 现场救护、现场评估与呼救、转运与途中监护
B. 现场评估与呼救、现场救护、转运与途中监护
C. 现场评估与呼救、转运与途中监护、现场救护
D. 现场救护、转运与途中监护、现场评估与呼救
E. 转运与途中监护、现场评估与呼救、现场救护

2-17 现场快速评估病人病情时,应首先判断
A. 意识　　　　B. 气道
C. 呼吸　　　　D. 体温
E. 血压

2-18 一张监护床位标准占地面积为
A. 14 m²　　　　B. 15 m²
C. 16 m²　　　　D. 18 m²
E. 20 m²

2-19 抢救危重病人的"生存链"中的第1步是
A. 心肺复苏
B. 电除颤
C. 早期呼救,启动救援系统
D. 建立静脉通路
E. 应用简易呼吸器

2-20 关于现场救护体位的摆放,下列做法哪项不妥
A. 无意识、无呼吸、无心跳者,应置于复苏体位
B. 神志不清、有呼吸和循环者,应置于恢复体位
C. 咯血者,置于患侧卧位
D. 毒蛇咬伤下肢者,要将患肢提高
E. 腹痛者,屈双膝关节于腹部

2-21 现场救护过程中,在检伤与分类中必须采取的原则是
A. 先对病人进行分类,再抢救危重病人
B. 先观察病人生命体征
C. 边检伤、边分类、边抢救,同时并举
D. 先将病人移至平地,再进行检伤
E. 先抢救危重病人,再进行分类

2-22 ICU 医疗辅助区域与医疗区域面积之比应达到
A. 1∶1 以上
B. 0.5∶1 以上
C. 1∶1.5 以上
D. 1.5∶1 以上
E. 5∶1 以上

2-23 关于急救运输工具的配备,下列叙述哪项不正确
A. 原则上每 5 万~10 万人口配 1 辆急救车
B. 车辆应集中停在急救中心,以便于管理
C. 车辆性能要满足急救需要
D. 每辆车配备医护人员与驾驶员各 5 人
E. 定期检查维修,保持完好状态

2-24 下列哪项不属于"生命链"的环节
A. 早期通路　　B. 早期心肺复苏
C. 早期转送　　D. 早期心脏除颤
E. 早期高级生命支持

2-25 院前急救主要的经常性任务是
A. 病人呼救
B. 灾害遇难者急救
C. 救护值班
D. 紧急救护枢纽
E. 重症监护

2-26 某市三甲医院成立急诊科，下列哪项不属于急诊科的设置
A. 预检分诊处　　B. 急诊诊查室
C. 急诊抢救室　　D. 急诊换药室
E. 急诊观察室

2-27 急救网络中，开通绿色生命通道，ICU是EMSS中的第几个环节
A. 第一环节　　B. 第二环节
C. 第三环节　　D. 第四环节
E. 第五环节

2-28 急救医疗服务体系的主要作用不包括
A. 及时有效的院前救治
B. 科学管理急诊科，组织急救技能训练
C. 对突发性的重大事故，及时组织抢救
D. 战地救护
E. 门诊随访

2-29 下列哪项不是EMSS中院前急救的特点
A. 社会性、随机性强
B. 时间紧急
C. 流动性大
D. 工作环境条件好
E. 病种多样、复杂

2-30* 某三甲医院扩大急诊室，需合理设计病人流动的布局。下列设计中哪项错误
A. 有专门的出入口通道
B. 预检分诊处（台）设在急诊科入口最醒目的位置
C. 清创室应紧靠外科诊疗室或与诊疗室成套间
D. 抢救室邻近急诊分诊处
E. 为方便管理尽量设置一个出口

2-31 某医院建立急诊室及抢救室，下列不属于急救仪器的是
A. 除颤器　　B. 心电图机
C. 纤维胃镜　　D. 电动洗胃机
E. 简易呼吸器

2-32* 急诊抢救室对抢救药品及设备有严格的管理制度，下列制度哪项是错误的
A. 定人管理　　B. 定品种、数量
C. 定期检查　　D. 定位放置
E. 外借时一定要登记

2-33 新建一所三甲综合性医院，按急危重症医学要求，抢救室必备的急救药品除外下列哪类药物
A. 升压药　　B. 呼吸兴奋剂
C. 解毒药　　D. 镇静药
E. 抗生素

2-34 新建一所三甲综合性医院，按急危重症医学要求，关于ICU通道设置，以下正确的是
A. 设置单一通道，方便工作人员出入
B. 人员通道与物流通道共同使用
C. 所有人员使用同一通道
D. 所有物流使用同一通道
E. 人员流动通道与物流通道分开

2-35 按急危重症医学要求，一间ICU护士人数和床位数之比应达到
A. 0.4：1
B. 1：1
C. 2：1
D. （2.5～3）：1
E. 5：1以上

2-36 ICU需具备良好的通风采光条件，护士应把室温控制在
A. 18±1.5℃　　B. 20±1.5℃
C. 22±1.5℃　　D. 24±1.5℃

E. 26±1.5℃

2-37 ICU病床仪器设备设置要求是
A. 氧气接口1个,负压接口1个,电源插座2个
B. 氧气接口1个,负压接口1个,电源插座6个
C. 氧气接口2个,负压接口2个,电源插座6个
D. 氧气接口2个,负压接口2个,电源插座10个
E. 氧气接口2个以上,负压接口2个以上,电源插座12个以上

2-38 ICU是院内感染的高发区,下列关于原因分析错误的说法是
A. 病人病情危重,病种复杂
B. 病人机体抵抗力低下
C. 各种侵入性治疗、护理操作较多
D. 危重病人相对集中
E. 进出ICU工作人员多

2-39 世界各国广泛开展器官移植,美国首例器官移植手术在哪年成功实施
A. 1950年   B. 1964年
C. 1974年   D. 1954年
E. 1984年

2-40 在一所三甲综合性医院,下列哪种疾病病人不能转入ICU
A. 急性心肌梗死   B. 大面积烧伤
C. 心脏手术后   D. 肿瘤晚期
E. 多器官功能衰竭

2-41 急诊科是EMSS中院内抢救的重要环节,关于急诊科的布局,下列哪项不合理
A. 尽量远离住院部
B. 有专门的出入口通道
C. 分诊室设立在入口明显位置
D. 清创室与抢救室、外科诊室相邻
E. 抢救室近急诊科的进口处

2-42 急诊科以人"急救"为中心,就诊多长时间内病人应得到处置
A. 2分钟   B. 5分钟

C. 10分钟   D. 15分钟
E. 30分钟

2-43 建立急救绿色通道,急诊有效分流时,分诊准确率应达到
A. 80%   B. 85%
C. 90%   D. 100%
E. 95%

2-44 国内三级综合性医院ICU的床位数应是医院床位总数的
A. 1%~3%   B. 2%~8%
C. 5%   D. 4%~6%
E. 6%~8%

2-45 急诊病人首先由分诊护士接待,下列哪项不属于分诊护士的职责
A. 分清病人病情的轻重缓急
B. 对所有急诊病人进行登记
C. 维持就诊环境
D. 护送病人入病房
E. 参与急救

2-46 下列哪种病人不属于急诊观察室收治范围
A. 病情危重病人   B. 诊断不清病人
C. 预约入院病人   D. 小手术后病人
E. 输液观察病人

2-47 重症监护是EMSS的重要组成部分,ICU中央工作站设置于
A. 通道一端   B. 医疗区域中央
C. 医疗区域一端   D. 病室中央
E. 辅助区域中央

2-48 在交通事故中抢救病人最主要的是让病人入院,下列不属于院前急救运转模式的是
A. 独立型   B. 指挥型
C. 轮转型   D. 院前型
E. 依托型

2-49 医疗质量管理中,关于防止交叉感染、控制ICU院内感染,以下说法中正确的是
A. 每床配备速干手消毒装置
B. 感染与非感染病人安排在同一病室

C. 肝移植术后病人安置于负压病房

D. 多重耐药病人分散安置,避免交叉感染

E. 婴幼儿可随家属进入病室探视

2-50 现场对危重病人进行病情评估,如果桡动脉触摸不清,则说明收缩压

A. <80 mmHg　　B. <70 mmHg
C. <60 mmHg　　D. <50 mmHg
E. <40 mmHg

2-51 医院急诊科是院内急救第一线,急诊科的首要工作任务是

A. 急诊　　　　B. 急救
C. 检查　　　　D. 培训
E. 科研

2-52 抢救心肺复苏病人时,下列哪项不是团队成员核心技能

A. 互相支持　　B. 领导力
C. 情境监管　　D. 独立行动
E. 沟通

2-53 院前急救时,首先抢救下列哪种病人并送进医院ICU

A. 急性心肌梗死
B. 晚期肺癌
C. 流行性出血热
D. 脑外伤后植物状态
E. 股骨骨折

2-54 医生对急危重症病人进行现场快速评估,下列叙述中哪项不正确

A. 对婴儿可轻拍面颊观察有无哭泣反应以判断意识
B. 一看、二听、三触,判断病人有无自主呼吸
C. 触摸脉搏,了解病人的血液循环
D. 观察气道是否畅通、有无梗阻
E. 触摸肢体皮肤,了解有无发热

2-55 某综合医院急诊科接到卫生主管部门通知,某工地有20名工人因午饭后集体出现腹痛、呕吐、腹泻,需启动突发公共卫生事件应急预案。该项任务属于医院急诊科的下列哪项主要任务

A. 急救、急诊医疗　　B. 普及急救知识
C. 科研　　　　　　　D. 教学培训
E. 接受上级部门指派的临时救治任务

2-56 成批中毒、神志不清病人被送进某医院急诊科,急诊科的护士应用的正确诊疗识别手段是

A. 应用腕带作为诊疗识别手段
B. 应用病人真实姓名
C. 应用病人的年龄和性别
D. 应用病人的单位
E. 在病人手上写上编号

2-57 下列哪种疾病病人不能转入ICU医治

A. 心肌梗死　　B. 窒息
C. 休克　　　　D. 乙型肝炎
E. 急腹症

2-58 急危重症学科建立后,综合性医院建设标准三甲医院需要设置ICU。规范的ICU设备不包括下列哪项

A. 人工呼吸机
B. 主动脉球囊反搏仪
C. 血液透析机
D. 气囊漂浮导管
E. 心电监护仪

2-59 冬天,某三级医院收入高热、咳嗽、呼吸困难、肺部感染病人。ICU院内感染高发的原因不包括

A. 病人病情危重,抵抗力低下
B. 感染病人相对集中,病种复杂
C. 病人交叉感染较多
D. 侵入性治疗、操作护理较多
E. 多重耐药菌在ICU常驻

2-60 许多肿瘤科、消化科、呼吸科病人要求得到更好的治疗。下列哪种疾病病人不能收住ICU

A. 多器官功能障碍综合征
B. 恶性肿瘤终末期
C. 热射病
D. 上消化道大出血休克

E. 急性呼吸衰竭

2-61 某三甲医院为满足日益增长的病人需求，准备新建门急诊大楼。下列布局哪项是错误的
A. 急诊科设置白天和夜间醒目标志
B. 急诊抢救室邻近急诊分诊处，每张抢救床边使用面积不少于 12 m²
C. 急诊科各功能部门以减少交叉穿行、减少感染和节省时间为原则
D. 预检分诊处（台）设在急诊科入口最醒目的位置
E. 为预防交叉感染，尽可能设置单间

2-62 某三甲医院 ICU 严格执行消毒隔离制度，凡病人用过的器械均需进行下列哪项流程
A. 消毒—清洗
B. 消毒—灭菌
C. 清洗—灭菌
D. 消毒—清洗—灭菌
E. 清洗—消毒—灭菌

2-63 急诊室接诊 1 名 80% 深Ⅱ度烧伤病人，经做床边气管切开、呼吸机辅助呼吸、深静脉置管、留置导尿管后需送手术室行急诊清创术。最佳转运团队成员包括
A. 1 名急诊医生、1 名转运工人
B. 1 名急诊护士、1 名转运工人
C. 1 名急诊医生、1 名急诊护士、1 名转运工
D. 2 名急诊护士、1 名转运工人
E. 1 名急诊医生、1 名急诊护士

A2 型单项选择题（2-64～2-75）

2-64 病人，女性，66 岁。因高血压突然头晕、意识不清，由 120 救护车送入急诊室。下列哪项不属于急诊护理观察内容
A. 问   B. 听
C. 触   D. 教
E. 看

2-65 患儿，男性，1 岁。因感冒咳嗽、发热、呼吸急促、面色苍白、神志淡漠，入住儿科 ICU。儿科 ICU 属于
A. 综合性 ICU   B. 系统性 ICU
C. 专科性 ICU   D. CCU
E. 呼吸与危重症医学科（PCCM）

2-66 病人，女性，53 岁。因右手腕桡骨下段骨折，医生给病人复位时，护士的正确做法是
A. 帮助医生用力复位
B. 让病人大声喊叫发泄痛苦
C. 与病人交谈分散注意力
D. 陪同病人一起哭泣
E. 告知注意事项

2-67 病人，男性，48 岁。因昏迷被家属送急诊科就诊。为提高病人身份识别的准确性，下列做法中哪项是错误的
A. 各种处置和治疗前同时使用 2 种病人身份识别方法
B. 使用腕带作为身份识别的标识制度
C. 让家属说出病人姓名
D. 实行双人核对制度
E. 核对床号、药名、治疗途径

2-68 病人，女性，47 岁。因高热、抽搐来院急诊。急诊内科接诊后需要邀请感染科医生会诊。会诊医生在接到会诊通知后必须在多长时间内到达会诊地点
A. 15 分钟   B. 10 分钟
C. 24 小时   D. 2 小时
E. 30 分钟

2-69 病人，女性，70 岁。因高热、咳嗽、头痛，疑似有高传染性感冒收入 ICU，家属要求探望病人。家属可以通过什么方法与病人交流
A. 外走廊   B. 床头电话
C. 闭路电视   D. 床旁探视
E. 病房探视

2-70 病人，男性，56 岁。因呼吸急促、咳大量泡沫痰，被家人送入医院急诊科。病人既往有冠状动脉粥样硬化性心脏病（简称冠

心病)病史多年。体格检查:呼吸 26 次/分,脉搏 106 次/分,血压 110/80 mmHg;意识清楚,口唇发绀。急危重症救治团队的人员构成为

A. 医生(全科或专科)、护士
B. 护士、技师
C. 药剂师、技师
D. 其他相关卫生保健工作人员等
E. 医生、护士、药剂师、技师等

2-71 病人,女性,72 岁。邻居发现其意识不清,送入医院急诊科。据邻居说病人患有糖尿病多年,一直在用药治疗,看到过其注射胰岛素。体格检查:呼吸 22 次/分,脉搏 70 次/分,血压 110/80 mmHg;意识模糊;心、肺和腹部无阳性体征。救治急危重症病人时应遵循下列哪项原则

A. 以病人安全为主要目标的无伤害原则
B. 利益最大化原则
C. 节约资源原则
D. 公平无私原则
E. 病人自主原则

2-72* 病人,男性,68 岁。因心搏骤停在医院行脑复苏,经过持续抢救最终中枢神经系统皮质功能未恢复,医生宣布病人脑死亡。下列哪项不是重症病人尊严死的内容

A. 安乐死
B. 做好临终病人的死亡管理
C. 协助减轻临终病人病痛
D. 尽可能地保持病人身体舒适性和自主性
E. 协助病人及亲属做好面临死亡的各种准备

2-73 病人,男性,28 岁。在海中游泳时不慎溺水,被送到急诊室。体格检查:心率 45 次/分,血压 90/60 mmHg;神志不清,口流海水,呼吸微弱。如医生不在场,护士的下列处理中正确的是

A. 立即呼叫医生,等待医嘱
B. 立即将病人头偏向一侧,吸出口腔异物,给予吸氧
C. 立即心外按压
D. 立即心电监护
E. 先测生命体征

2-74 病人,男性,37 岁。交通事故后被送往急诊室。体格检查:意识丧失,左下肢闭合性骨折,呼吸 20 次/分,心率 62 次/分,血压 96/62 mmHg。病人身上无任何证件。护士下列的处理中不正确的是

A. 协助医生处理骨折
B. 处置的同时通知保卫部
C. 等待家属办理手续后再处理
D. 先处理后再等家属补办手续
E. 处置同时通知医务部

2-75 病人,男性,66 岁。突发左胸疼痛、胸闷、气急、面色苍白。体格检查:脉搏 56 次/分,呼吸 28 次/分,血压 70/48 mmHg。诊断其心肌梗死最可靠、最实用的方法是

A. 心电图检查   B. 心肌酶谱检测
C. 心脏超声检查 D. 心脏 X 线检查
E. 心脏 CT 检查

✎ A3 型单项选择题(2-76～2-85)

(2-76～2-78 共用题干)

病人,男性,19 岁。在河中游泳时不慎溺水。体格检查:脉搏 60 次/分;神志不清,口含泥沙、河水,呼吸微弱。

2-76 启动 EMSS 时,以下措施中正确的是

A. 立即呼叫 120,等待救援
B. 立即将病人头偏向一侧,清除口腔内异物
C. 立即做胸外心脏按压
D. 叫人抬送至医院
E. 先联系家人

2-77 病人被送往医院急诊科后,最合适的监护措施是

A. 动脉血氧饱和度监测
B. 无创血压监测
C. 心输出量监测
D. 神志、瞳孔监测
E. 呼气末二氧化碳分压监测

2-78 病人转入ICU继续治疗,在ICU不能进行的操作是
A. 生理功能监测
B. 生命支持
C. 及时发现病情变化
D. 手术治疗
E. 防治并发症

(2-79~2-81共用题干)

某医院有床位1500张,由于三级医院评审需要设置ICU。按照我国ICU建设规模设置

2-79* 该医院合适的ICU床位数为
A. 5张   B. 10张
C. 20张   D. 40张
E. 200张

2-80* 该医院ICU至少需配置护士多少人
A. 140   B. 100
C. 80   D. 60
E. 40

2-81* 该医院需配置呼吸机多少台
A. 5   B. 10
C. 20   D. 40
E. 60

(2-82~2-85共用题干)

某三甲医院ICU评估护理服务的过程和结局,定量评价和监测护理管理以及临床常用质量指标。

2-82* ICU空气的菌落总数标准为
A. ≤5 cfu/m³   B. ≤8 cfu/m³
C. ≤10 cfu/m³   D. ≤15 cfu/m³
E. ≤200 cfu/m³

2-83* ICU病房物品表面的菌落总数标准为
A. ≤5 cfu/cm²   B. ≤8 cfu/cm²
C. ≤10 cfu/cm² D. ≤15 cfu/cm²
E. ≤200 cfu/cm²

2-84 ICU是院内感染的高发区,因该病区病人需
A. 预防性应用抗生素
B. 限制预防性应用抗生素
C. 使用高效抗生素
D. 使用广谱抗生素
E. 根据感染程度选择抗生素

2-85 ICU病人最常见的感染是
A. 泌尿系统感染   B. 消化道感染
C. 下呼吸道感染   D. 血液感染
E. 伤口感染

● **A4型单项选择题(2-86~2-95)**

(2-86~2-91共用题干)

病人,男性,66岁。在过马路时,被电动车撞倒在地,好心人将其送入医院急诊。体格检查:呼吸38次/分,心率123次/分,血压75/46 mmHg;神志清楚,面色苍白,皮肤湿冷,胸腹部压痛。有高血压病病史。

2-86 EMSS的第二个重要环节是
A. 院前急救   B. 院内急诊救护
C. 重症监护治疗 D. 住院治疗
E. 灾害救护

2-87 急救护理的目的不包括
A. 抢救病人生命
B. 提高抢救成功率
C. 促进病人康复
D. 减少伤残率和提高生命质量
E. 诊治急危重症病人

2-88 下列哪种病人不在急诊诊治范围
A. 急诊病人
B. 留观病人
C. 临时输液病人
D. 慢性肾衰竭病人
E. 各种休克病人

2-89 下列哪项不是急诊科的工作特点
A. 急   B. 忙
C. 多学科性   D. 易感染性
E. 各类病人都可收治

2-90 以下哪种病人可收治观察室
   A. 诊断不明确病人
   B. 等候床位入院病人
   C. 小手术后病人
   D. 病情危重病人
   E. 输液观察病人

2-91 下列哪项不是急危重症病人的医学伦理问题
   A. 医务人员的主观意愿
   B. 急危重症临终病人的尊严死
   C. 病人及家属的意愿和需求
   D. 以病人安全为主要目标的无伤害原则
   E. 撤离生命支持的最后阶段的护理

(2-92～95 共用题干)
病人，女性，28岁，已婚。从脐部开始腹部隐痛难受，后转右下腹疼痛1小时。否认食用不洁食物，有恶心、无呕吐，伴头昏，到急诊科就诊。

2-92 该病人到急诊科就诊的流程首先是
   A. 分诊护士简单询问病史进行分诊
   B. 妇产科就诊
   C. 急诊内科就诊
   D. 急诊外科就诊
   E. 急诊神经科就诊

2-93 病人在急诊就诊过程中可能涉及多专科的问题，应遵循的制度是
   A. 危重病人抢救制度
   B. 交接班制度
   C. 查对制度
   D. 危急诊报告制度
   E. 首诊负责制

2-94 经监测生命体征，病人心率130次/分，血压70/40 mmHg，应立即
   A. 输血
   B. 送手术室
   C. 应用急救绿色通道，启动常见急症的应急预案
   D. 请多科会诊
   E. 行特殊检查明确后再诊断

2-95 病人抢救结束后，护士必须在多长时间内补记抢救记录
   A. 半小时   B. 1小时
   C. 12小时   D. 6小时
   E. 24小时

名词解释题(2-96～2-105)

2-96 EMSS
2-97 院前急救
2-98 平均反应时间
2-99 医院急诊科
2-100 反应时间
2-101 生存链
2-102 急救半径
2-103 ICU
2-104 急救绿色通道
2-105 急诊护理应急预案

简述问答题(2-106～2-119)

2-106 急救医疗服务体系的组织体系如何构建？
2-107 急救医疗服务体系的主要参与人员有哪些？
2-108 简述院前急救的特点。
2-109 简述院前急救的原则。
2-110 急救中心院前急救的任务有哪些？
2-111 院前急救现场评估主要有哪些方法？
2-112 简述我国城市院前急救的主要内容。
2-113 院前电话呼救时的注意事项包括哪些？
2-114 简述院前急救的护理要点。
2-115 急救绿色通道的服务范围是什么？
2-116 简述急诊护理应急预案的常见类型。
2-117 简述我国ICU的主要运转模式。
2-118 ICU为什么容易发生院内感染？
2-119 控制ICU院内感染应从哪些环节着手？

第二章 急救医疗服务体系的组成与管理

综合应用题(2-120~2-122)

2-120 病人,男性,35岁。既往体健,30分钟前突发心搏骤停被送入急诊科。经过15分钟的心肺复苏后,病人恢复自主循环,但仍昏迷,行气管插管、呼吸机辅助呼吸、留置导尿管。体格检查:体温36.5℃,心率76次/分,血压77/45 mmHg。除颤仪监护可偶见短阵室性心动过速,为后续进一步治疗收住急诊重症监护病房(EICU)。在病人家属知情同意后,决定尽快转运至上级医院。

请解答:
(1) 该病人需要怎样的转运团队?
(2) 转运该病人的过程中,转运护士需要做好哪些准备?
(3) 转运途中护士需关注、监测的重点内容是什么?

2-121 急诊室现有1名创伤病人。病人30分钟前从5 m高处坠落,当即神志不清,呕吐1次胃内容物。体格检查:心率80次/分,血压88/50 mmHg。双上肢肌力下降,双下肢肌力0级。拟行头、颈、胸部CT检查。

请解答:
(1) 该病人在转运前,主管护士需做好哪些准备?
(2) 在转运过程中,应该重点监测、关注哪些内容?

2-122 外科ICU某护士今天值夜班。晚上10点,10床病人开始发热,并出现尿频、尿急、尿痛等尿路刺激症状。经过认真检查,该护士发现病人留置导尿管的尿道口周围组织红肿,并有少量分泌物,留取尿液检查发现有脓尿,初步判断为留置导尿管相关性尿路感染。

请解答:
(1) ICU病人发生院内感染的常见原因有哪些?
(2) 如何预防和控制危重症病人院内感染的发生?

答案与解析

选择题

A1型单项选择题

2-1	C	2-2	D	2-3	B	2-4	E
2-5	E	2-6	D	2-7	C	2-8	A
2-9	E	2-10	A	2-11	C	2-12	C
2-13		2-14		2-15		2-16	
2-17	A	2-18		2-19		2-20	D
2-21	C	2-22		2-23		2-24	C
2-25	A	2-26		2-27	C	2-28	E
2-29	D	2-30	E	2-31		2-32	E
2-33	E	2-34		2-35		2-36	D
2-37	E	2-38		2-39		2-40	
2-41	A	2-42		2-43		2-44	B
2-45	E	2-46	C	2-47		2-48	C
2-49	A	2-50	A	2-51	B	2-52	D
2-53	A	2-54	A	2-55	E	2-56	A
2-57	D	2-58	D	2-59	C	2-60	B
2-61	B	2-62	D	2-63	C		

A2型单项选择题

2-64	D	2-65	B	2-66	C	2-67	E
2-68	B	2-69	C	2-70	E	2-71	A
2-72	A	2-73	B	2-74		2-75	A

A3型单项选择题

2-76	B	2-77	A	2-78	D	2-79	D
2-80	B	2-81	D	2-82	E	2-83	A
2-84	B	2-85	C				

A4型单项选择题

2-86	B	2-87	E	2-88	D	2-89	E

2-90 D 2-91 A 2-92 A 2-93 E
2-94 C 2-95 D

部分选择题解析

2-11 解析：急救半径是指急救单元执行院前急救服务区域的半径。急救白金10分钟是急救或处置的关键时间，可缩短抢救时间和提高抢救成功率。我国城区急救半径是5 km。

2-16 解析：院前急救护理程序为：①呼叫120救护车；②达到现场；③现场抢救：先排险后施救，优先抢救生命，先止血后包扎，先重伤后轻伤，先救治后运送，急救与呼救并重，搬运与医护一致，紧密衔接前后一致；④开车运送；⑤到达医院急诊科。

2-30 解析：医院扩大急诊室，合理设计需从应急出发，以方便病人就诊和抢救的合理布局，有利于最大限度地利用急诊资源、节省时间为原则；预检分诊台、抢救室同层设有宽敞的急诊大厅，方便病人分流；急诊科设置醒目标志，有急诊层面的平面图，各功能部门的布局应在同层楼面；建立快捷绿色生命通道，病人先经预检分诊后分别进入候诊室或绿色生命通道、各科诊室、抢救室、清创手术室、检验室、X线检查室、心电图室、药房以及挂号收费处，以减少交叉穿行；有多个入口与出口，防止院内交叉感染。

2-32 解析：急诊抢救室对抢救药品及设备有严格管理制度，需做到四定（定数量、定地点、定人管理、定期检查），使之处于备用状态。不得外借。

2-72 解析：重症病人尊严死是指当重症病人的脏器功能无法逆转，医疗行为不能达到预期目标，生命支持的结果不能实现病人本身价值的时候，医护人员应该做好死亡管理，保持病人身体的舒适性和自主性，维持病人与外界交流的能力，协助病人与家属做好面临死亡的各种准备，让病人尊严而体面地离世。

2-79 解析：按照我国ICU建设规模设置要求，该医院合适的ICU床位数为医院病床总数的2%～8%，即该医院ICU床位数应在30～120张。

2-80 解析：该医院ICU需配置护士人数与床位数之比为（2.5～3）：1，应最少有100位护士。

2-81 解析：该医院ICU需每张床配置1台呼吸机，40张床应配置40台呼吸机。

2-82 解析：ICU空气的菌落总数标准为≤200 cfu/m³（cfu为细菌单位）。

2-83 解析：ICU病房物品表面的菌落总数标准为≤5 cfu/cm²。

名词解释题

2-96 EMSS即急救医疗服务体系，是集院前急救、院内急诊科诊治、重症监护病房救治和各专科的绿色生命通道为一体的急救网络。

2-97 院前急救是指急、危、重症伤病人在进入医院之前的医疗救护，包括病人发生伤病现场对医疗救护的呼叫、现场救护、途中监护和运送等环节。

2-98 平均反应时间是指区域内每次反应时间的平均值。

2-99 医院急诊科是EMSS中最重要的中间环节，是院前急救医疗的继续，又是医院内急救的第一线，24小时不间断地对来自院前的各类伤病员按照病情轻重缓急实施急诊或急救。

2-100 反应时间是指急救中心调度室接到呼救电话至救护车到达现场所需要的时间。

2-101 生存链由早期通知急救系统、早期心肺复苏、早期除颤、早期给予高级心脏生命支持组成。

2-102 急救半径是指急救单元执行院前急救服务区域的半径。

2-103 ICU即重症监护病房，是应用现代医学理论和高科技的现代化医疗设备对危重病人进行集中监测、治疗和护理的特殊医疗场所。

2-104 急救绿色通道是指医院为急危重症病人提供快捷高效服务的系统，在分诊、接诊、检查、治疗、手术及住院等环节上，实施快速、有序、安全、有效的急救服务。

2-105　急诊护理应急预案是为迅速、有序地对急危重症病人、批量伤(病)员开展及时有效的救治而预先制订的实施方案。

简述问答题

2-106　急救医疗服务体系是集院前急救、院内急诊科诊治、重症监护病房救治和各专科的绿色生命通道为一体的急救网络。组织体系的构建如下：①成立院前急救专业机构——救护站和120救护车，功能只是初级救护和单纯转运病人。②二级以上医院设立急诊科，是医院内急救一线，对24小时不间断来院的各类急危重症病人实施救治，医疗护理过程以"急"为中心，体现时间就是生命，迅速稳定病人的生命体征，为病人及时获得后续的专科诊疗服务提供支持和保障。③重症监护病房，即ICU，是急救医疗服务体系的重要组成部分，是由专业医护人员应用现代医学理论和高科技的现代化医疗设备对危重病人进行专业化集中监测、治疗和护理的场所。

2-107　急救医疗服务体系参与人员配置包括医师或急救医士、护士、危重病监护专科急救医师，受过专门训练，掌握医学基本理论、基础知识和基本技能，具备独力处理常见急症的能力。急救医疗服务体系由3部分组成。

　　1) 院前急救专业人员：医疗救护人员配置模式主要为医生、护士模式。他们是能运用救护知识和技能，在各种急症、意外事故、创伤和突发公共卫生事件现场实行初步紧急救护的人员。

　　2) 急诊科人员：急诊医生应当具备独立处理常见急症的基本能力，熟练掌握心肺复苏、气管插管、深静脉穿刺、动脉穿刺、心电复律、应用呼吸机、血液净化及创伤急救等基本技能。急诊护士应经规范化培训合格，掌握急诊危重症病人的急救护理技术、常见急救操作技术的配合及急诊护理工作内涵与流程。

　　3) ICU急救医疗人员。对护士的基本要求：①理论知识。熟悉重要脏器和系统的相关知识、ICU相关的临床药理学知识，掌握重要脏器和系统疾病的护理理论。②专业技术。掌握重症监护的专业技术，包括输液泵、各种导管、给氧、气道护理和人工呼吸机监护技术，循环系统血流动力学监测、心电监测及除颤、血液净化、重症病人营养、危重症病人抢救配合技术。③其他。职业素质好，具有敏锐的观察力和快速反应能力，身体健康，胜任ICU高强度护理工作。急诊科应有固定的急诊医生和护士，均不少于在岗医生或护士的75%。

2-108　院前急救的特点：①社会性强，随机性强；②时间紧迫；③流动性大；④急救环境条件差；⑤病种多样、复杂；⑥以对症治疗为主；⑦体力强度大。

2-109　院前急救的原则：①先复苏后固定；②先重伤后轻伤；③先止血后包扎；④先救治后运送；⑤急救与呼救并重；⑥搬运与医护需一致。

2-110　急救中心院前急救的任务：①平时负责呼救病人的救护任务；②大型灾害或战争中的院前急救；③特殊任务时的救护值班；④急救知识的宣传普及。

2-111　院前急救现场评估的主要方法：①可见的危险。灾难或事故现场的环境一般较差，如地震、洪灾、火灾、倒塌、爆炸、车祸等，因此，救援人员进入现场的前提条件是自身的安全得到保障。②无形的危险。当发生毒气泄漏、生物伤害、核辐射等情况时，救援人员在进入事故现场前，应采取切实有效的防护措施，如穿防护服、戴手套和口罩(或携氧呼吸面具)等，站在上风口，快进快出，尽量缩短停留时间。③复杂的潜在危险。若是存在潜在危险，如事故现场处于高速公路上、化学物资失火、成群燃烧的汽车等，救援人员不可盲目进入和久留，同时禁止吸烟，关闭手机，不使用对讲机，不穿带有钉掌的鞋，不拉动电源开关，禁止一切能够产生静电和火花的行为。④脱离危险现场。进入灾难现场后，应迅速查看具体环境，帮助伤员尽快转移到现场周围相对安全的地方，再进行抢救，但动作要轻稳,尽量避免拖、拉、拽,以免造成继发损伤。对于毒气泄漏等造成无形危险的灾难,即使是危重病人,也不能就地抢救,必须将病人转移到空气新鲜的上风口位置,解除可能造成继发性损伤的因素后,才可进行抢救。

2-112 我国城市院前急救的主要内容:①体位,立即协助病人取坐位,双腿下垂。②给氧,给予高流量吸氧6~8 L/min,可同时用抗泡沫剂。③迅速建立静脉通路,遵守医嘱正确给药,如吗啡、利尿剂、血管活性药物、强心剂、地塞米松等。④保持呼吸道通畅,观察病人咳嗽及咳痰情况,鼓励病人将积血咳出。⑤病情监测,如呼吸、意识、皮肤颜色及温度、血气分析等。⑥心理护理,减缓病人及家属的紧张情绪。

2-113 院前电话呼救时的注意事项:使用电话呼救,必须用最精炼、准确、清楚的语言说明伤病员目前的情况及严重程度,伤病员的人数及存在的危险,已采取或可能需要的急救类型。如果不清楚身处方位,不必惊慌,EMSS调度室可以通过地球卫星定位系统追踪其正确位置。

一般应简要、清楚地说明以下几点:①报告人的电话号码和姓名,可能的话报告病人的姓名、性别、年龄和联系电话。②病人所在的确切地点,尽可能指出附近街道的交汇处或其他显著标志。③病人目前最危重的情况,如昏倒、呼吸困难、大出血等。④发生灾害事故、突发事件时,伤害的性质、严重程度、伤病员的数量。⑤现场已采取的救护措施。⑥最好不要先放下话筒,要等调度人员先挂电话后再挂断电话。

2-114 院前急救的护理要点:①体位,轻症病人取舒适体位,休克病人取中凹卧位,昏迷病人取平卧位,头偏向一侧。②注意保暖,心理护理,减轻压力。③建立有效的静脉通路,尽可能使用留置针,认真执行医嘱,慎对口头医嘱。④松解或去除病人衣物。脱上衣时先健侧后患侧,对危重者可直接用剪刀剪开以为急救争取时间;脱长裤时保持双下肢平直,将长裤平拉下脱出;脱鞋袜时固定住踝部以减小震动,向下再向前顺脚方向脱下;脱除头盔时用力将头盔盔口边向外侧掰开,解除夹头的压力,再将头盔向后上方托起。

2-115 急救绿色通道的服务范围包括各种急危重症需紧急处理的病人,包括但不限于以下急诊病人:①各种急危重症病人,如休克、昏迷、循环呼吸骤停、严重心律失常、急性严重脏器功能衰竭的生命垂危者;②无家属陪同且需急诊处理的病人;③批量病人,如外伤、中毒者等。

2-116 急诊护理应急预案的常见类型:常见急症的应急预案,突发事件的应急预案,灾难批量伤病员的应急预案。

2-117 我国ICU的主要运转模式:①专科ICU,即各专科将本专业范围内的危重病人进行集中管理和加强监测治疗的病房,是专门为收治某个专科的危重病人而设立。②综合ICU,即在专科ICU的基础上逐渐发展起来的跨科室的全院性ICU,以处理多学科危重病人为主要工作内容,是医院的一个独立科室。③部分综合ICU,即介于专科ICU与综合ICU之间的病房,主要收治各专科或手术危重病人。这些病人除了专科特点之外,还有某些外科手术后的共同性,常来源于多个邻近专科。

2-118 ICU容易发生院内感染的主要原因:①病人病情危重,病种复杂;②病人机体抵抗力低下,易感性增强;③危重病人相对集中;④各种侵入性治疗、护理操作较多;⑤多重耐药菌在ICU常驻。

2-119 控制ICU院内感染应主要从以下环节着手:工作人员管理,病人管理,探视管理,医疗操作流程管理,物品管理,环境管理,抗菌药物使用管理,废物与排泄物管理,院内监测与监督。

综合应用题

2-120 (1)该病人心搏骤停、昏迷、血压下降,属于危重症病人,需要由1名重症监护护士、1名急诊医生和1名转运工人组成基本转运团队。

(2)转运该病人的过程中,转运护士需要

做好以下准备:电子设备都能电池驱动并保证充足的电量,携带心电监护仪、除颤仪、呼吸机、输液泵、储氧瓶、负压吸引器等设备。

(3) 转运途中护士应关注、监测的重点内容:病人的意识、瞳孔、生命体征及血氧饱和度;应用呼吸机辅助呼吸时观察吸氧、吸痰情况;留置导尿管时观察尿量,调节输液泵补液;应用心电监护仪时观察心率、呼吸、血氧饱和度、血压等参数。

2-121 (1) 该病人在转运前,主管护士需做好以下准备:电子设备都能电池驱动并保证充足的电量,携带心电监护仪、简易呼吸器、储氧瓶、输液泵、降低颅内压的药物(如甘露醇)、胃管、负压吸引器、颈托等设备。

(2) 在转运过程中,做好病人监测,必须记录转运中病人的一般情况、生命体征、监测指标、接受的治疗及处理措施等。转运急危重症病人时监测心电图、脉搏、血氧饱和度、无创血压及呼吸频率,同时观察面色、神志、外周循环等。对机械通气病人,注意气管插管的位置,防止气管插管或气管切开套管脱出。

在转运过程中突发事件的应急处理:①静脉输液不畅时及时更换针头或输液器,管道脱落时立即使用简易呼吸器支持呼吸。②发生呕吐时,病情允许情况下,把病人的头偏向一侧,清除口鼻腔内分泌物。③突发意识丧失时,如心搏骤停,立即给予心肺复苏、呼救及寻求支援。

2-122 (1) ICU病人发生院内感染的常见原因:①机体抵抗力减弱;②机体解剖屏障受损;③侵入性操作多;④危重病人集中;⑤抗生素应用不合理;⑥病原体的医源性传播。

(2) 预防和控制危重症病人院内感染的要点:①工作人员管理,限制人员出入,严格更衣、换鞋,正确使用手套,严格执行手卫生制度,加强医院感染控制知识培训。②病人管理,妥善安置病人,采取预防和控制感染措施。③探视管理。④环境管理。⑤物品管理。⑥医疗操作流程管理。⑦废物与排泄物管理。⑧监测与监督。

(吴景芳)

第三章

灾难护理

选择题(3-1~3-101)

A1型单项选择题(3-1~3-70)

3-1 关于灾难医疗救援10人分队建制,下列叙述中正确的是
   A. 由队长、内科组、外科组组成
   B. 由队长、医生、护士和防疫人员组成
   C. 分为指挥组、现场急救组和检伤分类组
   D. 现场急救组分为内科组和外科组
   E. 指挥组包括队长和内、外科组组长

3-2 下列关于灾难检伤分类场所的选择中错误的是
   A. 便于疏散的地方
   B. 伤员比较集中的区域
   C. 避免受气候条件影响的地方
   D. 有足够的面积
   E. 远离灾难现场

3-3 关于灾难现场伤病员检伤分类的原则,下列叙述中正确的是
   A. 优先救治病情危重的伤病员
   B. 对每个伤病员分类时间不要过长
   C. 分类时不需做急救处理
   D. 不放弃每一个伤病员
   E. 不要浪费时间反复评估和分类

3-4 关于START分类法的叙述,下列哪项是错误的
   A. 分类指标为呼吸、循环和意识状态
   B. 分为红、黄、绿、黑色4组
   C. 呼吸的判断指标为有无呼吸和呼吸频率
   D. 循环的判断指标为毛细血管充盈时间
   E. 意识状态的判断指标为听命令做简单动作

3-5* 对Jump START分类法的叙述,下列哪项是正确的
   A. 分到轻伤组的伤员经处置后可离开
   B. 开放气道后仍无呼吸的患儿分到黑色组
   C. 有呼吸且呼吸频率<32次/分者分到红色组
   D. 用AVPU法评估为U者分到红色组
   E. 用AVPU法评估为A者分到红色组

3-6 对Triage Sieve分类法的叙述,下列哪项是错误的
   A. 分为优先级1、2、3和无优先级
   B. 分类依据是行走、气道开放、呼吸频率和毛细血管充盈情况
   C. 呼吸频率的判断标准是<15次/分或>45次/分
   D. 毛细血管充盈的判断标准是2秒
   E. 此法生理参数临界值与START不同

3-7 下列关于SAVE分类法的叙述中错误的是
   A. 将伤员分3类
   B. 一类是即使治疗也不大可能存活
   C. 一类是有无治疗都会存活
   D. 一类是有治疗会存活,不治疗就会

死亡

E. 单独作为灾难现场分类的方法

3-8* 下列关于 Triage Sort 分类法的叙述中正确的是

A. 是基于修正的创伤评分法的生理评分

B. 分类依据是意识状态、呼吸频率和收缩压

C. 将伤病员分为 3 级

D. 评分为 12 分者分到死亡组

E. 常与 START 分类法联合使用

3-9 下列关于灾难现场检伤分类标志的叙述中错误的是

A. 常用红、黄、绿、黑 4 色标志

B. 红色代表危重伤,应在 1 小时内转送

C. 黄色代表中重伤,应在 6~12 小时内转送

D. 绿色代表轻伤,不需要转送

E. 黑色代表致命伤,不需要转送

3-10 以下伤病员需立即转送的是

A. 腹腔内出血未控制的病人

B. 休克病人

C. 大腿骨折未固定的病人

D. 急性左心衰竭病人

E. 肠膨出行腹部包扎的病人

3-11 关于担架转送伤病员的护理,下列操作正确的是

A. 一般采用侧卧位

B. 呼吸困难者可取侧卧位

C. 每 4 小时为伤病员翻身

D. 伤病员头部在前,足部在后

E. 上下坡时保持担架水平状态

3-12 关于空运伤病员的护理,下列哪项是错误的

A. 大型运输机中伤病员可横放

B. 休克伤病员应头朝向机头

C. 气管切开者应予湿化

D. 气管插管者用 0.9%氯化钠溶液充气囊

E. 有气胸者在上机前应反复抽气

3-13 关于急性应激障碍的叙述,下列哪项是错误的

A. 以急剧、严重的精神打击为直接原因

B. 一般在刺激后 1 天内发病

C. 表现为精神运动性兴奋或抑制

D. 应激性环境消除者症状历时 2~3 天

E. 通常 1 个月内症状缓解

3-14 以下不属于创伤后应激障碍综合征的是

A. 反复体验创伤性经历

B. 警觉性增高

C. 对创伤有关情境的持续回忆

D. 木僵状态

E. 情感麻木

3-15 灾难后伤病员的急性期心理评估的注意事项不包括

A. 尊重幸存者的意愿

B. 注意提问语气和方式

C. 详细了解灾难过程和细节

D. 不要做病理性归因

E. 对评估内容记录和存档

3-16 灾难医学的主要特点不包括下列哪项

A. 灾难救援医学是一项系统工程

B. 灾难医学是急救医学的一个分支

C. 灾难医学救援需要多部门协作

D. 卫生防疫是灾难医学的重要部分

E. 心理救援是灾难医学不可缺少的组成部分

3-17 经受地震灾难的伤病员送入医院治疗后,下列哪项不是伤病员的心理反应

A. 焦虑和忧郁 B. 怀疑和依赖

C. 恐惧和愤怒 D. 安静和沉默

E. 否认和冷漠

3-18 关于伤病员的转送,下列操作哪项是错误的

A. 对昏迷病人,应将头偏向一侧

B. 对生命体征尚不稳定的病人,应暂缓汽车长途转送
C. 途中严密观察病情
D. 遇有导管脱出应立即插入
E. 途中不能中断抢救

3-19 一般要求市区急救的平均反应时间为
A. 8分钟　　　B. 10~15分钟
C. 20分钟　　　D. 25分钟
E. 3~5分钟

3-20 反映急救速度的主要客观指标是
A. 急救中心的面积
B. 服务区域
C. 平均反应时间
D. 基本设施
E. 基本设备

3-21 大批伤病员中,对于大出血病人应用哪种颜色进行标记
A. 黄色　　　B. 绿色
C. 棕色　　　D. 红色
E. 黑色

3-22 现场急救区域的划分中后送区主要接收的是
A. 所有伤病员
B. 有红色、黄色标志的危重病人
C. 能行走、病情较轻的病人
D. 死亡病人
E. 需就地抢救的病人

3-23 下列哪项不是护士在灾难反应期的作用
A. 救援队内的联系通讯
B. 建立伤员接收点
C. 检伤分类
D. 伤病员安置
E. 制订应急反应计划

3-24 关于灾难现场的救护范围,下列叙述中错误的是
A. 心搏骤停者,立即行心肺复苏
B. 昏迷者,安置合适体位,保持呼吸道通畅

C. 有伤口者,行有效包扎
D. 伤口污染严重者,给予抗菌药物
E. 张力性气胸者,用带有单向引流管的粗针头穿刺排气

3-25 灾难救援中的恢复期心理危机评估主要是
A. 了解受灾人群整体心理健康状况
B. 对创伤后应激障碍(PTSD)、适应障碍、抑郁等心理障碍进行评估诊断
C. 检验心理干预的效果
D. 筛查识别心理危机高危人群
E. 调整心理干预措施

3-26 下列哪项不是PTSD的主要临床表现
A. 精神运动性抑制,甚至木僵
B. 控制不住地反复回想创伤经过
C. 持续性的过度觉醒或警觉、失眠、易惊醒
D. 持续性回避对以往创伤经历的回忆
E. 反复重现创伤体验

3-27 某地区地震造成人员伤亡,对胸腹部疼痛、恶心、呕吐、腹胀的伤病员进行转运,下列叙述中错误的是
A. 病情不稳定者,应暂缓汽车长途转送
B. 担架在行进途中,伤病员应头部在后、足部在前
C. 脊椎受伤者,应保持脊椎轴向稳定
D. 腹胀者,去除胃肠减压术后再空运
E. 途中要加强生命支持性措施

3-28 当地震发生时,院前急救人员面对有外伤、内伤的众多伤病员时,先抢救下列哪种伤病员
A. 窒息　　　B. 昏迷
C. 骨折　　　D. 心律失常
E. 伤口出血

3-29 在某高速公路上发生交通事故,120救护车把伤员送进院,急诊科护理工作质量要求不包括
A. 器材、药物完备
B. 分诊迅速、准确

C. 抢救组织严密
D. 抢救效率高
E. 控制交叉感染能力强

3-30 某处化工厂突然发生爆炸,废气泄漏。部分遇难者因呼吸不畅来急诊,护士应观察病人后分诊。下列叙述中不正确的是
A. 一般分诊时间为 2~5 min
B. 应用知识和经验分诊
C. 收集客观资料
D. 按照病人要求分诊
E. 评估、判断、分析病人资料

3-31 某工地有 20 名工人因午饭后集体出现腹痛、呕吐、腹泻,需启动突发公共卫生事件应急预案。以下关于转运仪器和设备的叙述中正确的是
A. 转运设备若无法通过最近转运路线中的电梯,可改走其他路线
B. 所有电子设备应保证有充足的电量
C. 若病人生命体征尚稳定,可不用携带监护仪
D. 若病人转运前静脉液体还有大量剩余,可不携带转运药箱
E. 转运过程中常规配备 1 个 2 L 氧气瓶即可

3-32 某山区树林发生火灾,救护人员在现场急救。以下哪项不是院外急救的措施
A. 心肺复苏   B. 气管插管
C. 骨折复位   D. 止痛
E. 搬运

3-33 在车祸事故现场,有位病人左胸部外伤、面色苍白、大汗淋漓。正确的院前急救首先应
A. 输液
B. 包扎、固定
C. 止痛
D. 建立有效循环和呼吸
E. 搬运

3-34 某乡村暴雨后河水上涨,堤坝决口导致水灾,村民急需院前急救。急危重症院前急救与传统就诊方式最大的区别是
A. 医疗技术   B. 护理技术
C. 急救药品   D. 急救器材
E. 工作模式

3-35 某矿产工地突然发生瓦斯爆炸,矿井下几十名矿工遇难。能使伤病员在最短时间获得救治的保证是
A. 装备良好的救护车
B. 无线电通讯
C. ICU
D. 高素质医护人员
E. EMSS 的有效运行

3-36 对成批伤员进行现场分类时,有生命危险的病人(如窒息、大出血、休克、心室颤动)应标记为
A. 绿色   B. 黄色
C. 红色   D. 黑色
E. 白色

3-37 某地发生火灾,高温烟雾导致现场人员呼吸道灼伤、呼吸困难。伤病员分流时,下列哪一项做法是错误的
A. 轻度损伤者经一般处理后可分流到住处或暂住点,或社区卫生站点
B. 中度损伤者经对症处理后可分流到附近有条件的医院
C. 重度损伤者立即分流到附近有条件的医院
D. 对死亡者做好善后与遗体处理
E. 软组织挫伤者经包扎后分流到社区卫生中心

3-38 下列哪项不属于急诊医学的研究范畴
A. 流行病学   B. EMSS
C. 灾害医学   D. 危重症病学
E. 急危重症护理学

3-39 在地震抢救现场,对伤员以颜色醒目的卡片分类,黑色的卡片或胶带表示病人
A. 死亡   B. 重伤
C. 危重伤   D. 中重伤

E. 致命伤

3-40 某社区卫生中心可收治残疾病人,灾难后伤员在康复期间,护士对伤员的健康教育,下列不正确的是

A. 指导隔离相关知识
B. 指导皮肤护理知识
C. 指导用药的注意事项
D. 告知伤员体温降至正常即可上班
E. 指导伤员饮食

3-41 某地区发生地震,抢救被坍塌重物挤压的伤员。按照灾难的定义下列说法中错误的是

A. 对社区或社会功能产生严重损害
B. 包括人员、物资、经济的损失和影响
C. 超过了受灾社会应用本身资源应对的能力
D. 需要国内或国际的外部援助
E. 本地亦可应对的突发事件

3-42 某煤矿发生瓦斯爆炸、矿井失火、板顶坍塌,医疗机构立刻组织抢救医疗队前往救护。下列哪项不是灾难医学救援护士的素质要求

A. 丰富的专业知识储备
B. 良好的心理应激能力
C. 一定的心理干预能力
D. 较强的应急处置能力
E. 强健的体魄

3-43 某地区突然发生地震,救护人员从废墟中抢救伤员,以最快速度转送伤员。在空运伤员的护理要求中,下列哪项是错误的

A. 合理摆放伤员的位置
B. 加强呼吸道护理
C. 保护特殊伤情的伤员
D. 其他护理措施同陆路转送的护理
E. 即刻气管切开,并做好相应的护理

3-44 地震后伤员情绪有不同表现,现场救护人员用"共同倾听法"进行心理疏导时要做到

A. 倾听他们的感受及心理需求,同情他们的痛苦与悲伤感受
B. 倾听他们的感受及心理需求
C. 同情他们的痛苦与悲伤感受
D. 与受灾者一同沉浸在悲痛中
E. 倾听他们的诉求

3-45 康复医院护士在与受灾者沟通时,要格外注意语言的运用。下列哪句话是正确的

A. "你会好起来的。"
B. "需要水或食物吗?"
C. "不会有事儿的,所有的事都不会有问题。"
D. "你应该将你的生活继续过下去。"
E. "一切都会过去。今天有什么需要我帮助你的?"

3-46 关注遭受灾难的伤员的心理问题,让他们接受疏导,常用的心理干预技术不包括下列哪项

A. 认知技术
B. 创伤稳定技术
C. 认知暴露技术、应急接种训练
D. 自我对话训练
E. 神经调节干预技术

3-47 某乡村发生水灾,医护人员组织抢救病人。在救治过程中下列哪项不属于 EMSS

A. 院前救护
B. 到达急诊室后的处理
C. 普通病房的护理
D. ICU 的加强护理
E. 转运途中的监护

3-48 某地发生水灾,进行有效的现场急救必须具备的标准,下列哪项除外

A. 用最短的反应时间快速到达病人身边,根据病情转送到合适的医院
B. 给病人最大可能的院前医疗救护
C. 平时能满足该地区院前急救需求的医院,灾害事件发生时应急能力强

D. 开展高水平的院前急救教学和科研

E. 合理配备和有效使用急救资源,获取最佳的社会经济效益

3-49 在地震灾难中,伤病员经医护人员现场抢救,安置在临时救护站内。以下哪类伤病员适合转运

A. 在现有条件下积极处理后血流动力学仍不稳定者

B. 在现有条件下积极处理后不能维持有效气道开放者

C. 胸、腹主动脉瘤破裂者

D. 心搏骤停者

E. 使用储氧袋面罩的情况下血氧饱和度80%者

3-50 某个流域因集中暴雨,河水漫溢两岸,导致洪水泛滥的自然灾害。关于灾害中急危重症病人转运前的准备,下列哪项说法正确

A. 需确认身份

B. 若为癫痫病人,可等转运后再使用抗癫痫药

C. 建立1路静脉补液通路

D. 有痰鸣音者,等转运到目的地后再给予充分吸痰

E. 使用大剂量血管活性药物的病人,血压维持在 85/45 mmHg 左右即可开始转运

3-51 现场救护的范围包括心肺复苏、畅通呼吸道、止血、包扎、固定、抗休克、止痛、解毒与排毒等。下列哪项不是现场救护范围

A. 转运 B. 除颤
C. 导尿 D. 输血
E. 防治感染

3-52 胸外心脏按压必须同时配合人工呼吸,根据按压/通气的要求,在转运过程中,若发生管道脱落,以下处理正确的是

A. 将滑出的管道纳回

B. 立即评估管道的性质(高、中、低危)

C. 继续转运,待到达目的地后再处理

D. 无论情况如何,立即返回急诊室

E. 若为气管插管处的高危管道,立即拔出,尽快转送至目的地

3-53 以下对转运交接的叙述正确的是

A. 转运交接一般由护士口头完成

B. 交接的内容包括病人的一般信息、诊断及治疗

C. 不需要和接收方护士交接转运途中发生的突发事件

D. 一般采用SBAR模式进行交接

E. SBAR模式中的A代表过敏史

3-54 某辆公交车行驶至一大桥上时突然发生爆炸,车中29位伤员被送至急诊科。值班护士第一步该做什么

A. 立即准备外伤固定的器材

B. 为休克病人开放静脉通路

C. 将病人安置于抢救室

D. 分诊

E. 报告护士长或总值班,启动救治灾难批量伤(病)员的应急预案

3-55 某高速公路上两辆汽车相撞致25人受伤,二级救护机构前往抢救。下列关于二级救护机构的叙述中正确的是

A. 编制一般不超过10人

B. 积极转运已有或疑似特殊感染的伤员至三级救护机构或后方医院

C. 部署在远离灾区的安全地带

D. 留观伤员一般不超过72小时

E. 通常由急诊科或全科医生和护士组成

3-56 某地区发生地震,在抢救伤员时,下列哪项属于护士在灾难反应期的作用

A. 个人准备训练

B. 制订灾难应急反应计划

C. 机构内人员的通讯联系

D. 恢复和补充医疗用具

E. 严重事故的人员报告

3-57 若在抗洪救灾中发生疾病暴露,下列灾

难医学救援应急处理措施中正确的是
A. 受伤暴露的伤口,立即用流动水冲洗
B. 受伤的手应戴一层手套操作
C. 不需要留取伤员的血液标本检验
D. 先主动上报,再根据指示进一步处理
E. 暴露于乙型肝炎、艾滋病病毒时,尽快应用药物预防,并随访观察

3-58 某煤矿因煤尘爆炸发生透水事故,导致32人受伤。采用下列哪项原则检伤分类
A. 反复快速原则
B. 公平合理原则
C. 分类分级原则
D. 安全优先原则
E. 自主询问原则

3-59 某煤矿煤尘爆炸,发生透水事故,导致32人受伤。常用的检伤分类方法为
A. OPEN 法
B. START 法
C. Three ways 法
D. Sell 法
E. Jump START 法

3-60 某公路突然发生两车相撞交通事故,现场进行救护时下列哪种伤员暂缓转送
A. 昏迷　　　　B. 气胸
C. DIC　　　　D. 谵妄
E. 休克未纠正、血流动力学不稳定者

3-61 医护人员在灾难现场抢救伤病员,采用最常用的 START 分类法。正确的判断指标为
A. 毛细血管充盈时间
B. 分为红、黄、绿、黑、橙色5组
C. 呼吸的判断指标为有无呼吸和呼吸深度
D. 分类指标为呼吸、循环和意识状态
E. 意识状态的判断是用锐器刺激

3-62 医生在灾难现场抢救伤病员,采用 Jump START 分类法,下列叙述中正确的是
A. 分到轻伤组的伤员经处置后可离开
B. 用 AVPU 法评估为 A 者,分到红色组
C. 有呼吸且呼吸频率<30次/分者分到红色组
D. START 修正检伤分类法,适用于受伤儿童(1~8岁)
E. 开放气道后仍无呼吸的患儿分到黑色组

3-63 在高速公路上发生大巴士起火,下列哪项灾难现场伤病员检伤分类属于 SALT 法
A. 识别　　　　B. 计划
C. 现场急救　　D. 处置/分类
E. 挽救生命

3-64 公路上两辆电动车相撞,开车的两人均有不同程度的外伤。下列哪类病人符合暂缓不转送的指征
A. 休克已纠正、血流动力学稳定者
B. 颅脑外伤轻伤者
C. 现场不能提供确切治疗或处理后出现并发症者
D. 胸腹部损伤后伤情稳定且无生命危险者
E. 颈髓损伤且有呼吸功能障碍者

3-65 在水灾的救护中,先从淹溺病人呼吸道吸出大量水,然后马上转送。担架转送伤员的护理要求是
A. 不用顾忌体位
B. 满足病人的一切需求
C. 不用病情观察
D. 一般侧卧位
E. 注意舒适护理

3-66 在地震灾害中,有各种程度的受伤如骨折、脊柱损伤、胸腹部损伤。主要伤情一般是

A. 劳累性损伤 B. 失用性损伤
C. 动物咬伤 D. 火器伤
E. 挤压综合征

3-67 车祸现场,某伤员能从地上爬起来行走,左小腿有外伤出血,经医护人员包扎止血。如果给予检伤分类,应该是
A. 黑色 B. 红色
C. 黄色 D. 绿色
E. 蓝色

3-68 地震发生现场,某伤员出现大量肠管脱出,护士抢救时首先要做的是
A. 进行保护性包扎
B. 把肠管回纳腹腔
C. 暂时不予处理
D. 马上紧急处理
E. 给予止痛药

3-69* 某地区发生6.5级地震,为了尽快抢救伤病员,使用飞机转运。关于空运伤病员的护理,下列叙述正确是
A. 大型运输机中伤病员可平卧
B. 休克伤病员应头朝向机头
C. 气管切开者,不应予以湿化
D. 气管插管者,用0.9%氯化钠溶液充气囊
E. 气胸者,在上机前不需要抽气

3-70 病人交通事故后右侧大腿外伤出血,包扎止血后不能行走,生命体征正常。检伤分类标志中代表中度伤的是
A. 白色 B. 黄色
C. 黑色 D. 红色
E. 绿色

A2型单项选择题(3-71~3-81)

3-71 病人,男性,23岁。外伤致双侧股骨干骨折。院前急救行现场检查:体温35.5℃,脉搏132次/分,血压67.5/45 mmHg;神志尚清,表情淡漠,口渴,面色苍白,皮肤湿冷。紧急救护的三大要素是
A. 符合病情的体位,正确松解病人衣服,初步急救
B. 初步急救,迅速有效地建立静脉通路,途中监护
C. 正确松解病人衣服,初步急救,途中监护
D. 运输,初步急救,途中监护
E. 通讯,运输,急救技术

3-72 病人,男性,21岁。在地震中由于桥梁倒塌而落水。下列关于淡水淹溺的叙述,不正确的是
A. 可稀释血液,引起低钠、低氯和低蛋白血症
B. 可引起高钾血症
C. 心室颤动多发
D. 很少发生红细胞损伤
E. 可引起急性肺水肿、急性脑水肿

3-73 病人,男性,70岁。骑自行车过马路时被电动车撞倒在地,疑似颈椎或脊椎骨折。在搬运该病人时,下列操作哪项是错误的
A. 尽可能用颈托固定颈部
B. 搬运时应固定头部,避免摇摆
C. 可用海绵垫抬高防震
D. 保持脊椎的轴线稳定
E. 将病人固定在硬板担架上搬运

3-74 病人,男性,32岁。因车祸致腿部外伤和大量失血。快速体格检查:血压60/40 mmHg,心率120次/分,呼吸25次/分;神志清楚,表情淡漠,面色苍白,四肢皮肤发花、湿冷。首先的处理是
A. 院前救护
B. 到达急诊室后的处理
C. 转运途中的监护
D. 院内急救、补充血容量
E. ICU加强护理

3-75 病人,男性,28岁。因地震后被埋入废墟导致左下肢挤压伤。现场急救时关于伤口包扎,下列叙述中正确的是
A. 从上向下,从左向右

B. 从远心端到近心端

C. 固定绷带打结,尖在肢体内侧

D. 可在伤口处打结

E. 立刻回纳外露的脏器后包扎

3-76 病人,男性,35岁。因突发交通事故,被送往急诊室。体格检查:神志清楚,生命体征平稳,右上肢骨折,第7、8肋骨骨折。评估病人心理反应,下列正确的是

A. 愤怒　　　　B. 抑郁

C. 依赖　　　　D. 怀疑

E. 否认和焦虑

3-77 病人,男性,21岁。在河中游泳时不慎溺水。体格检查:呼吸微弱,脉搏60次/分;神志不清,口含泥沙、河水。关于病人转运知情同意,以下叙述中正确的是

A. 院内转运由转运接收科室决定

B. 由医生决定

C. 若病人为无名氏,必须等家属到场后方可转运;病人若不具备完全民事行为能力,则由其法定代理人签字

D. 病人因病无法签字的,可由当时在场人员签字

E. 紧急情况下,为抢救病人生命,无须向家属解释即可进行转运

3-78 病人,女性,46岁。被汽车撞伤10分钟后急诊入院。体格检查:昏迷、面色苍白,血压测不到,呼吸慢,心跳微弱。诊断为腹腔内出血、骨盆骨折、阴道出血。该病人属于

A. 多处伤　　　　B. 联合伤

C. 多发伤　　　　D. 复合伤

E. 单发伤

3-79 病人,男性,52岁。因车祸致胸腹联合伤、左侧多发性肋骨骨折(连枷胸)伴大量血气胸、脾破裂伴腹腔内出血。体格检查:血压75/46 mmHg,呼吸38次/分,心率126次/分;神志清楚;心律齐。医护人员到达现场后首先要对病人进行下列哪项伤情评估

A. 意识状态

B. 气道和呼吸情况

C. 进行实验室检查

D. 血液循环情况

E. 仔细的胸部体格检查

3-80 病人,女性,45岁。因烧伤被收入院。急诊体格检查:血压75/60 mmHg;左侧下肢、右侧上肢有大小不均水泡。中心静脉压(CVP) 3 cmH_2O。该病人存在的问题是

A. 血容量绝对不足

B. 血容量相对不足

C. 心功能不全

D. 容量血管过度收缩

E. 容量血管过度扩张

3-81 病人,女性,45岁。在车祸中被撞倒,头部落地,神志不清,有恶心,无呕吐。在转运途中应取何体位

A. 平卧位　　　　B. 侧卧位

C. 卧位,头偏向一侧　　D. 半卧位

E. 俯卧位

✎ A3型单项选择题(3-82~3-91)

(3-82~3-85共用题干)

120急救中心接到报警电话,报警人说发生一起车祸,汽车在高速公路行驶时撞上护栏翻车,内有伤员10多人。

3-82 救护人员看到哪种病人应现场优先处理,然后转送

A. 前臂骨折　　　　B. 开放性气胸

C. 头皮挫伤　　　　D. 尿道损伤

E. 左下肢伤口出血

3-83 给伤员松解或去除衣、裤、鞋和头盔时,错误的做法是

A. 脱上衣应先健侧后患侧

B. 脱长裤均可抬高小腿,拉下长裤

C. 脱鞋袜时托起踝部,解开鞋带,向下再向前沿足跟方向脱下鞋袜
D. 脱除头盔时将头盔的两边向外侧扳开,再将头盔向后上方托起
E. 解开腰带,下肢平行,将长裤拉下脱出

3-84 根据不同病人的评估特点,选择不同的转运工具。下列叙述中不妥的是
A. 担架转运较舒适,不受道路限制,但速度慢、人力消耗大
B. 汽车转运速度快,受气候影响小,在不平的路面上行驶颠簸较严重
C. 轮船、汽艇转运平稳,但遇风浪颠簸厉害,极易引起晕船
D. 飞机转运速度快、效率高,适用于转运任何疾病的病人
E. 要根据病情、地域、医院条件选择转运的工具

3-85 救护人员在转运伤病员过程中,下列哪项操作不妥
A. 担架转运时,伤病员头部朝后
B. 飞机转运休克伤病员,伤病员头部朝机尾
C. 飞机转运气管插管伤病员时将气囊中的气量适当增加
D. 将昏迷伤病员的头偏向一侧
E. 飞机转运气管插管伤病员时应用雾化器、加湿器等湿化空气

(3-86～3-87共用题干)
病人,男性,45岁。5小时前因车祸受外伤。病人面色苍白、呼吸困难、咳嗽、咳少量血水样痰。体格检查:呼吸32次/分;意识清楚,只能说简单的短语。

3-86 下列哪项是完整和最适宜的初级评估内容
A. 气道及颈椎、呼吸功能、循环功能、有无家属陪同
B. 气道及颈椎、呼吸功能、循环功能、体温、脉搏

C. 循环功能、气道及颈椎、血氧饱和度、全身体格检查
D. 气道及颈椎、呼吸功能、循环功能、神志状况、暴露病人
E. 气道及颈椎、呼吸功能、循环功能、神志状况、暴露病人、有无家属陪同

3-87 病人出现下列哪种情况,应首先抢救
A. 开放性气胸
B. 休克
C. 四肢开放性骨折
D. 颌面部严重创伤伴大出血
E. 昏迷

(3-88～3-91共用题干)
某山区遭受狂风暴雨袭击,山体滑坡,汽车相撞翻倒,20多名乘客不同程度受伤,120急救中心接到求救电话后马上派出救护队前往救护。

3-88 该事故中受伤人员最常见的损伤是
A. 坠落伤
B. 机械性损伤
C. 烧伤
D. 挤压综合征
E. 切割伤

3-89 下列哪种颜色分组代表危重伤,应第一优先
A. 红色组   B. 黄色组
C. 绿色组   D. 黑色组
E. 橙色组

3-90 担架转送伤员时的体位一般取
A. 平卧位   B. 仰卧位
C. 中凹卧位   D. 侧卧位
E. 半卧位

3-91 120救护人员在现场急救应首先抢救下列哪种情况的伤员
A. 骨折
B. 血压不稳
C. 呼吸困难
D. 伤口出血
E. 挤压综合征

A4型单项选择题(3-92～3-101)

(3-92～3-95共用题干)

病人,男性,18岁。车祸致伤,即来急诊。体格检查:心率118次/分,血压100/70 mmHg;意识不清,咯血,口、鼻均有泥沙夹血外溢,呼吸困难,烦躁不安,左胸严重擦伤并肿胀,右小腿伤口出血不止,不能行走。

3-92 此时最紧迫的抢救措施是
A. 请胸外科医生会诊处理
B. 清除呼吸道泥沙,保持呼吸道通畅
C. 吸氧
D. 输血
E. 予以胸带行胸廓固定

3-93 院前急救时根据出血性质采用不同的止血措施,下列说法中不正确的是
A. 加压包扎止血法一般用于创口的弥漫出血
B. 指压止血法是一种主要用于动脉出血的应急止血措施
C. 头颈部出血采用指压止血法,绝对禁止同时压迫双侧颈总动脉
D. 止血带应扎在伤口的近心端,并尽量靠近伤口
E. 止血带止血法适用于四肢较大动脉的出血

3-94 关于伤口包扎,下列叙述中正确的是
A. 从上向下,从左到右
B. 从远心端到近心端
C. 固定绷带打结应在肢体内侧
D. 在伤口处打结
E. 立即回纳外露的肠管

3-95 检查发现病人骨折,下列有关骨折的急救处理哪项是错误的
A. 首先应止血和包扎伤口
B. 无夹板时,可用树枝、木棍等临时固定
C. 可用伤员上肢缚于胸壁侧面,下肢两腿绑在一起固定
D. 脊柱骨折病人应保持头部与躯干成一条直线
E. 为预防脊柱损伤,搬动时应采用一人抱肩、一人抬腿的方法

(3-96～3-99共用题干)

某山区树林旁化工厂爆炸燃烧,焰火直冲,烟雾笼罩。当地开展灾难医疗救援,烧伤现场紧急处理后,应尽早转送伤员至医院接受治疗。

3-96 下列哪项不是火灾伤情特点
A. 火焰烧伤   B. 浓烟窒息
C. 热烟灼伤   D. 内脏伤
E. 砸伤、埋压

3-97 关于烧伤急救,下列说法错误的是
A. 迅速撤离火场
B. 保持呼吸道通畅,给氧
C. 现场可给予镇痛药,口服淡盐水
D. Ⅰ度烧伤处可冷水冲洗、浸泡20～30分钟
E. 化学烧伤处用清水持续冲洗创面10分钟以上

3-98 特大面积烧伤(烧伤面积＞70%)病人应伤后几小时内被送到指定医院
A. 1小时   B. 2小时
C. 3小时   D. 4小时
E. 5小时

3-99 特重烧伤(烧伤面积＞50%或Ⅱ度烧伤＞20%)病人应在伤后几小时内被送到指定医院
A. 1小时   B. 2小时
C. 3小时   D. 4小时
E. 5小时

(3-100～3-101共用题干)

病人,女性,65岁。1周前被电动车撞倒,当场神志不清,被送进急诊室,诊断为脑挫伤。6小时后逐渐苏醒,反复出现精神障碍。

3-100 以下属于PTSD主要临床表现的是
A. 木僵状态
B. 警觉性降低
C. 对创伤有关情境的积极面对
D. 反复体验创伤性经历
E. 情感丰富

3-101 下列哪项不是脑挫伤6小时后逐渐苏醒时心理危机的情绪反应
A. 焦虑　　B. 恐惧
C. 抑郁　　D. 感知混乱
E. 愤怒

✿ 名词解释题(3-102~3-105)

3-102 灾难医学
3-103 灾难救援护理
3-104 急性应激障碍
3-105 创伤后应激障碍(PTSD)

✿ 简述问答题(3-106~3-115)

3-106 医疗单位在制订灾难应急预案时应明确哪些主要内容？
3-107 简述流动医院模式的灾难救援队的建制组成。
3-108 简述灾难现场检伤分类的原则。
3-109 如何用START法对灾难现场伤病员进行分类？
3-110 简述灾难现场检伤分类标志的种类及其意义。
3-111 简述灾难现场伤病员转送的指征和暂缓转送的指征。
3-112 简述担架转送伤病员的护理要点。

3-113 简述急性应激障碍的诊断标准。
3-114 PTSD的主要表现是什么？
3-115 对灾后伤员的一般心理干预包括哪些内容？

✿ 综合应用题(3-116~3-117)

3-116 高速公路上2辆汽车相撞致20人受伤，120调度中心接到报警电话后派出急救团队到现场急救。急救人员在现场发现：1人股骨开放性骨折，1人疑有颈椎损伤，1人开放性气胸，1人左手掌离断伤，1人肠管外溢，14人皮肤擦伤及裂伤，1人死亡。

请解答：

（1）参与该交通事故现场急救的护士应如何对这些伤员进行检伤分类与标识？

（2）怎样对这些伤员实施现场救护？

3-117 病人，女性，21岁。发生交通事故后被120急救车送至急诊科，神志清醒，呼吸急促，主诉"方向盘曾经撞击胸部"，自觉胸部不适与疼痛。

请解答：

（1）对该病人应最先评估的是什么？

（2）在进行评估时，如病人主诉呼吸困难，应该怎么办？

（3）病人还主诉头晕、头痛、恶心等，在重点评估时应注重哪些系统的检查？

答案与解析

选择题

A1型单项选择题

3-1 B	3-2 C	3-3 B	3-4 D
3-5 D	3-6 C	3-7 E	3-8 D
3-9 C	3-10 B	3-11 E	3-12 B
3-13 E	3-14 C	3-15 C	3-16 B
3-17 D	3-18 D	3-19 A	3-20 C
3-21 D	3-22 C	3-23 E	3-24 A
3-25 D	3-26 A	3-27 D	3-28 A
3-29 E	3-30 D	3-31 E	3-32 C
3-33 D	3-34 E	3-35 D	3-36 C
3-37 C	3-38 A	3-39 A	3-40 A
3-41 D	3-42 E	3-43 D	3-44 A
3-45 D	3-46 E	3-47 C	3-48 D
3-49 E	3-50 A	3-51 E	3-52 E

3-53	B	3-54	D	3-55	D	3-56	C
3-57	E	3-58	C	3-59	B	3-60	E
3-61	D	3-62	D	3-63	E	3-64	D
3-65	E	3-66	E	3-67	D	3-68	A
3-69	D	3-70	B				

A2 型单项选择题

3-71	E	3-72	B	3-73	C	3-74	A
3-75	B	3-76	E	3-77	C	3-78	D
3-79	B	3-80	A	3-81	C		

A3 型单项选择题

3-82	B	3-83	B	3-84	D	3-85	C
3-86	D	3-87	B	3-88	B	3-89	A
3-90	A	3-91	C				

A4 型单项选择题

3-92	B	3-93	A	3-94	B	3-95	E
3-96	D	3-97	E	3-98	A	3-99	D
3-100	D	3-101	B				

部分选择题解析

3-5 解析： Jump START 分类法是对简明检伤分类法（simple triage and rapid treatment, START）修正后用于灾难现场受伤儿童（1~8岁）检伤分类的方法。分组方法和分类依据与 START 相似，但基于儿童的特殊生理特点，研究者对分类依据做了调整，包括：①对能行走的轻伤组伤员，强调再次分类。②对开通气道后仍无呼吸的患儿，要检查脉搏，如可触及脉搏，则立即给予 5 次人工呼吸，并分到红色组；对于无自主呼吸者，则分入黑色组。③对有呼吸的患儿，如呼吸频率<15 次/分或>45 次/分，分入红色组。④使用 AVPU 量表来评估患儿的意识状态，即警觉（alert, A）、语言（verbal, V）、疼痛（pain, P）和无反应（unresponsive, U），根据患儿对 A、V 和 P 的反应或 U 来指导分组。AVPU 评估为 U 者分到红色组。

3-8 解析： Triage Sort 分类（表 3-1）是一种基于修正的创伤评分法的生理评分，主要分类依据为格拉斯哥昏迷评分（Glasgow coma scale, GCS）、呼吸频率和收缩压。根据评分分值将伤员分为 4 级：T1 级，评分 4~10 分；T2 级，评分 11 分；T3 级，评分 12 分；T4 级，评分 1~3 分。此外，死亡者为 0 分。此法通常与 Triage Sieve 法联合使用。

表 3-1 Triage Sort 分类

项目	4 分	3 分	2 分	1 分	0 分
呼吸频率（次/分）	0~20	>29	6~9	1~5	0
收缩压（mmHg）	>90	75~90	50~74	1~49	0
GCS 评分	13~15	9~12	6~8	4~5	3

3-69 解析： 关于空运伤病员的护理，对气管插管伤病员用 0.9%氯化钠溶液充气囊，因为空中温度和湿度均低，避免在高空时气囊过度膨胀压迫气管黏膜造成黏膜缺血性坏死。

名词解释题

3-102 灾难医学涉及急救医学、创伤外科学、危重病医学、卫生学、流行病学、社会学、心理学，还涉及地震学、气象学、军事学等有关学科，是一门与急救医学密切相关而又有显著区别的综合性医学学科。

3-103 灾难救援护理是指应用灾难护理学特有的知识和技能，在与其他专业领域开展合作的基础上，为减轻灾难对人类的生命、健康所构成的危害而开展的相关护理活动。

3-104 急性应激障碍是一种由创伤性事件强烈刺激引发的一过性精神障碍。

3-105 创伤后应激障碍（posttraumatic stress disorder, PTSD）是由异乎寻常的威胁或灾难性心理创伤导致延迟出现和长期持续的精神障碍。

简述问答题

3-106 医疗单位在制订灾难应急预案时应明

确的内容：①明确本单位灾害事故应急处置组织机构、指挥体系及工作职责。②单位全体工作人员应在发生灾害事故时主动、及时到达现场。③单位应急预案应将人员的疏散、转移和应急救治作为重点内容。④对在灾害或突发事件中受伤的人员以及转移出的病人进行检伤分类。⑤明确规定伤病员转送至其他医疗机构的原则、程度、途中救护措施、交接手续等。⑥定期对本单位全体人员进行灾害事故应急处置知识、技能培训，并组织灾害事故应急预案模拟演练。

3-107 流动医院模式的灾难救援队的建制结构包括指挥组、现场急救组、检伤分类组、内科救护组、外科救护组、医技组和留观后送组。其中指挥组3人，由1名队长和2名副队长组成，副队长由内、外科组组长兼任；现场急救组分2个小组；内科救护组分2个小组；外科救护组分2个小组。以上各组在需要时可合并。

3-108 灾难现场检伤分类的原则：①优先救治病情危重但有存活希望的伤病员。②分类时不要在单个伤病员身上停留时间过长。③分类时只做简单可稳定伤情但不过多消耗人力的急救处理。④对没有存活希望的伤病员放弃治疗。⑤有明显感染征象的伤病员要及时隔离。⑥在转运过程中对伤病员动态评估和再次分类。

3-109 START法是根据伤病员的通气、循环和意识状态进行快速判断，将伤病员分为4个组，分别用红色、黄色、绿色和黑色标识。红色组为立即处理组，必须在1小时内接受治疗；黄色组为延迟处理组，应2小时内转运到医院；绿色组为轻伤组，伤病员能自行行走；黑色组为死亡组。

操作流程是：①将可行动的伤病员集中起来，此即绿色组。②对不能行动的伤病员，判断其呼吸，如无呼吸，则开放气道后再判断呼吸，无呼吸者分到黑色组，有呼吸者分到红色组。③对于有呼吸者，再评估脉搏，无脉搏者分到红色组。④对于有脉搏者，再评估意识状态，不能听命令做简单动作者分到红色组，能听命令做简单动作者分到黄色组。

3-110 在灾难现场通常以颜色醒目的卡片或胶带表示伤病员的分类，采用红、黄、绿（或蓝）、黑4色系统。①红色：代表危重伤，第一优先。伤情非常紧急，危及生命，生命体征不稳定，需立即给予基本生命支持，并在1小时内转运到确定性医疗单位救治。②黄色：代表中重伤，第二优先。生命体征稳定的严重损伤，有潜在危险。该类伤病员应急救后及时转送，在4~6小时内得到有效治疗。③绿（或蓝）色：代表轻伤，第三优先。不紧急，能行走的较小的损伤者，可能不需要立即入院治疗。④黑色：代表致命伤。指已死亡、没有生还可能性，治疗为时已晚。

3-111 符合以下条件之一者可转送：①在现场实施的救治措施都已完成，如出血伤口的止血、包扎和骨折的临时固定等；②确保伤病员不会因搬动和转送而使伤情恶化，甚至危及生命。

有以下条件之一者应暂缓转送：①病情不稳定，如出血未完全控制、休克未纠正、骨折未妥善固定等；②颅脑外伤，疑有颅内高压，可能发生脑疝；③颈髓损伤，有呼吸功能障碍；④心、肺等重要器官功能衰竭。

3-112 担架转送伤病员的护理要点：①安置合理的体位；②加强安全护理；③注意舒适护理；④加强病情观察；⑤移离担架的护理。

3-113 急性应激障碍的诊断标准是以异乎寻常的和严重的精神刺激为原因，并至少有下列1项：①有强烈恐惧体验的精神运动性兴奋，行为有一定盲目性；②有情感迟钝的精神运动性抑制（如反应性木僵），可有轻度意识模糊。

3-114 个体在经历地震等自然灾难、战争、强暴等应激性事件后，目睹或遭遇了严重损伤甚至死亡等威胁性事件，可反复出现创伤性体验，有持续的警觉性增高、精神障碍、回避和情感麻木三大主要表现。

3-115 对灾后伤员的一般心理干预包括：①接触与介入；②确保安全感；③稳定情绪；

④收集信息；⑤实际帮助；⑥联系社会支持系统；⑦提供必要信息。

综合应用题

3-116　(1) 检伤分类与标识：①标识红色(危重伤,1小时内转运)：1人股骨开放性骨折、1人疑似颈椎损伤。②标识黄色(中重伤,4～6小时内转运)：1人开放性气胸、1人肠管外溢。③标识绿或蓝色(轻伤)：1人左手掌离断伤、14人皮肤擦伤及裂伤。④标识黑色(致命伤)：1人死亡。

(2) 实施现场救护：①股骨开放性骨折者，给予止血、包扎、固定、搬运；疑似颈椎损伤者，给予颈托固定，保持头部与躯干成一条直线，卧硬板床。②开放性气胸者，用凡士林纱布封闭；肠管外溢、不能回纳者，用无菌碗覆盖肠管，再用三角巾固定包扎。③左手掌离断伤者，用多层无菌纱布包扎止血，清创缝合，破伤风抗毒素(TAT)肌内注射；皮肤擦伤及裂伤者，用多层无菌纱布包扎止血，清创缝合，TAT肌内注射。

3-117　(1) 最先进行呼吸功能的评估，检查病人是否有自主呼吸、呼吸是否正常、胸廓有无起伏、两侧胸廓起伏是否对称。查看呼吸频率、节律和深度，以及皮肤颜色，应用辅助呼吸机。检查颈静脉充盈、气管位置、软组织和胸骨完整度情况。听诊呼吸音是否存在或减弱。注意有无张力性气胸、连枷胸合并肺挫伤及开放性气胸所造成的换气功能障碍。还应注意评估脊柱、腹部情况以及有无行乳腺整形手术等。

(2) 评估时出现呼吸困难，应立即将病人送入抢救室。

(3) 重点评估时，应注重脑部的评估，检查头、面和颈部是否对称，有无损伤等。

(吴景芳)

第四章

急危重症病人家属的护理

选择题(4-1～4-30)

A1型单项选择题(4-1～4-5)

4-1 影响病人家属心理变化的因素除外下列哪项
  A. 疾病相关因素
  B. 信息相关因素
  C. 病人家属工作因素
  D. 医院环境因素
  E. 医护人员因素

4-2 下列哪项不是急诊病人家属的需求
  A. 功能需求   B. 形式需求
  C. 外延需求   D. 价格需求
  E. 自身需求

4-3 急诊病人家属常见的心理问题是
  A. 焦虑、恐惧
  B. 忧郁、烦躁
  C. 忧虑、焦急
  D. 焦虑、忧虑、烦躁
  E. 愤怒、抑郁

4-4* 下列哪项不是危重病人家属的需求
  A. 病情保障   B. 价格需求
  C. 接近病人   D. 获得支持
  E. 获取信息

4-5 下列哪项不是急诊病人家属的心理反应
  A. 焦虑和忧郁
  B. 怀疑和依赖
  C. 恐惧和愤怒
  D. 安静和沉默
  E. 否认和烦躁

A2型单项选择题(4-6～4-20)

4-6 病人,男性,35岁。数月前在地震灾难中受伤,右上肢遗留瘢痕,出现创伤后应激障碍(PTSD),持续警觉性增高。病人家属的需求最可能是
  A. 病情保障
  B. 获得信息
  C. 接近病人
  D. 获得支持
  E. 自身舒适

4-7 病人,女性,20岁。发生交通事故后其精神谵妄、表情紧张,出现急性应激障碍。家属在现场看到此情景,首先的心理反应最可能是
  A. 恐惧
  B. 焦虑
  C. 平静
  D. 愤怒
  E. 抑郁

4-8 病人,女性,65岁。1周前被电动车撞倒,当场神志不清,被送进急诊科,诊断为脑挫伤,6小时后逐渐苏醒。家属因不能陪伴而易产生下列哪种心理
  A. 木僵状态
  B. 警觉性降低
  C. 对创伤有关情境的积极面对
  D. 恐惧
  E. 情感丰富

4-9 病人,女性,23岁。在地震灾难中经抢救无效离世。家属出现情感麻木、茫然、对

周围事物无反应等。护士的干预措施中最主要的是

A. 刺激情绪

B. 避免收集信息

C. 确保满足感

D. 良好沟通,满足家属的精神需求

E. 提供信息支持

4-10 某地区发生7.8级地震,由于当时是深夜12点,大部分居民在熟睡中,现场情况非常惨烈,余震也还在持续发生。部分居民在现场挖掘被埋亲人。一位母亲因为孩子都在地震中丧生,一个人呆坐在废墟上自言自语,出现木僵。她可能出现的疾病是

A. 精神分裂   B. 抑郁

C. 神经官能症   D. 急性应激障碍

E. 创伤后应激障碍

4-11 病人,女性,16岁。2个月前因乘坐的旅游大巴车着火并爆炸,同行团员死伤惨重。近期该病人被家人发现情绪不稳定,有自言自语及夜晚多次梦中惊醒,学习成绩大幅度下降,对巨大响声反应强烈。该病人可能的疾病诊断为

A. 精神分裂   B. 抑郁

C. 神经官能症   D. 急性应激障碍

E. PTSD

4-12 女童,7岁。过马路时被电动车撞倒,头部出血不止、呼吸困难、昏迷不醒,抢救无效而死亡。其母亲不能接受此结果,1个月后出现精神萎靡、反应迟钝、失眠。进行PTSD的干预前,护士首先应采取的护理措施是

A. 给予适当安慰

B. 告知其家人,要求其家人陪伴

C. 送入精神病医院进行治疗

D. 任其自我平复

E. 用访谈法及量表法对其情绪障碍进行评估

4-13 病人,女性,75岁。因心绞痛急诊入院。年轻护士小王为其输液2次穿刺均失败,病人女儿非常不满,和小王产生言语冲突。该事件中影响病人家属情绪的因素为

A. 护士的情感状况

B. 护士的沟通技巧

C. 护士的个人经历

D. 护士的职业情感

E. 护士的专业技术

4-14 病人,女性,58岁。骑电动车时摔倒,头部挫伤送入医院,为进一步检查和治疗,病人家属陪伴在身边,向护士提出要有家属等候休息室,这属于什么需求

A. 功能需求   B. 外延需求

C. 价格需求   D. 生理需求

E. 形式需求

4-15 病人,男性,46岁。因突发车祸收入急诊。当得知丈夫病危抢救意义不大时,妻子忧郁哭泣。护士安慰她时,以下做法不恰当的是

A. 当她表示想独自一人安静一会时,为她提供一个适当的环境

B. 坐在她身边轻轻递给她纸巾

C. 在她停止哭泣时,鼓励她说出悲伤的原因

D. 阻止她哭泣,告诉她要坚强

E. 轻轻握住她的手,默默陪伴她

4-16 病人,男性,18岁。因骑车上学突发交通事故,被送入急诊室。体格检查:神志清楚,生命体征平稳,右上肢骨折,第7、8肋骨骨折。护士及时执行医嘱,热情安置病人进观察室,耐心告知家属下一步诊治流程,让家属及时、动态、全面、客观地了解病人的病情。护士采取的护理措施体现出

A. 护理行为的专业性

B. 加强与家属的沟通

C. 营造良好的环境氛围

D. 消除家属不良心理反应

E. 满足家属的合理要求

4-17 病人,男性,45岁,建筑工人。某天从高空不慎坠落,被120救护车送入急诊科,开启急救绿色通道。家属焦急万分,护士与家属交流应
　　A. 交代急救过程
　　B. 说明用药
　　C. 沟通检查内容
　　D. 善于沟通、理解同情
　　E. 要求家属配合治疗

4-18 病人,女性,37岁。因突发交通事故,被送往急诊科。体格检查:神志清楚,生命体征平稳,右下肢骨折。评估病人家属心理反应,最可能是
　　A. 烦躁和焦虑　　B. 抑郁
　　C. 依赖　　　　　D. 怀疑
　　E. 愤怒

✏️ **A3型单项选择题(4-19~4-23)**

(4-19~4-21共用题干)

病人,女性,43岁。下班回家途中发生车祸急诊入院,因病情严重需紧急手术。

4-19 此时家属及时赶到医院后,家属最焦虑病人的是
　　A. 病人的意识障碍
　　B. 病人的疼痛部位
　　C. 病人的饮食需求
　　D. 病人的血压变化
　　E. 病人有无生命危险

4-20 家属常见的心理问题,一般不包括
　　A. 焦虑　　　　B. 紧张
　　C. 烦躁　　　　D. 绝望
　　E. 忧虑

4-21 最关键的护理措施是
　　A. 做好家属解释工作
　　B. 营造良好环境氛围
　　C. 加强家属生活护理
　　D. 加强与家属的沟通
　　E. 满足家属一切需求

(4-22~4-23共用题干)

病人,女性,63岁。由于天很冷,在家洗澡后突然倒在浴室,老伴回家发现后,立即将其送医院急诊,在ICU进行诊断与救治。

4-22 家属的需求中最为重要的是
　　A. 病情保障　　B. 获取信息
　　C. 接近病人　　D. 获得支持
　　E. 自身舒适

4-23* 下列对家属的护理措施中哪项不妥
　　A. 进行良好的沟通
　　B. 家庭需求的评估
　　C. 鼓励家庭的参与
　　D. 创造休息的环境
　　E. 随时安排好探视

✏️ **A4型单项选择题(4-24~4-28)**

(4-24~4-26共用题干)

病人家属王某,女性,26岁。在得知丈夫因病情危重抢救成功的可能性不大时,非常悲伤、哭泣,责怪自己送病人来医院太晚。

4-24 该病人家属可能存在的心理问题是
　　A. 焦虑　　　　B. 抑郁
　　C. 烦躁　　　　D. 恐惧
　　E. 忧虑

4-25 护士在安慰王某时,不恰当的行为是
　　A. 坐在她身旁,轻轻递给她纸巾
　　B. 当她表示想独自一人安静一会时,为她提供方便
　　C. 阻止她哭泣,告诉她要坚强
　　D. 轻轻握住她的手,默默陪伴她
　　E. 在她停止哭泣时,鼓励她说出悲伤的原因

4-26 下列哪项是病人家属情绪变化的因素
　　A. 病人病情危重
　　B. 护士的精神状态
　　C. 护士的沟通技巧
　　D. 护士的职业情感
　　E. 社会关系状况

(4-27~4-28 共用题干)

某日护士小张正在急诊室工作,突然送进一位因车祸受伤病人。病人头部出血不止,意识不清、生命垂危,怒气冲冲的病人家属叫嚷着要找医院领导。

4-27 急诊室当班护士小张该采取的措施是
　　A. 制止病人家属愤怒的发泄
　　B. 直接交给上级领导处理
　　C. 对其不理不睬,直接回避
　　D. 主动倾听,了解分析病人家属愤怒的原因
　　E. 对其愤怒行为给予批评

4-28 急救病人家属心理护理措施不包括
　　A. 家属需求与情绪障碍评估
　　B. 良好的沟通技巧
　　C. 家庭成员积极参与对病人的照护
　　D. 服务护理制度人性化
　　E. 以沉默态度对待病人家属

简述问答题(4-29)

4-29 对急危重症病人家属进行护理干预需考虑家属方面哪些个性化的因素?

综合应用题(4-30~4-31)

4-30 病人,男性,35岁。因突发车祸急诊入院。入院时体格检查:体温36.2℃,血压70/40 mmHg,脉搏120次/分,呼吸24次/分;脉搏细速;神志淡漠;结膜苍白;腹部膨隆,全腹肌紧张,压痛、反跳痛明显。因病情危重,被送入抢救室。其妻子表现为精神紧张、焦虑、手足无措,反复询问病人病情和医疗费用,担心医护人员的工作出现疏漏。

请解答:
(1) 该病人家属可能存在哪些心理?
(2) 护士应采取哪些护理干预措施?

4-31 病人,男性,42岁,农民。1周前因车祸多发伤入住ICU,目前仍处于昏迷状态。其妻子已收到2次病危通知单,目前表现为入睡困难、做噩梦、夜惊、情感麻木、茫然,对周围认知能力降低。

请解答:
(1) 该病人家属可能存在哪些心理问题?
(2) 该病人家属可能的心理需求是什么?
(3) 对于家属出现的问题,可给予哪些干预措施?

答案与解析

选择题

A1型单项选择题
4-1　C　4-2　E　4-3　D　4-4　B
4-5　D

A2型单项选择题
4-6　D　4-7　B　4-8　D　4-9　D
4-10　D　4-11　E　4-12　E　4-13　E
4-14　E　4-15　D　4-16　A　4-17　D
4-18　A

A3型单项选择题
4-19　E　4-20　D　4-21　D　4-22　A
4-23　E

A4型单项选择题
4-24　E　4-25　C　4-26　A　4-27　D
4-28　C

部分选择题解析
4-4解析: 急危重症病人家属的需求主要表现

在病情保障、获取信息、接近病人、获得支持和自身舒适5个方面。且家属认为最重要的是病情保障和获取信息,而后依次为接近病人、获得支持和自身舒适。

4-23 解析:急危重症病人家属的护理措施:①评估家属的需求和情绪障碍;②进行良好的沟通;③鼓励家庭的参与;④创造整洁的家属休息区域;⑤在特殊情况下,灵活安排探视时间,但不能随时安排探视。

简述问答题

4-29 护理干预需考虑家属方面的因素:①评估家属心理需求与情绪障碍,如发现不良心理倾向,应倾听家属诉求,减轻其心理压力,用访谈方法疏导情绪障碍。②良好沟通,较多家属产生抑郁症状,与其心理应激障碍有很大的关系,可能与获得信息、病情保证的心理需求不能被满足有关,应使用通俗易懂的语言详细介绍诊治过程,确保家属获得信息的渠道通畅,帮助家属正确认识病人疾病的严重性及诊治效果,避免出现不良情绪。③家属参与,创造条件鼓励家属共同参与病人的治疗和康复过程,提升家属自身的价值感,减少不良情绪,在临床决策选择上避免给家属带来压力。④服务管理制度人性化,定时安排家属与医生、护士谈话交流,设立专门的谈话环境,创造整洁的家属休息区,特殊情况灵活安排探视时间。

综合应用题

4-30 (1)家属可能存在精神紧张、焦虑、忧虑心理。

(2)护士应采取的护理干预措施:①操作娴熟、理论扎实、冷静果断地处理突发事件。②良好沟通。较多家属产生抑郁症状,与心理应激障碍有很大的关系,可能与获得信息、病情保证的心理需求不能被满足有关,使用通俗易懂的语言详细介绍诊治过程,确保家属获得信息的渠道通畅。帮助家属正确认识病人疾病的严重性及诊治效果,消除家属不良心理反应。③营造良好的环境氛围,如设置家属休息区,满足家属的合理要求。

4-31 (1)该病人家属可能存在心理焦虑与抑郁、急性应激和PTSD。

(2)该病人家属可能的心理需求是:病情保障、获取信息、接近病人、获得支持、自身舒适。

(3)对于家属出现的问题,可给予的干预措施:①良好沟通。较多家属产生抑郁症状,与心理应激障碍有很大的关系,可能与获得信息、病情保证的心理需求不能被满足有关,使用通俗易懂的语言详细介绍诊治过程,确保家属获得信息的渠道通畅,帮助家属正确认识病人疾病的严重性及诊治效果,避免出现不良心理情绪。②服务管理制度人性化。定时安排家属与医生、护士谈话交流,设立专门谈话环境,创造整洁的家属休息区,特殊情况灵活安排探视时间。

(吴景芳)

第五章

急 诊 分 诊

❋ 选择题(5-1~5-36)

A1型单项选择题(5-1~5-21)

5-1* 当面对灾害急救,且资源严重短缺时,灾害现场分诊的最大作用是
　　A. 让最大数量的人能够获得及时的救治,使更多的人存活
　　B. 给每个来诊病人进行详细的登记、挂号
　　C. 给予适时的安慰和健康教育,与急诊科其他人员有效沟通,迅速与病人建立起和谐的护患关系
　　D. 应用计算机对病人登记或挂号,对录入的信息进行整理、统计和分析
　　E. 给予外伤病人简单处置,如出血部位给予无菌纱布覆盖,压迫止血等

5-2 目前医院的分诊处设置的人员基本组合是
　　A. 急诊医生与护士
　　B. 急诊护士与护理辅助人员
　　C. 急诊护士、护理辅助人员、职员
　　D. 急诊护士、护理辅助人员、职员和保安人员
　　E. 急诊医生与护士、护理辅助人员、职员和保安人员

5-3 现在绝大部分国家和地区的综合医疗机构基本采用的分诊方法是
　　A. 现场检查分诊法
　　B. 综合分诊法
　　C. 快速分诊法
　　D. 交通指挥分诊法
　　E. 重点科室分诊法

5-4 分诊程序应及时而简洁,一般要求在多长时间内完成
　　A. 1~2分钟　　B. 3~5分钟
　　C. 5~8分钟　　D. 8~10分钟
　　E. 10~15分钟

5-5 下列不属于观察室收治范围的是
　　A. 病情危重病人　　B. 诊断不清病人
　　C. 候床入院病人　　D. 小手术后病人
　　E. 输液观察病人

5-6* 现在我国医院主要采用五级(Ⅴ级)分类分诊法,此分诊法要求分诊护士具有较强的综合能力。根据下列陈述,最适合做分诊护士的是
　　A. 具有外科临床护理工作经验15年,善于沟通,在急诊科工作3个月
　　B. 具有2年的急诊临床工作经验,善于观察,善于提问
　　C. 具备急诊工作相关经验以及专科知识
　　D. 具有急诊临床护理工作经验
　　E. 接受急诊分诊培训,具有急诊护理工作经验、专科知识和沟通技能

5-7* 下列关于分诊程序的叙述,正确的是
　　A. 分诊程序包括:测量生命体征、挂号、分诊分流、分诊护理和分诊记录
　　B. SAMPLE问诊模式用于评估各种不适症状
　　C. 病情复杂难以确定科别者,可先不予

处理

D. 危重病人应先办理就诊手续，之后再由分诊护士送入抢救室进行抢救

E. 对需要紧急处理的危重病人，分诊护士应及时配合抢救护士予以急救处理

5-8 PQRST 公式中的 Q 指的是
A. 疼痛的诱因　　B. 疼痛的性质
C. 疼痛放射情况　D. 疼痛的程度
E. 疼痛持续的时间

5-9 问诊时同时测量生命体征，如果发现生命体征不稳定或不正常，应及时
A. 呼叫医生来分诊处
B. 将病人送往 MICU
C. 将病人送往 CCU
D. 将病人送往抢救室
E. 给予心电监护

5-10 某工厂突发火灾，数十名伤员被转运到急诊科。此时分诊护士的首要任务是
A. 迅速检伤，根据病情危重程度分类
B. 做好常规来诊病人的解释工作
C. 发现危重病人立即投入抢救中
D. 配合治疗区护士共同参与抢救
E. 准备与来诊家属沟通

5-11 下列哪项不属于分诊护士职责范围
A. 按轻、重、缓、急安排就诊
B. 护送病人入抢救室
C. 参与抢救
D. 对就诊病人进行电脑登记
E. 询问病人主诉

5-12 观察分诊不常用的方法是
A. 视诊和触诊
B. 听诊和嗅诊
C. 问诊了解病人主诉和伴随症状
D. 护理体格检查病变部位
E. 诱导病人快速说出不适

5-13 某急诊创伤病人同时出现下列病情，应先抢救哪种
A. 窒息　　　　B. 昏迷
C. 骨折　　　　D. 心律失常
E. 伤口出血

5-14 某急诊科接诊心前区疼痛病人，应采用的分诊技巧是
A. SOAP 分诊公式
B. PQRST 分诊公式
C. CRAMS 评分法
D. QRS 分诊公式
E. RSTRS 评分法

5-15 对某急诊外伤病人正确分诊技巧是
A. SOAP 分诊公式
B. PQRST 分诊公式
C. CRAMS 评分法
D. QRS 分诊公式
E. RSTRS 评分法

5-16 急诊科收入成批中毒且神志不清病人，下列护士应用的诊疗识别手段中正确的是
A. 应用腕带作为诊疗识别手段
B. 应用病人真实姓名
C. 应用病人的年龄和性别
D. 应用病人的单位
E. 在病人手上写上编号

5-17 以下哪项不属于分诊护士的职责范围
A. 分清病人的轻重缓急
B. 对所有急诊病人进行登记
C. 维持就诊环境
D. 护送病人入病房
E. 参与急救

5-18 以下哪项不属于急诊科的设置
A. 预检分诊处　　B. 急诊诊查室
C. 急诊抢救室　　D. 急诊换药室
E. 急诊观察室

5-19 下列哪项不是急诊病人的心理特点
A. 优先感　　　　B. 陌生感
C. 焦虑　　　　　D. 无助
E. 沉默

5-20 关于观察分诊，下列叙述中不正确的是
A. 一般分诊时间为 2～5 分钟

B. 护士应用知识和经验
C. 收集客观资料
D. 按病人要求分诊
E. 评估、判断、分析病人资料

5-21 急诊分诊准确率应达到
A. 80%   B. 85%
C. 90%   D. 100%
E. 95%

A2型单项选择题(5-22～5-25)

5-22* 病人,女性,49岁。冠心病病史3年。今晨于公交车上突然出现四肢抽搐,两眼上翻,呼吸、心跳减弱,司机与乘客立即送其到急诊科。分诊护士的下列处理中正确的是
A. 分诊护士立即协助医生进行心肺复苏
B. 分诊护士立即开通绿色通道,医护人员进行抢救
C. 分诊护士立即进行心肺复苏
D. 分诊护士立即协同其他护士进行心肺复苏
E. 分诊护士立即呼叫医生进行抢救

5-23 病人,男性,32岁。发生交通事故后被送往急诊科。体格检查:呼吸20次/分,心率62次/分,血压96/62 mmHg;意识丧失,左下肢闭合性骨折。病人身上无任何证件,护士下列处理中不正确的是
A. 协助医生处理骨折
B. 处置的同时通知保卫部
C. 等待家属办理手续后再处理
D. 先处理再等家属补办手续
E. 处置的同时通知医务部

5-24 病人,女性,24岁。高热1天,最高体温39.2℃,到急诊科就诊。体格检查:神志清楚,胸前、耳后有散在水痘,无鼻塞、咳嗽症状。分诊护士正确的处理是
A. 按高热病人分诊

B. 按普通病人分诊
C. 安排到隔离室就诊
D. 按轻诊病人分诊
E. 安排到皮肤科就诊

5-25 病人,男性,38岁。以"腹部疼痛难忍半小时"为主诉到急诊科就诊。分诊护士可采用的问诊模式为
A. GCS   B. AVPU
C. PQRST   D. SOAPIE
E. SAMPLE

A3型单项选择题(5-26～5-33)

(5-26～5-27共用题干)

病人,男性,41岁。剧烈胸痛伴胸闷40分钟,大汗伴濒死感,既往有冠心病病史,由120急救车送入急诊,血压115/55 mmHg。

5-26 若采用五级(Ⅴ级)分类法对该病人进行分诊,该病人属于
A. Ⅰ级-危殆   B. Ⅱ级-危急
C. Ⅲ级-紧急   D. Ⅳ级-次紧急
E. Ⅴ级-非紧急

5-27* 该病人的候诊时间最合理的是
A. 立即进行抢救与治疗
B. 立即送到抢救区域,在15分钟内给予急救处理与严密观察
C. 可暂时等候就诊,时间不超过30分钟
D. 可等待就诊,必要时给予治疗,等待时间以不超过2小时为宜
E. 可安排病人在急诊候诊区等候,但等候时间以不超过4小时为宜

(5-28～5-30共用题干)

病人,女性,67岁。反复心绞痛2年,今晨突然胸骨后持续疼痛,休息、含服硝酸甘油均无缓解,持续3小时,伴有烦躁、出汗,家属搀扶步入急诊科。体格检查:血压96/64 mmHg,心率90次/分;面色苍白。心电图示V_1～V_5导联ST段弓背上抬0.3～0.5 mV。

5-28 对该病人正确的诊断是

第五章 急诊分诊

A. 心绞痛发作
B. 急性左心衰竭
C. 急性前壁心肌梗死
D. 急性下壁心肌梗死
E. 急性前间壁心肌梗死

5-29 下列护士的处理中正确的是
A. 立即送入循环科病房
B. 立即嘱病人卧床,给予吸氧、心电监护
C. 协助病人立即补液
D. 立即胸外按压
E. 分诊护士立即给病人吸氧、监护

5-30 下列护士健康教育正确的是
A. 指导家属正确就诊和急救的措施
B. 指导病人活动
C. 指导家属给病人饮水
D. 指导病人口腔护理
E. 指导家属给病人胸外按压

(5-31~5-33 共用题干)

病人,男性,28岁。高热2天,最高体温39.4℃,来院急诊就诊。体格检查:神志清楚,胸前、耳后有散在水痘,无鼻塞、咳嗽症状。

5-31 分诊护士正确的处理是
A. 按轻症病人分诊
B. 安排到皮肤科就诊
C. 安排隔离室就诊
D. 按高热病人分诊
E. 按急重病人分诊

5-32 下列护士协助医生的处理正确的是
A. 护士替医生填写传染病疫情卡
B. 分诊护士替医生填写传染病疫情卡
C. 分诊护士替医生下医嘱,医生填写传染病疫情卡
D. 护士协助医生填写传染病疫情卡
E. 分诊护士填写传染病疫情卡

5-33 下列护士对病人的健康教育不正确的是
A. 指导隔离相关知识
B. 指导皮肤护理知识

C. 指导用药注意事项
D. 告知病人体温降至正常即可上班
E. 指导病人饮食

✎ A4型单项选择题(5-34~5-36)

(5-34~5-36 共用题干)

病人,男性,45岁。因车祸伤入急诊科。体格检查:意识丧失,生命体征平稳。急诊CT检查提示颅底骨折,需急诊手术。

5-34 下列护士给病人导尿时的处理正确的是
A. 因病人神志不清不用遮挡
B. 因病人神志不清操作不用轻柔,快速即可
C. 应向家属告知目的,遮挡病人,操作轻柔
D. 应向病人告知目的,遮挡病人,操作轻柔
E. 应向家属告知目的,不用遮挡病人

5-35 交警来了解病情,下列护士的处理正确的是
A. 向交警讲解抢救经过
B. 通知保卫部
C. 通知分诊护士
D. 向交警出示抢救记录
E. 让家属讲解

5-36 护士处置同时应通知哪些部门
A. 医务部和保卫部
B. 寻找病人家属
C. 通知交通大队
D. 通知护理部
E. 通知护士长

✿ 名词解释题(5-37~5-44)

5-37 分诊
5-38 急诊科
5-39 首诊负责制
5-40 SOAP公式

5-41 急救绿色通道
5-42 PQRST分诊公式
5-43 快速评估
5-44 动态评估

简述问答题(5-45～5-57)

5-45 简述五级(Ⅴ级)分类分诊法。
5-46 简述分诊记录SOAPIE格式记录的内容。
5-47 分诊护士应如何处理由120急救车送入的身份不明的病人?
5-48 急诊分诊将病人病情分成哪4级?
5-49 简述急诊分诊工作的一般程序和方法。
5-50 急诊护理工作程序有哪几个环节?
5-51 对来急诊科就诊的危重症病人和疑似传染病病人,应如何处理?
5-52 在急诊科的护理工作中,如何建立良好的护患关系?
5-53 急诊科的工作任务有哪些?
5-54 急诊科应设置哪些部门?
5-55 急诊科的工作制度有哪些?
5-56 急诊科护理人员的素质要求有哪些?
5-57 分诊护士在日常急诊分诊时,除疾病因素外,还需要注意和综合考虑的情况有哪些?

综合应用题(5-58～5-62)

5-58 病人,男性,26岁。驾驶摩托车时为避行人,从车上摔下,头碰到马路路肩,出血不止,但意识清楚,被交警送入医院急诊。
请解答:如何用SOAP公式分诊?

5-59 病人,女性,48岁。饱餐后出现右上腹痛1小时来院。疼痛似刀绞样,向右肩部放射,伴有恶心、呕吐,弯腰时疼痛稍微缓解。如果用1～10数字表示疼痛,病人说自己的疼痛"大约是8"。既往曾有2次类似的发作,均在饱餐后,持续时间不等。
请解答:如何用PQRST公式分诊?

5-60 病人,女性,60岁。有心绞痛发作史,近3天胸痛频繁发作,急诊就诊。病人自述近期工作加班,非常劳累,胸痛似刀绞样,服硝酸甘油不能缓解,疼痛向肩背部放射。如果用1～10数字表示疼痛,病人说自己的疼痛"大约是8"。
请解答:如何用PQRST公式分诊?

5-61 病人,男性,68岁。有慢性阻塞性肺疾病病史8年。半小时前因提拉重物后,突感胸闷、胸部不适,继之出现气促、呼吸困难。来急诊科时病人大汗淋漓、呼吸困难、口唇发绀、脉搏细速、不能平卧。
请解答:如何用SOAP公式进行分诊?

5-62 病人,女性,49岁。下午4点以"头晕、头痛1小时"为主诉来院急诊。体格检查:血压223/122 mmHg,脉搏92次/分;神志清楚。既往有高血压病病史。
请解答:按五级(Ⅴ级)分类分诊法,该病人分诊级别应为哪一级别?为什么?

答案与解析

选择题

A1型单项选择题

5-1	A	5-2	D	5-3	B	5-4	B
5-5	C	5-6	E	5-7	E	5-8	B
5-9	D	5-10	A	5-11	C	5-12	E
5-13	A	5-14	B	5-15	C	5-16	A
5-17	E	5-18	C	5-19	E	5-20	D
5-21	C						

第五章　急诊分诊

A2 型单项选择题

5-22　B　5-23　C　5-24　C　5-25　C

A3 型单项选择题

5-26　B　5-27　B　5-28　C　5-29　B

5-30　A　5-31　C　5-32　D　5-33　D

A4 型单项选择题

5-34　C　5-35　B　5-36　A

部分选择题解析

5-1 解析:灾害救护现场分诊最大的作用是让最大数量的人能够获得及时的救治,使更多的人存活。

5-6 解析:五级(Ⅴ级)分类分诊法要求分诊护士具有较强的综合能力,接受急诊分诊培训,具有急诊护理工作经验、专科知识和沟通技能。

5-7 解析:对需要紧急处理的危重病人,分诊护士应及时配合抢救护士予以急救处理。

5-22 解析:对突然出现四肢抽搐、两眼上翻、呼吸和心跳减弱的急重症病人,分诊护士应立即开通绿色通道,医护人员进行抢救。

5-27 解析:结合病情,该病人应立即送到抢救区域,在 15 分钟之内给予急救处理与严密观察。

名词解释题

5-37　分诊是对来院急诊就诊的病人进行快速、重点地收集资料,并将资料进行分析、判断、分类、分科,同时按轻、重、缓、急和隶属专科,安排救治顺序,同时登记入册。

5-38　急诊科是医院内跨学科的一级临床科室,是在医院内布局合理、设备齐全、收治病人病情最复杂的一个相对小区,具备对内、对外通讯的设施,有固定人员编制,是医院中危重症病人最集中、病种最多、抢救和管理任务最重,医疗、教学和科研全面发展的高度综合性科室。

5-39　首诊负责制是急诊科的工作制度之一,要求第 1 个接待急诊病人的科室和医生为首诊科室和首诊医生。首诊医生发现涉及其他科或确系其他科病人时,应在询问病史、体格检查、写好病历并进行必要的紧急处置后,才能请有关科室会诊或转科。遇多发伤、跨科疾病或诊断未明的伤病员,首诊科室和首诊医生应首先承担主要诊治责任,并负责及时邀请有关科室会诊。

5-40　SOAP 公式由 4 个英文单词的第 1 个字母组成。S(subjective,主观感受)是指收集病人的主观感受资料,包括主诉及伴随症状;O(objective,客观现象)是指收集病人的客观资料,包括体征及异常征象;A(assess,评估)是指将收集的资料进行综合分析,得出初步判断;P(plan,计划)是指根据判断结果,进行专科分诊,按轻、重、缓、急有计划地安排就诊。

5-41　急救绿色通道是指对急危重症病人一律实行优先抢救、优先检查和优先住院的原则,医疗相关手续酌情补办。

5-42　PQRST 分诊公式由 5 个英文单词的第 1 个字母组成,适用于疼痛的病人。P(provoke,诱因)是指疼痛发生的诱因及加重与缓解的因素;Q(quality,性质)是指疼痛的性质;R(radiate,放射)是指有无放射痛,向哪些部位放射;S(severity,程度)是指疼痛的程度如何;T(time,时间)是指疼痛开始、持续、终止的时间。

5-43　快速评估是指对来院急诊就诊病人进行有重点地快速收集资料,并将资料进行分析、判断、分类、分科,时间一般应在 2~5 分钟内。

5-44　动态评估是指对急诊待诊病人进行动态观察,一般应每 10~15 分钟再评估一次,视病情变化进行必要的调整分类与就诊顺序等。另外,对留急诊监护室、观察室的病人需要进行入室再评估。

简述问答题

5-45　五级(Ⅴ级)分类分诊法:Ⅰ级-危笃,生命体征极不稳定,如得不到紧急救治,有生命危险。须立即将病人送到抢救室进行抢救与治疗。Ⅱ级-危急,随时可能出现生命危险,生命体征临界值正常,但可能迅速发生变化。须立即将病人送到抢救区域,在15分钟内给予紧急处理与严密观察。Ⅲ级-紧急,病情有潜在加重的危险,但生命体征稳定,必要时需要给予及时诊治。可暂时等候就诊,等待时间不超过30分钟。Ⅳ级-次紧急,急性发病但病情、生命体征稳定,预计没有严重并发症,可等待就诊,必要时给予治疗,等待时间以不超过2小时为宜。Ⅴ级-非紧急,轻症,病情、生命体征稳定,预计病情不会加重,可安排病人在急诊候诊区等候,但等候时间以不超过4小时为宜,必要时给予治疗。

5-46 分诊记录SOAPIE格式记录的内容:S(subjective assessment)为主观数据评估,应简单;O(objective assessment)为客观数据评估,即快速重点体格检查;A(analysis of data)为数据分析,包括病情严重程度分级;P(plan of care)为护理计划;I(implementation)为实施分诊时所提供的护理,包括诊断性检查、现场救治措施或启动的感染控制措施;E(evaluation)为评价或再评估,记录对救治措施的任何反应或病情变化情况。

5-47 分诊护士遇身份不明的病人时,应先给予分诊处理,同时按所在医疗单位规定进行登记、报告,并做好保护工作。对神志不清者,应有2名以上工作人员清点其随身所带的钱物,签名后上交负责部门保存,待病人清醒或家属到来后归还。

5-48 急诊分诊一般将病人病情分为4类:Ⅰ类为危急症,病人生命体征极不稳定,如得不到紧急救治,很快会危及生命;Ⅱ类为急重症,有潜在的危险,病情有可能急剧变化,需要紧急处理与严密观察;Ⅲ类为亚紧急,病人生命体征尚平稳,没有严重的并发症,为一般急诊;Ⅳ类非紧急,可等候,也可到门诊诊治。

5-49 急诊分诊工作的一般程序和方法:首先采用询问、观察、体格检查等方法进行资料收集;其次采用公式法(即SOAP公式、PQRST公式、CRAMS评分等)进行判断,同时进行病情分类;最后将收集的资料进行综合分析、判断、分类、分科,按轻、重、缓、急安排就诊顺序,同时登记入册(档)。分诊时间一般在2~5分钟内。

5-50 急诊护理工作程序包括接诊、分诊、急诊护理处理等环节。

5-51 危重病人的处理:入抢救室紧急抢救或行急诊手术处理,之后进入急诊重症监护病室(EICU)进行监护。传染病病人的处理:疑似病人先隔离,确诊后转入相应病区或转传染病医院,做好传染病报告工作与消毒隔离措施。

5-52 急诊病人及其家属一般存在恐惧感、优先感、陌生感、无助感等心理特点。建立良好护患关系的措施:①快速、准确地分诊、分流,促进病人尽快就诊,耐心解释,理解病人和家属的心理反应;②主动向病人及家属介绍急诊科环境、医疗程序,帮助他们尽快熟悉环境;③对待病人热情而真诚,处理问题沉着而果断,技术操作准确而熟练,赢得病人及家属的信任;④相对集中地安排检查、治疗和护理操作,减少对病人的影响;⑤尊重病人及家属的知情权,保护病人的隐私;⑥对家属提供适当的心理安慰,尽量满足病人对陪伴的要求;⑦对濒死和死亡病人的家属,做好心理疏导和死者的善后护理;⑧在沟通过程中要有法律意识。

5-53 急诊科的工作任务:①接受紧急就诊的各种病人;②接受院外救护转送的伤病员;③对危重病人的抢救工作;④承担灾害、事故的急救工作;⑤开展急救护理的科研和培训。

5-54 急诊科应设置分诊室、诊察室、抢救室、急诊手术室、观察室、重症监护室、治疗室、洗胃室、隔离室等。

5-55 急诊科的工作制度:①急诊范围;②急诊工作制度;③首诊负责制度;④预检分诊制度;⑤急诊抢救制度;⑥急诊留观制度;⑦急诊监护室工作制度;⑧医疗设备仪器管理制度;⑨出诊抢救制度等。

5-56 急诊科护理人员的素质要求包括医德高尚、业务娴熟、心理健康、身体健康、具有团队精神。

5-57 在日常急诊分诊时,除疾病因素外,还需要注意和综合考虑的情况:①优先分诊的人群,如儿童、老人、身体有残疾或是智力障碍的病人、频繁就诊的病人、再次就诊的病人、在其他地方就诊过的病人;②需要注意的人群,如有虐待或攻击倾向的病人、受乙醇影响的病人;③急诊部门的因素,如急诊工作量、人员配备情况、空床床位数量、分诊业务水平等。

综合应用题

5-58 用 SOAP 公式分诊:①S(主诉),驾驶摩托车发生交通意外,头部外伤、出血。②O(观察),意识清楚,头部外伤,出血不止,呼吸正常,无脑脊液外漏。③A(评估),颅脑外伤,有无骨折、颅内损伤。④P(计划),送手术室;请神经外科医生会诊;止血、清创、缝合、包扎;开放静脉通路。

5-59 用 PQRST 公式分诊:①P(诱因),饱餐后腹痛,恶心、呕吐,弯腰稍缓解。②Q(性质),疼痛似刀绞样。③R(放射性),疼痛为右上腹向右肩放射。④S(程度),疼痛剧烈,"大约是 8"。⑤T(时间),腹痛 1 小时来院,既往有 2 次类似发作。判断为急性胆囊炎、急腹症,通知普外科医生诊治。

5-60 用 PQRST 公式分诊:①P(诱因),病人可能由于经常加班、非常劳累后,导致胸痛发作,服硝酸甘油不能缓解。②Q(性质),胸痛似刀绞样。③R(放射性),胸痛并向肩背部放射。④S(程度),疼痛剧烈,"大约是 8"。⑤T(时间),胸痛持续 3 天,不能自行缓解,且服药后不能缓解疼痛。判断为急性冠脉综合征—心肌梗死,通知心血管内科医生诊治。

5-61 用 SOAP 公式分诊:①S(主诉),病人半小时前因提拉重物后,感胸闷、胸痛不适,继之出现气促、呼吸困难。②O(观察),病人大汗淋漓,呼吸极度困难,口唇发绀,脉搏细速,不能平卧。③A(评估),原有慢性阻塞性肺疾病病史 8 年,在提拉重物后,突然出现胸闷、胸部不适,继之出现气促、呼吸困难、口唇发绀、脉搏细速、不能平卧等临床表现,有可能肺泡破裂导致张力性气胸。④P(计划),判断结果可能为张力性气胸;立即安排内科就诊,请呼吸内科医生会诊;同时快速制订急救方案,包括安置坐位、给氧、紧急排气与胸腔闭式引流等。

5-62 该病人属于Ⅲ级-紧急。因为病人的病情有潜在加重的危险,但生命体征稳定,而且病人有高血压病病史,在必要时给予及时诊治,可暂时等候就诊,但等待时间不应超过 30 分钟。

(高仁甫)

第六章

急诊护理评估

选择题(6-1~6-23)

A1型单项选择题(6-1~6-13)

6-1* 大批伤员中,对大出血的病人用哪种颜色进行标记
A. 黄色 B. 绿色
C. 棕色 D. 红色
E. 黑色

6-2* 意外事故现场,急救人员对伤员进行评估的主要内容为
A. 呼吸、循环、受伤经过及严重程度
B. 受伤部位、意识、血压、尿量
C. 受伤部位、意识、呼吸、尿量
D. 意识、气道、呼吸、循环
E. 以上均不是

6-3* 关于伤员的转送,下列叙述中哪项错误
A. 对昏迷伤员,应将其头偏向一侧
B. 生命体征尚不稳定的伤员应暂缓汽车长途转送
C. 途中严密观察病情
D. 遇有导管脱出,应立即重新插入
E. 途中不能中断抢救

6-4 现场急救多发伤病人时应优先转运的病人是
A. 已死亡的病人
B. 伤情严重但救治及时可以存活的伤员
C. 经救护后伤情已基本稳定的伤员
D. 骨折已固定者
E. 以上均是

6-5* 下列不属于急救物品的是
A. 除颤仪 B. 纤维胃镜
C. 心电图机 D. 电动洗胃机
E. 简易呼吸器

6-6* ICU的收治对象是
A. 休克病人
B. 肝癌晚期病人
C. SARS病人
D. 明确脑死亡病人
E. 临终状态病人

6-7* 测量中心静脉压(CVP)时调节零点,病人仰卧位,应将换能器或玻璃管零点放在其
A. 第5肋间腋前线水平
B. 第4肋间腋前线水平
C. 第4肋间腋中线水平
D. 第4肋间腋后线水平
E. 第5肋间腋中线水平

6-8* 测量病人CVP达20 cmH$_2$O,判断与下列哪种病情无关
A. 右心衰竭
B. 血容量超负荷
C. 纵隔淋巴瘤
D. 大量腹水
E. 偶发室性期前收缩

6-9* 对危重病人进行有创血压监测,比袖带测量的血压一般高出
A. 10~30 mmHg
B. 10~20 mmHg
C. 2~8 mmHg

第六章 急诊护理评估

D. 8～10 mmHg

E. 5～20 mmHg

6-10* 下列哪项不是循环监测的指标
  A. 血氧饱和度（SpO₂）
  B. 心电图
  C. 血压
  D. CVP
  E. 心率

6-11* 对危重病人监测尿量,每天少于多少提示病人少尿
  A. 17 ml   B. 30 ml
  C. 100 ml   D. 400 ml
  E. 500 ml

6-12 下列哪项不属于急诊护理观察技巧
  A. 问   B. 听
  C. 触   D. 教
  E. 看

6-13 抢救记录应在抢救结束后多长时间内据实补记
  A. 4 小时   B. 30 分钟
  C. 2 小时   D. 3 小时
  E. 6 小时

6-14* 某商场突然发生爆炸事件,其中 40 名伤病员被送至急诊科,接诊护士第一步该做什么
  A. 为休克病人开放静脉通路
  B. 为骨折病人固定
  C. 将病人安置在抢救区
  D. 分诊分区让病人就诊
  E. 立即报告护士长或医院总值班,启动灾难批量伤病员的应急预案

A2 型单项选择题(6-15～6-16)

6-15* 病人,女性,30 岁。在车祸中腹部受伤,搬运过程中应取的最佳体位是
  A. 俯卧位,下肢屈曲
  B. 侧卧位,下肢屈曲
  C. 俯卧位,下肢抬高
  D. 仰卧位,下肢屈曲
  E. 侧卧位,下肢抬高

6-16* 病人,男性,23 岁。刀刺伤腹部 1 小时,剖腹探查术后入住 ICU。医嘱:CVP 监测,q4 h。以下操作中错误的是
  A. 无菌操作
  B. 管道系统紧密连接
  C. 怀疑管腔堵塞时可挤压液体冲注
  D. 只能让液面下降测压,不可通过静脉回血使液面上升来测压
  E. 敷料每天更换 1 次,测压管、生理盐水、输液器与三通接头等每天更换

A3 型单项选择题(6-17～6-20)

(6-17～6-18 共用题干)

病人,男性,38 岁。因开口不便、四肢活动不利、进食困难 1 天急诊入院。入院时神志清楚,开口困难,口齿不清,头颈僵硬,四肢肌张力增高。追问家属病史,该病人 5 天前不慎双手被带锈铁钉刺伤,当时伤口未做处理。

6-17 接诊护士应首先进行的评估是
  A. 气道   B. 呼吸功能
  C. 循环功能   D. 神志状况
  E. 暴露病人/环境控制

6-18 现病人阵发性四肢抽搐、口唇发绀、口吐白沫、呼吸急促,应采取的首要处理措施是
  A. 清创
  B. 注射破伤风抗毒素(TAT)
  C. 开放气道
  D. 解痉
  E. 镇静

(6-19～6-20 共用题干)

病人,男性,50 岁。因车祸致头、胸、腹、肢体外伤,40 分钟后救护人员到达现场。体格检查:浅昏迷,呼吸急促(38 次/分)伴口唇严重发绀,脉搏摸不到,手足发冷,血压测不到,左胸上部有一气体漏出的伤口,右大腿有骨外露伴出血。

6-19 该病人属于
　　A. 多处伤　　　　B. 多发伤
　　C. 复合伤　　　　D. 放射复合伤
　　E. 闭合性创伤

6-20 现场救护时不应
　　A. 尽快脱离危险环境,放置合适体位
　　B. 注意保暖,采取加温措施
　　C. 回纳骨外露部分
　　D. 保护伤口,减少污染
　　E. 保存好离断肢体,随同病人一起前往医院

A4型单项选择题(6-21~6-23)

(6-21~6-23共用题干)

病人,男性,42岁。因酗酒后突发腹部剧烈疼痛,被送医院急诊科。体格检查:呼吸26次/分,血压70/40 mmHg,脉搏50次/分;神志清楚,反应迟钝,屈膝卧位。

6-21 该病人到急诊科就诊的流程首先是
　　A. 分诊护士简单询问病史后进行分诊
　　B. 妇产科就诊
　　C. 急诊内科就诊
　　D. 急诊外科就诊
　　E. 急诊神经科就诊

6-22* 该病人分诊后应怎样处理
　　A. 输液
　　B. 请多科室会诊
　　C. 送入手术室
　　D. 启动急救绿色通道
　　E. 明确诊断

6-23* 在病人抢救结束后,必须在多长时间内补充抢救记录
　　A. 1小时　　　　B. 2小时
　　C. 4小时　　　　D. 6小时
　　E. 8小时

简述问答题(6-24~6-27)

6-24 急救绿色通道的范围及规章制度包括哪些?

6-25 何谓急诊的初级评估和次级评估?

综合应用题(6-26~6-28)

6-26 病人,男性,31岁。驾驶摩托车时因避让行人,不慎从车上摔下受伤,被交警送入医院。目前病人神志不清,头上有一长5 cm左右的头皮裂伤,出血不止,有呼吸困难、脑脊液漏。急诊科护士迅速评估病人。

　　请解答:
　　(1) 对该病人的基本处理有哪些?
　　(2) 怎样改善呼吸?
　　(3) 伤口处理中非手术治疗措施有哪些?
　　(4) 该类病人的处理中注意事项有哪些?

6-27 病人,男性,46岁。因车祸伤由120急救车送入急诊,来时呼吸、心跳不稳定,有大出血,腹部有部分肠管脱出。

　　请解答:急诊科护士应该怎么处理?

6-28 病人,男性,39岁。因群殴造成胸部左侧有一开放性创伤,呼吸困难。

　　请解答:急诊科护士应该怎么处理?

答案与解析

选择题

A1型单项选择题
6-1　D　6-2　D　6-3　D　6-4　B
6-5　B　6-6　A　6-7　C　6-8　E
6-9　E　6-10　A　6-11　D　6-12　D
6-13　E　6-14　E

第六章　急诊护理评估

A2 型单项选择题

6-15　D　6-16　C

A3 型单项选择题

6-17　B　6-18　C　6-19　B　6-20　C

A4 型单项选择题

6-21　A　6-22　D　6-23　D

部分选择题解析

6-1 解析：大出血伤员病情严重，危及生命，用红色标记。

6-2 解析：意外事故现场，急救人员对伤者进行评估的主要内容为意识、气道、呼吸、循环。

6-3 解析：伤员转送途中，导管脱落，不要立即重新插入，以免损伤管道。

6-5 解析：纤维胃镜广泛应用于胃部疾病和某些食管疾病的诊断，不属于急救物品。

6-6 解析：ICU 的收治对象是各科有康复希望的危重症病人，除外急性传染病、恶性肿瘤晚期、脑死亡、临终状态病人。

6-7 解析：测量 CVP 时玻璃管零点放于右心房水平，仰卧位时位于第 4 肋间腋中线水平。

6-8 解析：$CVP > 15 \text{ cmH}_2\text{O}$ 提示右心功能不良。胸腔或腹腔压力增加、使用升压药物及血容量超负荷时 CVP 也会升高。

6-9 解析：直接测血压一般比间接测血压高 5～20 mmHg。

6-10 解析：循环监测的常用指标有心率、脉搏、血压、心电图、CVP 等，SpO_2 是呼吸监测指标。

6-11 解析：病人尿量每天少于 400 ml 提示少尿。

6-14 解析：急诊科遇到成批伤病员时应立即报告上级部门，同时按所在医疗机构的规章制度，启动应急预案，快速进行检伤、分类、分流处理。

6-15 解析：车祸中腹部受伤，搬运过程中应取的最佳体位是仰卧位、下肢屈曲，这种体位可缓解腹肌紧张，减轻病人疼痛。

6-16 解析：CVP 监测应用的中心静脉导管，当怀疑管腔堵塞时，如挤压液体冲注可使血凝块流入循环，导致栓塞，甚至有生命危险。

6-22 解析：该病人生命体征不稳定，随时有生命危险，应立即启动急救绿色通道优先抢救。

6-23 解析：若因抢救未能及时记录，参与抢救的医务人员应在抢救结束后 6 小时内补充记录，并说明。

简述问答题

6-24　急救绿色通道的范围及规章制度：

（1）范围：①生命体征不稳定和可能危及生命的各类急危重症病人；②无家属陪伴、身份不明及突发群体事件的病人。

（2）规章制度：①首诊负责制；②记录制度；③转送制度；④用药管理制度；⑤抢救记录制度。

6-25　急诊的初级评估目的是快速识别有生命危险需要立即进行抢救的病人，评估内容：①气道及颈椎；②呼吸功能；③循环功能；④神经损伤情况；⑤暴露病人/环境控制。

急诊的次级评估内容：①生命体征，如体温、脉搏、呼吸、血压及 SpO_2。②重点评估项目，如神经系统、心脑血管系统、消化系统等。

综合应用题

6-26　（1）对该病人的基本处理：①快速接诊，安置于外科抢救室；②立即通知神经外科医生；③询问并评估颅脑损伤原因。

（2）改善呼吸的方法：①保持呼吸道通畅，清除呼吸道分泌物，必要时放置口咽通气管；②吸氧；③对呼吸衰竭者，协助医生行气管插管并予呼吸机辅助通气。

（3）伤口处理中非手术治疗措施：①剪去长发，剪开脏衣；②清洁创面，用弹力绷带加压包扎止血；③有耳漏、鼻漏者，将头转向患侧，用棉垫垫在耳郭、鼻孔外；④同时准备急救箱、氧气袋，由医护人员陪护病人做 CT、X 线等相关检查。

（4）注意事项：①严密观察病人的神志、血压、脉搏、呼吸变化。若出现喷射性呕吐、头痛、视神经乳头水肿提示有颅内压升高，应及时通知医生；②密切观察病人瞳孔变化；③脑脊液耳漏、鼻漏时，禁填塞，禁用药液滴耳滴鼻，禁腰椎穿刺，禁擤鼻；④做好安全防护措施，防止坠床等意外伤害的发生。

6-27　护士的处理措施：①评估。腹部外伤史、临床症状与体征、伤情判断。②处理。快速接诊，安置于外科抢救室；立即通知外科医生；询问并评估腹部损伤原因；纠正休克，建立静脉通路；伤口分类处理，有腹腔内容物外露时，用无菌0.9%氯化钠溶液纱布覆盖，再用无菌圆碗保护，绷带或腹带包扎，做好术前准备。③注意事项。怀疑有腹内实质性脏器破裂出血者，不宜在下肢建立静脉通路；外露的腹腔内容物禁止直接回纳腹腔。

6-28　护士的处理措施：①评估。胸部外伤史、临床症状及体征、伤情分类。②处理。快速接诊，安置于外科抢救室；立即通知胸外科医生，并评估胸部损伤原因。纠正休克，改善呼吸；及时处理开放性伤口，并转为闭合性伤口；吸氧，清除呼吸道分泌物，保持呼吸道通畅；开通2条有效静脉通路；监测生命体征；对呼吸衰竭者，气管插管，接呼吸机辅助呼吸。纠正胸腔内压力，紧急情况下，用手将伤口捏紧，使其变为闭合性，有条件者用5~6层凡士林纱布封闭伤口，并用棉垫加压包扎，消除反常呼吸。③注意事项。搬动病人时，应使胸腔引流瓶低于胸腔水平；加压包扎时，松紧度以不影响呼吸为宜。

（马志华）

第七章

心搏骤停与心肺脑复苏

选择题(7-1~7-70)

A1 型单项选择题(7-1~7-36)

7-1* 肾上腺素用于治疗心搏骤停,其主要药理作用是
 A. 增强心肌收缩力　B. 扩张外周血管
 C. 减慢心率　　　　D. 抗心律失常
 E. 纠正酸碱平衡

7-2* 一般认为心搏骤停多长时间后会出现脑水肿
 A. 1分钟　　　　　B. 2分钟
 C. 3分钟　　　　　D. 10分钟
 E. 15分钟

7-3 徒手心肺复苏(CPR)时,胸外按压与人工呼吸的频率比例为
 A. 5:1　　　　　　B. 5:2
 C. 15:1　　　　　 D. 15:2
 E. 30:2

7-4 对心搏骤停的成年病人施行首次单相波电除颤时一般除颤电能为
 A. <200 J　　　　B. 200 J
 C. 300 J　　　　　D. 360 J
 E. >360 J

7-5 心源性猝死最常见的原因是
 A. 冠心病　　　　　B. 心肌病
 C. 风湿性心脏病　　D. 急性心肌炎
 E. 先天性心脏病

7-6 心搏骤停前最常见的心电图变化是
 A. 心室颤动　　　　B. 心房颤动
 C. 心电机械分离　　D. 心室停顿
 E. 室性心动过速

7-7 院前急救中,早期电除颤要求在下列哪项时间内完成
 A. 病人发病后5分钟内
 B. 目击者发现病人后5分钟内
 C. 急救医生到达现场后5分钟内
 D. 接到求救后5分钟内
 E. 开始救助后5分钟内

7-8 心搏骤停发生后,病人获得最高存活率得益于发病后尽快进行如下步骤,下列哪项除外
 A. 识别早期危险信号
 B. 启动急救医疗服务体系(EMSS)
 C. 基本CPR
 D. 除颤
 E. 心电监护

7-9 按2015年国际CPR指南的观点,下列哪种说法是错误的
 A. EMSS人员在未除颤前应先做5组CPR
 B. 需电除颤时,只给1次电击,而后立即进行CPR,5组30:2的CPR(约2分钟)后再检查病人的心律
 C. 单人急救时,对各个年龄段(除新生儿)的病人胸外按压与人工呼吸的频率比均为30:2
 D. 所有病人胸外按压前均应检查脉搏
 E. 成人临终前的呼吸应视为无意识处理

7-10 下列哪项不是现场判断心搏、呼吸骤停的方法
 A. 观察有无胸廓起伏动作

B. 轻拍并呼叫病人

C. 听心音

D. 以手指触摸病人的颈动脉搏动

E. 在保持病人气道开放的条件下,将耳部贴近病人口、鼻,聆听有无呼气声并感觉有无气流

7-11 根据2015年国际CPR指南,胸外心脏按压的部位是

A. 胸骨中、上1/3交界处

B. 胸骨

C. 胸骨中、下1/3交界处

D. 胸骨下1/2处

E. 胸骨角

7-12 CPR时的首选药物是

A. 利多卡因   B. 阿托品

C. 碳酸氢钠   D. 异丙肾上腺素

E. 肾上腺素

7-13 下列关于CPR的说法中错误的是

A. 对心搏骤停的病人,应在硬木板或者平地上进行CPR

B. 按压与吹气的比例为30∶2

C. 按压时的频率为80~100次/分

D. 进行5组按压与吹气后立即检查病人有无颈动脉搏动

E. 胸外心脏按压的深度成人至少5 cm

7-14 成人胸外心脏按压频率以多少为宜

A. 60~80次/分

B. 至少100次/分

C. 100~120次/分

D. 120~140次/分

E. 140~160次/分

7-15 下列可判断病人心搏骤停的表现是

A. 意识丧失和自主呼吸停止

B. 自主呼吸停止和瞳孔散大

C. 瞳孔散大和大动脉搏动消失

D. 意识丧失和大动脉搏动消失

E. 意识丧失和血压测不到

7-16 口对口人工呼吸最易导致的并发症是

A. 胃扩张   B. 胃内容物反流

C. 肺大疱   D. 吸入性肺炎

E. 喉头水肿

7-17 初期复苏的首要关键是

A. 口对口人工呼吸

B. 保持呼吸道畅通

C. 心脏按压

D. 电除颤

E. 开放静脉通路

7-18 复苏中采取维持血压、低温、镇静、脱水等措施是针对

A. 维持有效呼吸

B. 保护肾功能

C. 脑复苏

D. 处理酸中毒及水和电解质紊乱

E. 增强心脏功能

7-19 下列哪种心律失常采用同步电复律

A. 阵发性室上性心动过速

B. 心房颤动

C. 心室颤动

D. 心房扑动

E. 房室传导阻滞

7-20 不宜做电复律的情况有

A. 心房颤动发生半年

B. 心房颤动病人行二尖瓣置换术后6周

C. 洋地黄中毒引起的心室颤动

D. 持续时间较久的室上性心动过速

E. 心房颤动,心肌损害明显,左心房明显扩大

7-21 关于电复律的操作,下列叙述错误的是

A. 病人平卧于木板床上

B. 两电极板距离>10 cm

C. 用盐水纱布擦湿两极间的皮肤

D. 心室颤动病人1天内可电复律3次以上

E. 复律后立即进行心电监测

7-22 下列哪种情况可采用人工气道

A. 喉头水肿

B. 颈椎骨折和脱位

C. 慢性阻塞性肺疾病（COPD）伴呼吸衰竭

D. 下呼吸道分泌物引起的气道堵塞

E. 主动脉瘤压迫或侵犯气管

7-23 气管插管时应向套囊内注多少空气
A. 1～3 ml　　　B. 3～5 ml
C. 5～7 ml　　　D. 7～9 ml
E. 10～12 ml

7-24 机械通气时，吸入氧气的浓度一般从多少开始
A. 20%～40%　　B. 40%～60%
C. 60%～80%　　D. 80%～100%
E. 100%～120%

7-25 下列哪项不是机械通气的禁忌证
A. 呼吸道梗阻
B. 弥散性血管内凝血（DIC）
C. 肺大疱
D. 循环衰竭
E. 心胸大手术后

7-26 CPR 时，判断及评价呼吸的时间不得超过
A. 5 秒　　　B. 6 秒
C. 8 秒　　　D. 10 秒
E. 15 秒

7-27 小儿 CPR 过程与成人相似，但其胸廓按压幅度要小于成人，婴幼儿按压幅度为
A. 0～1 cm　　B. 1～2 cm
C. 2～3 cm　　D. 3～4 cm
E. 4～5 cm

7-28 CPR 基础生命支持的内容包括
A. 保持呼吸道通畅、恢复循环、脑复苏
B. 人工呼吸、恢复循环、药物治疗
C. 恢复循环、开放气道、人工呼吸
D. 保持气道通畅、人工呼吸、电除颤
E. 开放气道、恢复循环、药物治疗

7-29 心搏骤停最主要的病因是
A. 心肌病
B. 急性心肌炎

C. 主动脉瓣狭窄
D. 冠心病及其并发症
E. 溺水

7-30 心室颤动最常见的病因是
A. 休克　　　B. 急性心肌梗死
C. 心肌病　　D. 心脏瓣膜病
E. 预激综合征

7-31 心搏、呼吸骤停时心电图表现为
A. 心房扑动
B. Ⅱ度房室传导阻滞
C. 房性心动过速
D. 病理性 Q 波
E. 心室颤动

7-32 救护人员判断婴儿有无意识的方法中下列哪项是正确的
A. 轻拍婴儿的两侧肩部，大声呼唤
B. 摇晃婴儿身体，大声呼唤
C. 看婴儿瞳孔
D. 测婴儿脉搏
E. 拍击婴儿足底

7-33 对怀疑有头颈部创伤的伤者，用下列哪种方法打开气道较合适
A. 仰头举颏法　　B. 双手抬下颌法
C. 仰头抬颈法　　D. 压额抬颌法
E. 抬颈法

7-34 在意外事故现场，判断伤员是否心跳停止，最迅速有效的方法是
A. 听心音
B. 观察心尖冲动
C. 触摸颈动脉搏动
D. 测血压
E. 观察反应

7-35 判断婴儿有无心跳，一般检查
A. 肱动脉　　　B. 股动脉
C. 颈动脉　　　D. 桡动脉
E. 听心音

7-36 进行婴儿胸外心脏按压时，正确的部位是
A. 心尖部
B. 心前区

C. 胸部正中,贴紧乳头连线下方水平
D. 胸骨柄处
E. 胸骨上段

A2型单项选择题(7-37～7-43)

7-37* 病人,男性,55岁。因频发室性期前收缩入院。如厕时突然倒地不省人事,颈动脉扪不到搏动,未闻及呼吸音,双侧瞳孔散大。此时应立即采取的措施是
A. 平卧、保暖   B. 氧气吸入
C. CPR   D. 建立静脉通路
E. 通知医生

7-38 患儿,男性,12岁。因溺水出现心搏骤停,心电监护呈一直线,双人参与抢救。除下列哪种抢救措施外,其余措施均可采取
A. 胸外按压   B. 人工呼吸
C. 电除颤   D. 心脏起搏
E. 气管插管

7-39 病人,男性,70岁。突然意识丧失,血压测不出,颈动脉搏动消失,心电图监测为心室颤动。此时最有效的治疗是
A. 心脏按压
B. 人工呼吸
C. 非同步直流电复律
D. 静脉滴注利多卡因
E. 心内注射肾上腺素

7-40 病人,男性,62岁。诊断为急性心肌梗死而收入院治疗。发生室性期前收缩应首选的药物是
A. 吗啡   B. 阿托品
C. 胺碘酮   D. 普鲁卡因
E. 利多卡因

7-41 病人,女性,34岁。护士巡视时发现其突然意识丧失伴抽搐,呼吸断续,瞳孔散大,大小便失禁。该病人可能发生
A. 生物学死亡   B. 脑死亡
C. 心搏骤停   D. 终末事件
E. 临床死亡

7-42 病人,男性,70岁。机械通气时,下列吸痰操作中错误的是
A. 不将气道外微生物带入气道内
B. 吸痰动作轻柔快速
C. 吸痰前先给病人吸100%纯氧1～3分钟
D. 一次吸痰时间不宜超过15秒
E. 用吸引口、鼻的吸痰管吸引气道深部的痰液

7-43 病人,女性,72岁。患多器官功能障碍综合征(MODS),在呼吸机机械通气期间,口腔拭子培养结果显示铜绿假单胞菌(绿脓杆菌)感染。细菌来源可能性最大的是
A. 床上用品   B. 口腔菌群感染
C. 暖水瓶瓶塞 D. 医护人员的手
E. 水龙头

A3型单项选择题(7-44～7-48)

(7-44～7-46共用题干)

病人,女性,26岁。于2018年4月20日因"出血性休克、宫外孕"行急诊手术。入手术室时,神志清楚,体温37.2℃,脉搏92次/分,血压100/60 mmHg。硬膜外麻醉成功后,突然出现意识丧失,面色苍白,口唇、四肢末梢严重发绀,脉搏、心音、血压均测不出,SpO_2迅速下降至20%。

7-44 该病人可能发生了以下哪种情况
A. 心搏骤停   B. 出血性休克
C. 呼吸衰竭   D. 心源性休克
E. 窒息

7-45 对该病人的诊断依据是
A. 意识丧失,脉搏、心音、血压均测不出
B. 面色苍白
C. 口唇、四肢末梢严重发绀
D. SpO_2迅速下降至20%
E. 意识丧失

7-46 对该病人应立即进行
A. 补充血容量   B. CPR

C. 心电监护 D. 吸氧
E. 送医院急救

(7-47～7-48 共用题干)

病人,男性,22岁。人类免疫缺陷病毒(HIV)阳性,因患风湿性心脏病入院。护士巡视病房时发现病人面色苍白、呼之不应,立即呼救,触摸颈动脉无搏动。

7-47* 护士首要采取的措施是
A. 心脏按压 B. 开放气道
C. 人工呼吸 D. 通知医生
E. 建立静脉通路

7-48 如该病人出现呼吸骤停,此时最适宜的辅助呼吸方法是
A. 鼻导管给氧
B. 口对口人工呼吸
C. 配合医生气管插管
D. 配合医生气管切开
E. 简易呼吸器辅助呼吸

A4型单项选择题(7-49～7-70)

(7-49～7-52 共用题干)

病人,男性,65岁。如厕时突然倒地不省人事,呼之不应。临床诊断:心搏骤停。

7-49 心搏骤停典型的"三联征"为
A. 意识丧失、大动脉搏动消失、呼吸停止
B. 短暂抽搐、意识丧失、呼吸停止
C. 意识丧失、瞳孔散大、面色苍白
D. 呼吸停止、血压下降、大动脉搏动消失
E. 大小便失禁、意识丧失、全身发绀

7-50 引起成人心搏骤停的最常见心源性疾病是
A. 心室停顿 B. 肥厚型心肌病
C. 心律失常 D. 病毒性心肌炎
E. 冠心病

7-51 大脑缺血缺氧多久即可出现不可逆的损伤
A. 4～6分钟 B. 7～8分钟

C. 9～10分钟 D. 10～15分钟
E. 1～3分钟

7-52 下列哪项不是脑死亡的临床特征
A. 无自主呼吸、运动
B. 无心跳
C. 脑干反射消失
D. 肌肉无张力
E. 不可逆的深昏迷

(7-53～7-55 共用题干)

病人,女性,25岁。车祸导致右大腿开放性骨折,大量出血。半小时后病人出现面色苍白,呼之不应。

7-53 应首先采取的措施是
A. 止血
B. 骨折复位
C. 判断呼吸、心跳情况
D. 包扎
E. 送往抢救室

7-54 CPR后最重要的措施是
A. 应用抗生素 B. 纠正酸中毒
C. 强心、利尿 D. 持续心电监护
E. 防治脑缺氧及脑水肿

7-55 一般心搏骤停多久会出现脑水肿
A. 1分钟 B. 2分钟
C. 3分钟 D. 5分钟
E. 10分钟

(7-56～7-58 共用题干)

病人,男性,75岁。晨起在公园活动时,突然倒地,呼之不应,意识丧失,颈动脉搏动未触及。现场人员紧急拨打120急救电话,几分钟后病人被120救护车急速转送至医院。

7-56 CPR时首选的给药途径是
A. 中心静脉给药 B. 气管内注射
C. 外周静脉给药 D. 骨髓腔给药
E. 心内注射

7-57 CPR的首选药为
A. 利多卡因 B. 肾上腺素
C. 去甲肾上腺素 D. 阿托品
E. 洛贝林

7-58 肾上腺素用于心搏骤停的主要药理作用为
A. 增强心肌收缩力 B. 扩张外周血管
C. 减慢心率 D. 抗心律失常
E. 纠正酸碱失衡

(7-59～7-63 共用题干)

病人,男性,60岁。因胸痛2小时、呼之不应10分钟入院。体格检查：无意识,瞳孔散大,对光反射消失,未扪及颈动脉搏动,未闻及心音及呼吸音。

7-59 此时应首先采取的急救措施是
A. CPR B. 应用阿托品
C. CT检查 D. 应用吗啡
E. 应用毛花苷 C(西地兰)

7-60 成人 CPR 胸外心脏按压的正确位置是
A. 心尖区
B. 胸骨中下 1/3 处
C. 胸骨上段
D. 胸骨左侧
E. 胸骨右侧

7-61 心电监护显示心室颤动,此时除电除颤外,可加用哪种药物以提高复苏的成功率
A. 阿托品 B. 普罗帕酮
C. 毛花苷 C D. 硝酸甘油
E. 肾上腺素

7-62 单相波除颤首次选用电除颤能量为
A. 360 J B. 200 J
C. 300 J D. 120 J
E. >120 J

7-63 经复苏后,测血压 72/45 mmHg,听诊双肺底湿啰音,可加用的药物,以下哪种除外
A. 硝酸甘油 B. 多巴胺
C. 间羟胺 D. 多巴酚丁胺
E. 适当补液

(7-64～7-66 共用题干)

病人,男性,56岁。突然头痛、意识障碍1小时,以"脑出血"收入院。

7-64 病人舌后坠堵塞呼吸道,出现鼾式呼吸,此时解除舌后坠最简易的方式是
A. 环甲膜穿刺
B. 口咽通气道置入
C. 喉罩置入
D. 经口腔气管插管术
E. 气管切开术

7-65 病人在治疗过程中,出现心搏骤停,紧急行气管插管术,其主要目的是
A. 清除呼吸道分泌物,保证肺泡有效通气量
B. 减少气道阻力及无效腔
C. 进行有效人工呼吸,增加肺泡有效通气量
D. 为气道雾化或湿化提供条件
E. 防止舌后坠

7-66 病人行气管插管术后上呼吸机,因治疗需要转往ICU,在转运途中需行
A. 血气分析检查
B. 常规气管切开术
C. 经皮气管切开术
D. 球囊辅助通气
E. 环甲膜穿刺术

(7-67～7-70 共用题干)

病人,女性,67岁。有高血压和冠心病病史5年,上午10点与家人争吵时出现胸闷、气促、上腹疼痛、意识突然不清,紧急呼叫120后现场急救,心电监护显示心室颤动。

7-67 对于该病人应首先如何处理
A. 判断意识 B. 评估气道
C. 评估呼吸 D. 评估脉搏
E. 早期除颤

7-68 立即给予病人自动体外除颤,下列操作哪项有误
A. 打开电源
B. 安放电极
C. 分析心律
D. 选择同步电复律
E. 电除颤

7-69 护士观察病情时,可以触到的脉搏是
A. 快而规则 B. 慢而规则

第七章 心搏骤停与心肺脑复苏

  C. 快而不规则   D. 慢而不规则
  E. 触不到
7-70 引起病人心室颤动的主要诱因是
  A. 冠心病   B. 高血压
  C. 情绪激动   D. 过度劳累
  E. 寒冷刺激

❋ 名词解释题(7-71～7-77)

7-71 心搏骤停
7-72 心肺复苏
7-73 生存链
7-74 心肺脑复苏
7-75 基础生命支持
7-76 进一步生命支持
7-77 延续生命支持

❋ 简述问答题(7-78～7-91)

7-78 简述心搏骤停的依据。
7-79 导致病人心搏骤停的原因有哪些?
7-80 简述心肺脑复苏的操作步骤。
7-81 判断意识丧失的指征有哪些?
7-82 畅通气道的方法有哪几种?
7-83 胸外心脏按压的原理是什么?
7-84 简述胸外心脏按压的部位、方法及如何评价按压效果。

7-85 胸外心脏按压的并发症有哪些?
7-86 简述口对口人工呼吸操作过程。
7-87 简述自动体外除颤器(AED)的适应证、操作方法及注意事项。
7-88 CPR有效的指标有哪些?
7-89 基础生命支持阶段胸外心脏按压的注意事项有哪些?
7-90 心肺脑复苏用药的途径有哪些?常用复苏药物有哪些?
7-91 何时终止心肺复苏?

❋ 综合应用题(7-92～7-94)

7-92 病人,女性,65岁。因心力衰竭入院。1天后,病人大便时突然出现心室颤动,血压90/60 mmHg。
  请解答:
  (1)当班护士应采取哪些抢救措施?
  (2)若抢救成功,还应进一步采取什么监护措施?
7-93 某护士值夜班时,发现某床病人突然出现面色发绀、呼之不应。
  请解答:护士应怎样配合医生进行紧急处理(流程)?
7-94 某中年男性环卫工人在路边作业时被飞驰而来的汽车撞倒在地,神志不清。
  请解答:120急救护理人员应做哪些工作?

答案与解析

选择题

A1型单项选择题

7-1	A	7-2	C	7-3	E	7-4	D
7-5	A	7-6	A	7-7	A	7-8	E
7-9	D	7-10	C	7-11	C	7-12	E
7-13	C	7-14	C	7-15	D	7-16	A
7-17	C	7-18	C	7-19	C	7-20	E
7-21	C	7-22	C	7-23	B	7-24	C
7-25	E	7-26	D	7-27	B	7-28	C
7-29	D	7-30	B	7-31	E	7-32	E
7-33	B	7-34	C	7-35	B	7-36	C

A2型单项选择题

7-37	C	7-38	D	7-39	C	7-40	E
7-41	C	7-42	E	7-43	B		

A3型单项选择题

7-44　A　7-45　A　7-46　B　7-47　A
7-48　C

A4型单项选择题

7-49　A　7-50　E　7-51　A　7-52　D
7-53　C　7-54　E　7-55　C　7-56　C
7-57　B　7-58　A　7-59　A　7-60　B
7-61　E　7-62　A　7-63　A　7-64　B
7-65　C　7-66　D　7-67　E　7-68　D
7-69　E　7-70　C

部分选择题解析

7-1 解析：肾上腺素是心脏复苏的首选药物，可激发心肌自主收缩，增强心肌收缩力。

7-2 解析：心搏骤停的严重后果以秒计算，5~10秒意识丧失、突然倒地，30秒可出现全身抽搐，60秒瞳孔散大、自主呼吸逐渐停止，3分钟开始出现脑水肿，4分钟开始出现脑细胞死亡，8分钟进入脑死亡植物状态。

7-37 解析：呼吸、心搏骤停者，应该立刻行CPR。

7-47 解析：心搏骤停临床表现为意识突然丧失，皮肤苍白或明显发绀，颈、股动脉搏动消失，心音消失，呼吸断续、喘息，随后呼吸停止，瞳孔散大。一旦确定心搏骤停，应立即抢救，摆好复苏体位，进行有效的心肺复苏。

名词解释题

7-71 心搏骤停是指各种原因引起的心脏射血功能突然终止，继而引起全身组织、器官严重缺血、缺氧的临床急症。

7-72 心肺复苏是针对心搏、呼吸骤停所采取的抢救措施，即应用胸外按压或其他方法形成暂时的人工循环并恢复心脏的自主搏动和血液循环，用人工呼吸代替自主呼吸并恢复自主呼吸，从而达到恢复苏醒和挽救生命的目的。

7-73 生存链是指心搏骤停发生后为了获得最高存活率需尽快进行的步骤，包括：①迅速识别心搏骤停，并启动EMSS；②早期实施CPR,强调胸部按压；③快速除颤；④有效的高级心血管生命支持；⑤全面的复苏后期救治。

7-74 心肺脑复苏是指对心搏骤停病人采取的使其恢复自主循环和自主呼吸,并尽早加强脑保护措施的紧急医疗救治措施。心肺脑复苏包括基础生命支持、进一步生命支持和延续生命支持3部分,成功率与抢救是否及时、有效有关。若能在心搏骤停4分钟内进行心脏除颤,则存活率可达40%,越早抢救,复苏成功率越高。

7-75 基础生命支持又称初期复苏处理或现场心肺复苏,是发病或致伤现场实施的急救措施。包括立即识别心搏骤停和启动EMSS、早期心肺复苏、快速除颤终止心室颤动。归纳为初级(第1轮)C、A、B、D 4步,即C—人工循环、A—畅通气道、B—人工呼吸、D—电除颤。

7-76 进一步生命支持主要是在基础生命支持的基础上应用辅助设备及特殊技术,建立和维持有效的通气和血液循环,识别及治疗心律失常,建立有效的静脉通路,改善并保持心肺功能及治疗原发疾病。它是心搏骤停后5~10分钟的第2个处理阶段,一般在医疗单位中进行。归纳为高级(第2轮)A、B、C、D 4步,即A—人工气道、B—机械通气、C—建立静脉输液通路及使用药物治疗、D—诊断心搏骤停的可能原因。

7-77 延续生命支持又称持续生命支持,此阶段的重点是脑保护、脑复苏及复苏后疾病的防治,即除了积极进行脑复苏外,应严密监测心、肺、肝、肾、凝血及消化器官的功能,一旦发现异常立即采取有针对性的治疗,从而提高病人在复苏成功后的生活质量。归纳为高级(第3轮)A、B、C、D 4步,即A—保证气道通畅、B—持续机械通气、C—维持循环功能、D—病因及并发症的诊断。

简述问答题

7-78 心搏骤停的依据：①意识突然丧失或伴

有全身短暂性抽搐;②心音消失,脉搏触摸不到,血压测不出;③呼吸断续,呈叹息样或短促痉挛性呼吸,随后呼吸停止,多发生在心搏骤停后 30 秒内;④面色苍白或发绀;⑤瞳孔散大、固定。如果呼吸先停止或严重缺氧,则表现为进行性发绀、意识丧失、心率逐渐减慢,随后心跳停止。

7-79　导致病人心搏骤停的原因:①心源性原因,如冠心病、心肌病变、主动脉疾病等。②非心源性原因,如呼吸停止、严重的电解质与酸碱平衡失调,药物中毒或过敏,电击、雷击或溺水,麻醉和手术意外等。

7-80　心肺脑复苏的操作步骤:①基础生命支持,包括对心搏、呼吸停止的判断,C—建立有效循环、A—畅通呼吸道、B—人工呼吸、D—电除颤。②进一步生命支持,在上一步的基础上,应用辅助设备及特殊技术,包括建立静脉通路、药物治疗、机械呼吸等一系列维持和监测心肺功能的措施。③延续生命支持,包括脑复苏,监测心、肺、肝、肾、凝血及消化系统功能。

7-81　判断意识丧失的指征:抢救者可轻拍或轻摇病人的肩部,高声喊叫:"喂,你怎么啦?"如认识病人,则最好直接呼喊其姓名;如无反应,也可用刺激的方法,如用手指甲掐压病人的人中、合谷穴 6 秒。

7-82　畅通气道的方法有仰头抬颈法、仰头举颏法和双手抬下颌法。

7-83　胸外心脏按压的原理主要是垂直快速地按压胸前的胸骨下半部分,令胸廓快速地收缩,从而使胸腔内压力增加,可以促使心脏、主动脉以及肺动脉的血液流动,使血液不断地流向全身,从而建立起一个有效的人工循环,使血液供应到全身各器官组织,避免因心搏骤停导致全身各器官的细胞缺血,出现不可逆的损伤,最终导致全身多功能功能衰竭而死亡。

7-84　确定按压部位:①两乳头连线的中点;②胸骨中、下 1/3 交界处;③剑突上 2 横指。

按压方法:①将病人平放于地面或使之仰卧硬板上;②确定按压部位,即胸骨中、下 1/3 交界处;③用指压法将双手重叠置于按压部位;④急救者身体前倾,双肘伸直,垂直向下用力、快速按压后迅即放松,让胸廓完全回弹、自行复位,如此有节奏地反复进行。

按压频率:成人 100~120 次/分,婴幼儿 100~120 次/分。

按压深度:成人胸骨下陷 5~6 cm,1 岁至青春期儿童按压深度为其胸部厚度的 1/3~1/2。

按压效果评价:①瞳孔由散大开始回缩。②面色及口唇由发绀转为红润。③颈动脉搏动恢复。④神志恢复,可见病人有眼球活动,睫毛反射与对光反射出现,甚至手脚开始抽动,肌张力增高。⑤出现自主呼吸,但自主呼吸的出现并不意味着可以停止人工呼吸。如果自主呼吸微弱,仍应坚持人工辅助呼吸。

7-85　胸外心脏按压较常见的并发症是肋骨骨折。肋骨骨折可损伤内脏,引起内脏的穿孔、破裂,导致大出血、血气胸、连枷胸,胃部受压导致呕吐、误吸。老年人由于骨质较脆而胸廓又缺乏弹性,更易发生肋骨骨折,应加倍小心。

7-86　口对口人工呼吸的操作过程:病人仰卧,解开其衣扣和裤带;清理呼吸道,取下义齿;开放呼吸道,使病人口部微张,急救者一手置于病人前额并紧捏病人鼻孔,另一手托住病人下颌部使病人头部后仰;急救者正常吸一口气后,张开口包住病人的嘴,使之完全不漏气;每次吹气时间为 1~1.5 秒,确保病人胸廓抬起;吹气完毕,急救者侧头换气并观察病人胸部上抬情况;换气时松开捏住病人鼻孔的手,使病人被动呼气。每次出气量为 500~600 ml。

7-87　AED 的适应证有心室颤动、心室扑动和无法识别 R 波的快速室性心动过速。对于心室停搏及无脉电活动(心电机械分离)病人是不适用的,只能进行 CPR。

操作方法:①除颤前必须确定被抢救者具有"三无征",即无意识、无脉搏、无呼吸。②打开 AED 电源开关,将两个电极固定在病人胸前,机器自动采集和分析心律失常,操作者可获得机器提供的语音或屏幕信息。一经明确为致命性心律失常(室性心动过速、心室颤动),语音即提示急救人员按动除颤键钮,如不经判断按除颤键钮,机器不会自行除颤,以免误遭电击。

注意事项:①除颤前应详细检查器械和设备,做好一切抢救准备;②电极板放的位置要准确,并应与病人皮肤密切接触,保证导电良好;③电击时,任何人不得接触病人及病床,以免触电;④对于细颤型心室颤动者,应先进行胸外心脏按压、氧疗及药物等处理后,使之变为粗颤,再进行电击,以提高除颤成功率;⑤电击部位皮肤可有轻度红斑、疼痛,也可出现肌肉痛,3~5天后可自行缓解。除颤能量一般为360 J。

7-88 CPR有效的指标:①病人神志渐清,能摸到规律颈动脉和股动脉搏动;②出现自主呼吸或呼吸改善;③面色、口唇、皮肤等转为红润;④瞳孔缩小,对光反射出现;⑤昏迷变浅,身体出现无意识的反射或挣扎;⑥心电图显示波形改善,收缩压在60 mmHg以上。

7-89 基础生命支持阶段胸外心脏按压的注意事项:①按压部位要准确。②按压力度要均匀适度。③按压姿势要正确。④病人头部应适当放低。⑤心脏按压必须同时配合人工呼吸。⑥双人CPR时,一人实施胸外心脏按压,另一人进行人工通气,保持气道通畅,并监测颈动脉搏动,评价按压效果。当按压者疲劳时,两人可相互对换,交换可在完成一组按压、通气的间隙中进行,尽量缩短抢救中断时间。⑦按压期间,密切观察病情,判断效果。

胸外心脏按压有效的指标是:可触及颈动脉及股动脉搏动,收缩压≥60 mmHg;有知觉反射、呻吟或出现自主呼吸。

7-90 心肺脑复苏用药途径有静脉给药、气管给药和骨内给药。

常用复苏药物有肾上腺素、血管加压素、胺碘酮、利多卡因、阿托品和碳酸氢钠。

7-91 终止心肺复苏的指征:①病人已经恢复自主呼吸和心跳;②确定病人已经死亡;③心肺复苏进行30分钟以上,检查病人仍然无反应、无呼吸、无脉搏、瞳孔无回缩;④环境安全危及到施救者;⑤有合法医嘱或者家庭成员坚决拒绝抢救并签字为证。

综合应用题

7-92 (1)当班护士的抢救措施:①迅速判断病人心搏骤停情况,并启动急救反应系统,呼叫值班医生及护士。②马上实施CPR,强调:C—胸部心脏按压、A—开放气道、B—人工呼吸、D—快速电击除颤。③观察生命体征并记录,开放至少2条静脉通路以备抢救使用。

(2)进一步监护措施:①有效的高级心血管生命支持。多导联心电监护仪的使用,以便发现心律失常并及时控制;加强呼吸道管理;正确的药物治疗并观察疗效及时记录。②全面的心搏骤停复苏后期救治。全身支持,机械通气,保持正常$PaCO_2$;维持较高血压以利脑灌注;心、肝、肾等功能监测,抗感染,营养支持等;加强脑复苏,给予降温、脱水利尿、激素减轻脑水肿、止痉挛、血液稀释、促进代谢、监测颅内压等措施。

7-93 紧急处理的流程:①迅速判断是否为心搏骤停,有无意识及脉搏,若是,马上启动急救反应系统,呼叫值班医生。②马上实施CPR,强调:C—胸外心脏按压、A—开放气道、B—人工呼吸、D—快速电击除颤。③持续观察生命体征并记录,开放至少2条静脉通路以备抢救使用。

7-94 120急救护理人员应做的工作:①快速评估病情;②充分利用车上设备对伤员实施生命支持与监护,密切观察病人症状和体征,持续心电监测,保持有效通气,保证输液通畅,气管插管、胸腔引流管、导尿管等管道必须加以保护并保持通畅和无菌;③安全转运并严密观察伤员生命体征以及意识、面色变化、出血等情况。

(马志华)

第八章

严重创伤的救护

选择题(8-1～8-64)

A1 型单项选择题(8-1～8-45)

8-1* 下列哪项是完整和最适宜的初级评估内容
A. 气道及颈椎、呼吸功能、循环功能、有无家属陪同
B. 气道及颈椎、呼吸功能、循环功能、体温、脉搏
C. 循环功能、气道及颈椎、SpO₂、全身体格检查
D. 气道及颈椎、呼吸功能、循环功能、神经系统的残病程度、暴露病人
E. 气道及颈椎、呼吸、循环、神志状况、暴露病人、有无家属陪同

8-2 创伤的3个死亡高峰时间中受院前急救和医院急诊科救治影响较大的是
A. 第1个死亡高峰
B. 第3个死亡高峰
C. 第1个死亡高峰和第2个死亡高峰
D. 第2个死亡高峰
E. 3个死亡高峰均很难改善

8-3* 属于闭合性创伤的是
A. 擦伤 B. 震荡伤
C. 切割伤 D. 撕脱伤
E. 火器伤

8-4 下列有关损伤严重程度评分(ISS)方法的描述中正确的是
A. 把人体分为9个区域
B. ISS分值越低,则创伤越严重,死亡率越高
C. 损伤最严重的3个区域之最高简明损伤定级标准(AIS)分值之和的平方
D. 损伤最严重的4个区域之最高AIS分值之和的平方
E. 适用于多部位、多发伤和复合伤者的伤情评估

8-5* 下列有关创伤后的全身病理生理变化描述中正确的是
A. 神经内分泌系统变化是最早出现的应激反应
B. 机体处于高分解代谢、低能量消耗状态
C. 创伤后发热,体温一般在38.5℃以上
D. 免疫系统功能一般不受影响
E. 创伤诱发多器官功能障碍综合征(MODS)的机制是间接损害内皮细胞的结构及功能

8-6* 下列哪项是多发伤的临床特点
A. 创伤后全身反应较轻,死亡率不高
B. 较少发生休克
C. 低氧血症发生率高
D. 多发伤等同于多处伤
E. 不易发生漏诊和误诊

8-7* 下列哪项是多发伤初级评估的目的
A. 明确诊断
B. 判定处理伤员的优先次序
C. 确认是否需要手术

D. 明确收治的科室

E. 决定后续的治疗方案及优先次序

8-8 多发伤伤员出现下列哪种情况应首先抢救

A. 开放性气胸

B. 休克

C. 四肢开放性骨折

D. 大出血的颌面部严重创伤

E. 昏迷

8-9 张力性气胸的紧急处理方法是

A. 剖胸探查,修补损伤

B. 胸腔闭式引流

C. 吸氧

D. 气管插管

E. 尽快于伤侧锁骨中线第2肋间插入带有活瓣的穿刺针以排气减压

8-10 下列对大量血胸病人的护理措施中描述正确的是

A. 建立2条18G静脉通路,给予静脉液体复苏

B. 立即行床旁开胸手术

C. 可给予200 ml红细胞输注

D. 胸腔闭式引流后,若引流量达到50 ml/h需立即准备手术

E. 给氧、气管插管

8-11 对于有出血倾向的创伤病人,多少时间内应该使用止血药

A. 30分钟　　　B. 1小时

C. 2小时　　　D. 3小时

E. 4小时

8-12* 有关创伤代谢反应的特征不包括

A. 能量消耗增加

B. 代谢率升高

C. 糖的利用增加,血糖降低

D. 脂肪分解加速

E. 蛋白质分解代谢增加,呈现明显的负氮平衡

8-13 下列关于ISS评分方法的描述中不正确的是

A. 把人体分为6个区域

B. 确定该区域最严重创伤的AIS分值

C. 确定3个最严重损伤区域的最高AIS分值

D. 最高AIS分值相加的和

E. 最高AIS分值的平方和

8-14* 下列关于CRAMS评分法的叙述中正确的是

A. 总分越高,伤情越重

B. CRAMS分值≥7者,死亡率高

C. CRAMS分值<7者,死亡率低

D. 8~7分为轻伤

E. ≤6分为极重度伤

8-15 下列有关创伤评分(TS)的说法中不正确的是

A. TS有效值为1~16分

B. 分数越低,损伤越重

C. 1~3分者,生理紊乱严重,死亡率高

D. 4~13分者,生理紊乱显著,抢救意义不大

E. 14~16分者,生理紊乱轻,存活率高

8-16 多发伤的特点不包括

A. 常以一伤为主

B. 伤情变化快,死亡率高

C. 休克发生率高

D. 低氧血症发生率高

E. 容易漏诊和误诊

8-17* 下列放射性复合伤的伤口处理中不正确的是

A. 极期时,除紧急情况外,原则上禁止施行手术

B. 不用乙醚麻醉,防止加重肺部症状

C. 严格无菌操作,清创应彻底

D. 清洗液用等渗盐水、1∶5稀释的漂白粉液或乙醇

E. 清创后伤口一般进行延期缝合

8-18 与有机磷杀虫剂作用机制和临床表现基本相同的化学毒剂是
A. 神经性毒剂　　B. 糜烂性毒剂
C. 全身中毒剂　　D. 窒息性毒剂
E. 刺激性毒剂

8-19 特急性颅内血肿是指
A. 伤后 30 分钟内出现脑受压征者
B. 伤后 3 小时内出现脑受压征者
C. 伤后 3 天内出现脑受压征者
D. 伤后 3 周内出现脑受压征者
E. 伤后 3 周以上才出现症状者

8-20 对腹部创伤伤员腹痛的正确描述不包括
A. 腹痛是空腔脏器破裂的主要临床表现
B. 最先疼痛和疼痛最重的部位,常是损伤脏器的所在部位
C. 破裂脏器的内容物对腹膜刺激强弱不同,疼痛表现亦轻重各异
D. 常伴有腹膜刺激征
E. 实质性脏器出血时,腹痛最重

8-21 骨折的特有体征不包括
A. 畸形　　　　B. 弹性固定
C. 反常活动　　D. 骨擦音
E. 骨擦感

8-22 腹部创伤伴有休克的病人到达急诊科后,护士首先应该
A. 立即请急会诊
B. 立即行 X 线、B 超检查,明确伤情
C. 立即建立静脉通路,补充血容量
D. 应用血管活性药物
E. 立即做好术前准备

8-23* 一侧或双侧瞳孔时大时小,伴有眼球歪斜,意识障碍,提示
A. 中脑受损　　B. 脑桥损伤
C. 小脑幕切迹疝　D. 脑干损伤
E. 濒死

8-24* 病人表现为昏迷-清醒-再昏迷,是哪型颅脑损伤的典型表现
A. 轻型　　　　B. 中型
C. 重型　　　　D. 特重型
E. 爆发型

8-25 下列关于放射性复合伤的叙述中不正确的是
A. 病人同时遭受放射性损伤和烧伤
B. 病人先遭受放射性损伤,后遭受冲击伤
C. 病人主要遭受放射性损伤,其次是冲击伤
D. 放射伤和烧伤可相互加重
E. 伤情明确,容易诊断

8-26 下列对创伤伤员安置的体位不正确的是
A. 休克伤员取中凹卧位
B. 颅脑、颌面部伤员取侧卧位或头偏向一侧
C. 胸部伤员取半卧位或伤侧向下的低斜坡卧位
D. 腹部伤伤员取仰卧位,膝下垫高使腹壁松弛
E. 脊柱骨折伤员仰卧时避免过度后伸位

8-27 下列对多发伤伤员的现场救护中哪项不正确
A. 快速脱离危险环境
B. 解除呼吸道梗阻
C. 积极处理活动性出血
D. 及时去除伤口内异物
E. 现场观察,了解受伤机制

8-28 下列多发伤活动性出血的处理中不正确的是
A. 控制明显的外出血是减少现场死亡的最重要措施
B. 最有效的紧急止血法是加压于出血处
C. 慎用止血带
D. 使用止血带需记录时间,每 20~30 分钟松解 1 次

E. 解开止血带时不可突然松开,同时应按压住出血伤口,以防大出血造成休克

8-29* 下列符合危重伤条件的是
A. 收缩压 80 mmHg、脉搏 122 次/分和呼吸 36 次/分
B. 胸部穿透伤、呼吸 28 次/分、血压 90/60 mmHg
C. 开放性股骨骨折
D. 脾破裂
E. 收缩压 90 mmHg、脉搏 112 次/分和呼吸 28 次/分

8-30 修正创伤计分评分参数包括
A. 血压、呼吸和意识状态 3 项
B. 收缩压、脉率、呼吸和意识状态 4 项
C. 收缩压、毛细血管再充盈、呼吸和幅度、意识状态 5 项
D. 损伤部位和类型、循环、呼吸、意识状态 5 项
E. 收缩压、呼吸和格拉斯哥昏迷评分(GCS)3 项

8-31 下列关于 AIS 的描述中错误的是
A. AIS 是以解剖学为基础的损伤严重程度评分法
B. 由诊断编码和损伤评分两部分组成
C. 伤员的伤情记为小数形式"×××××.×"
D. 每一处损伤都应有 1 个 AIS 评分
E. 适用于单发损伤和多发伤

8-32* 下列有关创伤评分系统的描述中正确的是
A. 创伤评分系统按病情评估作用分为院前和院内创伤分类法
B. 新损伤严重度评分是身体任何区域 3 个最高 AIS 分值之和的平方
C. 创伤严重程度评分(TRISS)是一个预测存活概率的方法
D. 急性生理与慢性健康评分(APACHE)是目前常用的创伤院前评分方法
E. 严重创伤评分是以病理和解剖指标相结合的预后评估法

8-33 有关转运途中救护,以下叙述中正确的是
A. 力求快速,尽量缩短途中时间,立即转运
B. 休克伤员去枕平卧
C. 脊柱骨折伤员俯卧在担架上进行运送
D. 担架运送时,伤员头部在前,下肢在后
E. 蛋白质分解代谢增加,呈现明显负氮平衡

8-34* 创伤后,下列机体的病理生理反应中错误的是
A. 局部发生创伤性炎症反应
B. 不伴有组织结构破坏,仅有邻近细胞坏死
C. 局部表现为红、肿、热、痛
D. 过强而广泛的炎症反应会导致严重的损害
E. 局部反应在伤后 3~5 天后趋于消退

8-35 放射性复合伤的病程不包括下列哪项
A. 初期(休克期)
B. 假愈期(假缓期)
C. 愈合期
D. 恢复期
E. 极期

8-36 下列哪项不是多发伤的临床特点
A. 创伤后全身反应严重,伤势变化迅速,死亡率高
B. 失血量大,休克发生率高
C. 低氧血症发生率高
D. 多发伤等同于多处伤
E. 容易发生漏诊和误诊

8-37 评估创伤气道时可除外下列哪种方法
A. 问诊   B. 视诊

C. 听诊　　　　D. 叩诊
E. 触诊

8-38 下列哪项不是骨折夹板固定的护理要点
A. 夹板固定时不需加用衬垫
B. 注意抬高患肢,以利肢体肿胀消退
C. 密切观察患肢血运,如有剧痛、严重肿胀、青紫、麻木或水疱等,应及时处理
D. 夹板固定2周内应每2~3天检查1次,随时调整扎带的松紧度
E. 在夹板有效固定的基础上,强调肢体早期活动,促进骨折愈合

8-39 创伤性休克病人到达急诊科后,首先给予的处理是
A. 立即行X线、B超检查,明确伤情
B. 建立静脉通路,补充血容量
C. 剖腹探查,了解有无腹腔脏器损伤
D. 应用血管活性药物
E. 防止感染

8-40 以下关于颅脑创伤非手术治疗方法中不正确的是
A. 头部抬高15°~30°
B. 抗脑水肿治疗
C. 降温治疗
D. 不可使用激素
E. 24小时补液量应限制在1 500~2 000 ml,24小时尿量保持在600 ml以上

8-41 下列对于创伤伤员的伤口处理原则中不正确的是
A. 伤口内的异物不能随意去除
B. 创面中外露骨折端不能回纳
C. 腹腔内组织或脏器脱出,直接包扎
D. 骨折要临时固定
E. 脑组织脱出时,应先在伤口周围加垫圈保护脑组织,不可加压包扎

8-42 有关损伤的现场急救,下列描述中正确的是

A. 对休克病人,首要措施是立即送医院抢救
B. 对心跳、呼吸猝停的伤员,应首先将其移出现场,然后进行心肺复苏(CPR)
C. 做详细的体格检查
D. 尽快解除各种呼吸道阻塞原因,保持呼吸道通畅
E. 发现有活动性出血的伤口,应现场进行清创术

8-43 下列开放性气胸的紧急处理中正确的是
A. 剖胸探查修补损伤
B. 胸腔闭式引流
C. 吸氧
D. 气管插管
E. 尽快使用无菌敷料垫封闭开放性伤口

8-44 抢救伤员时应首先处理
A. 休克　　　　B. 出血
C. 窒息　　　　D. 骨折
E. 颅脑损伤

8-45 可发生反常呼吸运动的是
A. 多根多处肋骨骨折
B. 闭合性气胸
C. 张力性气胸
D. 急性脓胸
E. 急性血胸

A2型单项选择题(8-46~8-55)

8-46 病人,女性,46岁。被汽车撞伤10分钟后入院,昏迷,面色苍白,血压测不到,呼吸慢,心跳微弱。诊断:腹腔内出血、骨盆骨折、阴道出血。该病人属于
A. 多处伤　　　　B. 联合伤
C. 多发伤　　　　D. 复合伤
E. 单发伤

8-47 病人,男性,43岁。张力性气胸、脾破裂伴有骨盆粉碎性骨折。AIS评分分别

记为4分,5分及5分,则该病人的ISS评分是

A. 14分 B. 28分
C. 33分 D. 66分
E. 78分

8-48 病人,男性,22岁。右胸被刺伤2小时,创口与胸腔相通,病人极度呼吸困难。首要的急救措施是

A. 迅速封闭胸壁伤口
B. 立即手术
C. 输血、输液
D. 胸腔闭式引流
E. 给氧、气管插管

8-49 病人,女性,35岁。因头部外伤拟诊为脑挫裂伤急诊入院。护士接诊时发现,病人神志不清,口、鼻腔出血且分泌物多,口唇发绀,呼吸困难。该病人目前最确切的首要护理诊断是

A. 有窒息的危险   B. 气体交换受损
C. 有休克的危险   D. 有感染的危险
E. 有脑疝的危险

8-50 病人,女性,45岁。头部外伤30分钟,拟诊为脑挫裂伤急诊入院。病人神志不清,口、鼻腔出血且分泌物多,口唇发绀,呼吸困难。护士采取的如下措施中不正确的是

A. 尽快手法清除口、鼻分泌物
B. 头后仰,托下颌
C. 置病人于半卧位
D. 用吸引器吸痰
E. 给氧

8-51 病人,男性,52岁。因车祸致胸腹联合伤,左侧多发性肋骨骨折(连枷胸)伴大量血气胸,脾破裂伴腹腔内出血。体格检查:神志清楚,血压75/46 mmHg,呼吸38次/分,心率126次/分,律齐。医护人员到达现场后首先要对病人进行下列哪项伤情评估

A. 意识状态

B. 气道和呼吸情况
C. 实验室检查
D. 循环情况
E. 仔细的胸部体格检查

8-52 病人,男性,51岁。胸腹部挤压伤,神志清楚,对答切题。呼吸急促,36次/分,血压90/55 mmHg,胸腹部均有压痛,能遵指令动作(双下肢盆骨限制性活动)。评估该病人的CRAMS评分为

A. 4分 B. 5分
C. 6分 D. 7分
E. 8分

8-53 病人,男性,50岁。因车祸致胸腹部剧痛2小时入院。体格检查:血压98/55 mmHg,脉搏125次/分,脉搏细速,呼吸34次/分,SpO_2 78%。神志清楚,左侧呼吸音浊音(+),骨盆分离征(+)。以多发性肋骨骨折、左侧血气胸、腹部闭合伤、肝破裂、骨盆骨折、后腹膜血肿收入院。对该病人需要进行重点评估的内容是

A. 胸部外伤、腹部外伤、骨盆骨折
B. 胸部外伤、骨盆骨折
C. 腹部外伤、后腹膜血肿
D. 骨盆骨折
E. 后腹膜血肿

8-54 病人,男性,50岁。因车祸致腹部剧痛5小时入院。体格检查:血压80/48 mmHg,脉搏120次/分,脉搏细速,呼吸24次/分;神志清楚,两肺呼吸音清而对称;腹稍膨隆,全腹肌紧张,压痛、反跳痛明显,移动性浊音(+),骨盆分离征(+)。以失血性休克、腹部闭合伤、肝破裂、骨盆骨折、后腹膜血肿收入院。对该病人首先要实施的护理措施是

A. 尽快建立2条静脉输液通路
B. 首先进行ISS评分,以便判断伤情严重程度,有利于抢救

C. 保持呼吸道通畅
D. 给氧
E. 介入治疗后腹膜血肿

8-55 病人,男性,30岁。1小时前从5m高处坠落,由同事送至医院。根据创伤机制能量来源分类,该创伤能量为
A. 热力能量　　B. 电力能量
C. 机械能量　　D. 化学能量
E. 放射能量

A3型单项选择题(8-56～8-60)

(8-56～8-58共用题干)

病人,女性,55岁。因车祸致头、胸、腹、肢体外伤1小时,伤后当时浅昏迷,呼吸急促(38次/分)伴口唇严重发绀,脉搏摸不到,手足发冷,血压测不到,右大腿有骨外露伴出血。

8-56 救护人员进行的首阶段评估项目不包括
A. 气道　　　　B. 循环
C. 能力丧失　　D. 呼吸
E. 仔细的胸部体格检查

8-57 完成首阶段评估后,进行的次阶段评估项目不包括
A. 跟进:如监测生命体征和辅助检查
B. 关怀措施
C. 了解伤前情况和受伤情况
D. 详细评估头部外伤
E. 详细而全面的体格检查

8-58 完成初级评估后,对该病人需要进行哪些部位的重点评估
A. 颅脑、胸部、腹部和右下肢
B. 颅脑、胸部、腹部、循环
C. 颅脑、胸部、右下肢
D. 颅脑、胸部
E. 颅脑、腹部、右下肢

(8-59～8-60共用题干)

病人,男性,50岁。因车祸致腹部剧痛5小时入院。体格检查:血压80/48 mmHg,脉搏120次/分,脉搏细速,呼吸24次/分,神志清楚,两肺呼吸音清而对称;腹稍膨隆,全腹肌紧张,压痛、反跳痛明显,移动性浊音(+),骨盆分离征(+)。拟以"失血性休克、腹部闭合伤、肝破裂、骨盆骨折、后腹膜血肿"收入院。

8-59 对该病人需要进行重点评估的内容是
A. 腹部外伤、骨盆骨折
B. 胸部外伤、腹部外伤、骨盆骨折
C. 腹部外伤、后腹膜血肿
D. 骨盆骨折
E. 后腹膜血肿

8-60 急诊科救护原则中,下列哪项是错误的
A. 立即建立2条静脉通路
B. 抗休克治疗
C. 急诊剖腹止血手术
D. 尽快进行必要的术前准备
E. 手术原则是抢救生命、保存脏器与维持脏器功能并重

A4型单项选择题(8-61～8-64)

(8-61～8-64共用题干)

病人,女性,55岁。因车祸受伤4小时入院,伤后当时浅昏迷,GCS评分5分,呼吸急促(38次/分)伴口唇严重发绀,颌面部严重畸形,脉搏摸不到,手足冰冷,血压50/30 mmHg。

8-61 现场救护人员首先应实施的抢救措施是
A. 立即建立静脉通路,抗休克治疗
B. 进行ISS评分
C. 立即送往医院
D. 气管插管、给氧
E. 仔细检查,明确诊断

8-62 进行上述救治措施的同时,还应
A. 立即建立静脉通路,抗休克治疗
B. 进行创伤严重度评分
C. 立即送往医院
D. 呼吸机辅助呼吸
E. 仔细检查,明确诊断

8-63 对该病人进行院前评分,该伤员的修正的创伤评分(RTS)为

A. 6分,属于轻伤
B. 8分,属于重伤
C. 4分,属于重伤
D. 6分,属于重伤
E. 12分,属于轻伤

8-64 经过以上急救措施后,该病人呼吸困难稍有改善,血压略有升高,综合其他表现,诊断为多发伤、创伤性休克。多发伤有:①颅脑损伤,颅内血肿伴左侧脑疝;②右侧张力性气胸伴血胸;③腹部闭合伤,肠穿孔伴腹膜炎;④颌面部外伤,下颌骨骨折。此时,最为合理的处理顺序是
A. 继续保持呼吸道通畅,抗休克治疗→胸腔闭式引流→开颅手术→处理颌面部外伤→剖腹手术
B. 继续保持呼吸道通畅,抗休克治疗→开颅手术→胸腔闭式引流→剖腹手术→处理颌面部外伤
C. 处理颌面部外伤→开颅手术→胸腔闭式引流→处理骨折→剖腹手术
D. 继续保持呼吸道通畅,抗休克治疗→胸腔闭式引流→开颅手术→剖腹手术→处理颌面部外伤
E. 胸腔闭式引流→开颅手术→剖腹手术→处理颌面部外伤

名词解释题(8-65～8-74)

8-65 创伤
8-66 创伤严重程度评分
8-67 创伤后应激反应
8-68 多发伤
8-69 开放性创伤
8-70 闭合性创伤
8-71 多处伤
8-72 复合伤
8-73 放射性复合伤
8-74 化学复合伤

简述问答题(8-75～8-90)

8-75 简述创伤伤员危及生命的伤情评估要点。
8-76 简述多发伤伤员转送途中的护理重点。
8-77 简述颅脑损伤伤员意识状态的表现。
8-78 如何进行胸部开放性外伤的现场急救?
8-79 简述放射性复合伤伤口处理的要点。
8-80 腹部损伤伤员腹痛有什么特点?
8-81 简述对骨折伤员进行现场固定的作用。
8-82 创伤伤员到达急诊科后,护士该如何进行重点护理?
8-83 简述 APACHE Ⅱ 评分。
8-84 简述创伤气道的建立。
8-85 简述多发伤的临床特点。
8-86 简述多发伤的救治原则和程序。
8-87 简述多发伤的现场救护原则与措施。
8-88 简述多发伤的急诊科救护原则与措施。
8-89 如何进行创伤伤员的心理评估?
8-90 简述心理危机干预原则与六步法。

综合应用题(8-91～8-97)

8-91 病人,男性,35岁。从3 m高处坠落20分钟后由救护车送达医院。入院时病人神志淡漠,面色苍白,呼之不应,全身多处外伤。

请解答:
(1) 如何快速判断病人是否出现心搏骤停?
(2) 如果病人已经发生心搏骤停,护士应如何配合抢救?
(3) 假如病人复苏成功并被送入ICU监护治疗,护士应如何对伤情严重程度进行评分?

8-92 病人,男性,42岁。因山体塌方致头面部及胸、腹多处受伤。体格检查:心率126次/分,血压75/46 mmHg,呼吸38次/分;神志清楚,脉搏细速,面色青紫,下颌畸形伴伤口流血;颈部压痛明显,呼吸费力,可见三凹征,左胸壁见反常呼吸运动,左肺呼吸音听不到;心律齐;腹稍膨隆,腹部肌紧张、压痛明显,移动性浊音(+);四肢感觉和活动正常。

请解答:
(1) 医护人员到达现场后首先要对病人进行哪些伤情评估?
(2) 现场如何解除呼吸困难?
(3) 完成现场急救后,该如何进行下一步的救治?

8-93 病人,男性,50岁。因车祸致腹部剧痛5小时入院,拟诊:腹部闭合伤、肝破裂、骨盆骨折、后腹膜血肿。体格检查:体温36.3℃,血压80/48 mmHg,脉搏120次/分,脉搏细速,呼吸26次/分,神志淡漠,结膜苍白;两肺呼吸音清而对称;腹稍膨隆,全腹肌紧张,压痛明显,反跳痛中度,尤以右上腹为甚,移动性浊音(+),骨盆分离征(+)。

请解答:
(1) 病人除了上述诊断外,还可能出现哪种病情变化(医疗诊断)?应采取哪些紧急治疗措施?
(2) 对多发伤病人如何进行现场救护?

8-94 病人,男性,47岁。被拖拉机撞伤后2小时入院。烦躁不安,能正常回答问题,遵医嘱动作,GCS评分为13分。体格检查:收缩压80 mmHg,脉搏120次/分,呼吸30次/分,呼吸浅快;腹部有压痛。毛细血管充盈时间>2秒。

请解答:
(1) 请分别计算该病人的TS、RTS、院前指数(PHI)、CRAMS分值,并说明其临床意义。
(2) 判断其伤情及应如何处理?

8-95 病人,女性,30岁。因头部及全身多处压砸伤后1小时入院。体格检查:脉搏124次/分,呼吸32次/分,收缩压80 mmHg;神志昏迷,呼吸急促;瞳孔直径左>右、对光反射迟钝,

右眼青紫、肿胀,右外耳道及口、鼻出血,左侧股骨中段成角畸形。

请解答:
(1) 该病人是否为多发伤?依据有哪些?
(2) 该病人目前的主要问题是什么?
(3) 应对该病人采取哪些紧急措施?

8-96 病人,女性,40岁。被汽车撞伤后10分钟入院。昏迷,面色苍白。体格检查:血压100/70 mmHg,呼吸慢,瞳孔直径右>左,腹部检查除右侧腹肌稍紧张外,余无异常,除外腹部外伤。X线片上见右颞骨骨折。急诊行颅内血肿清除术,术中输血1000 ml,但血压不断下降,最低为40/20 mmHg;腹腔穿刺抽出不凝固血液,紧急进行剖腹探查,发现脾破裂,行脾切除术,但因休克加重,术后2小时死亡。

请解答:
(1) 该病人死亡的主要原因是什么?
(2) 对该病人急救的重点是什么?

8-97 病人,男性,54岁。被汽车撞伤后30分钟入院。昏迷,面色苍白。体格检查:血压130/40 mmHg,呼吸慢,心跳微弱;瞳孔直径右>左,经初步检查诊断为颅内血肿;右侧多发性肋骨骨折,骨盆骨折,右侧锁骨骨折;PaO_2 65 mmHg。入院后经鼻导管给氧,胸腔闭式引流全血1000 ml。第2天,病人PaO_2 35 mmHg,在翻身检查时,血压突然下降到60/40 mmHg,虽大量输血、输液,血压仍不升,最终病人死亡。

请解答:
(1) 危及该病人生命的问题有哪些?
(2) 从该病人的处置过程中可以得到什么教训?

答案与解析

选择题

A1型单项选择题

8-1	D	8-2	D	8-3	B	8-4	E
8-5	A	8-6	C	8-7	B	8-8	D
8-9	E	8-10	A	8-11	D	8-12	C
8-13	D	8-14	E	8-15	D	8-16	A
8-17	D	8-18	A	8-19	B	8-20	E

8-21	B	8-22	C	8-23	A	8-24	C
8-25	E	8-26	E	8-27	D	8-28	D
8-29	A	8-30	E	8-31	E	8-32	C
8-33	B	8-34	C	8-35	C	8-36	D
8-37	D	8-38	A	8-39	B	8-40	D
8-41	C	8-42	D	8-43	E	8-44	C
8-45	A						

A2 型单项选择题

8-46	C	8-47	D	8-48	A	8-49	A
8-50	C	8-51	B	8-52	C	8-53	A
8-54	A	8-55	C					

A3 型单项选择题

8-56	E	8-57	D	8-58	A	8-59	B
8-60	E						

A4 型单项选择题

8-61	D	8-62	A	8-63	D	8-64	D

部分选择题解析

8-1 解析： 初级评估内容包括 ABCDE，即气道及颈椎保护（airway with simultaneous cervical spine protection，A）、呼吸（breathing，B）、循环（circulation，C）、神经系统的残病程度（disability，D）及暴露与环境控制（exposure and environmental controls，E）。

8-3 解析： 根据伤后皮肤或黏膜是否有伤口分为开放性和闭合性创伤。开放性创伤是指皮肤或黏膜表面有伤口，伤口与外界相通，常见的如擦伤、撕裂伤、切割伤、砍伤、刺伤、贯通伤、非贯通伤（只有入口没有出口）、反跳伤（入口和出口在同一个点上）、切线伤（致伤物沿体表切线方向擦过所致的沟槽状损伤）、开放性骨折、火器伤等。闭合性创伤是指皮肤或黏膜表面完整、无伤口，常见的如挫伤、扭伤、挤压伤、震荡伤、关节脱位或半脱位、闭合性骨折、闭合性内脏伤等。

8-5 解析： 伤后机体的应激反应首先表现为神经内分泌系统的改变；严重创伤可以通过炎症介质及细胞因子网络使局部损伤影响全身，使机体处于高分解代谢、高能量消耗状态；严重的多发伤可引起机体免疫功能紊乱；创伤后 3～5 天内可因大量的坏死组织产生吸收热，一般体温在 38.5℃以下；创伤诱发 MODS 的机制是直接损害内皮细胞的结构及功能、缺血和再灌注损伤、激活炎症细胞和体液因子。

8-6 解析： 多发伤的临床特点包括：①生理紊乱严重，伤情复杂且变化快，死亡率高；②休克发生率高；③严重低氧血症发生率高；④容易发生漏诊和误诊；⑤感染发生率高；⑥MODS发生率高；⑦伤情复杂，处理矛盾多，治疗困难；⑧并发症发生率高。

8-7 解析： 多发伤初级评估的目的：①确认是否存在致命性损伤并需要处理；②明确潜在的损伤；③判定处理伤员的优先次序；④根据评估实施恰当的救护，以降低死亡率及伤残率，改善预后。

8-12 解析： 伤后葡萄糖异生增加，糖原分解加快，胰岛素分泌抑制加上胰岛素抵抗，可导致血糖升高。

8-14 解析： CRAMS 计分法是比较常用的院前创伤评分系统，评定范围包括循环（circulation，C）、呼吸（respiration，R）、腹部（abdomen，A）、活动（motor，M）和语言（speech，S）5 个方面。CRAMS 计分法按轻、中、重度异常分别赋值 2、1 和 0 分，其总分值为 5 个项目相加的总和。后经 Clemmer 等对其进行了修正，使其准确度得到了提高。CRAMS 分值越低，死亡率越高：分值≥7 分，病人死亡率为 0.15%；≤6 分，病人死亡率为 62%。在欧美等国家，根据创伤救治水平划分了 3 级创伤中心，级别越高，中心救治水平越高。评分≤4 分的重伤病人被送往Ⅰ级创伤中心，其生存率明显增加。

8-17 解析： 放射性创面、伤口的处理：首先去除病人体表的污垢，用清水或漂白粉液清洗无破损的皮肤；有伤口者用漂白粉液（禁用乙醇）或等渗盐水清洗；然后清创，伤口延期缝合。

8-23 解析:颅脑损伤时瞳孔的表现:如果伤后一侧瞳孔立即散大,对光反射消失,病人意识清醒,一般为动眼神经直接原发损伤;若双侧瞳孔大小不等且多变,提示中脑受损;若双侧瞳孔极度缩小,对光反射消失,一般为脑桥损伤;如果一侧瞳孔先缩小,继而散大,对光反射迟钝,病人意识障碍加重,为典型的小脑幕切迹疝表现;若双侧瞳孔散大固定,对光反射消失,多为濒危状态。

8-24 解析:我国于1960年首次制定了急性闭合性颅脑损伤的分型标准,按昏迷时间、阳性体征和生命体征将病情分为轻、中、重3型,经2次修订后已较为完善,成为国内公认的标准。①轻型:伤后昏迷时间0~30分钟,有轻微头痛、头晕等自觉症状,神经系统和脑脊液检查无明显改变。主要包括单纯性脑震荡,可伴有或无颅骨骨折。②中型:伤后昏迷时间12小时以内,有轻微的神经系统阳性体征,体温、呼吸、血压、脉搏有轻微改变。主要包括轻度脑挫裂伤,伴有或无颅骨骨折及蛛网膜下腔出血,无脑受压者。③重型:伤后昏迷12小时以上(可有意识障碍逐渐加重或再次出现昏迷),有明显神经系统阳性体征,体温、呼吸、血压、脉搏有明显改变。主要包括广泛颅骨骨折、广泛脑挫裂伤及脑干损伤或颅内血肿。④特重型:脑原发性损伤重,伤后昏迷深,有去大脑强直或伴有其他部位的脏器伤、休克等,已有晚期脑疝表现,如双侧瞳孔散大、生命体征严重紊乱或呼吸已近停止。

8-29 解析:危重伤是指有生命危险,需要紧急救命处理的伤情,包括:收缩压<90 mmHg、脉搏>120次/分和呼吸>36次/分或<12次/分;头、颈、胸、腹或腹股沟部穿透伤;意识丧失或意识不清;腕或踝以上创伤性断肢;连枷胸;有2处或2处以上长骨骨折;3 m以上高空坠落伤。

8-32 解析:目前已建立的创伤评分系统,按病情评估作用,可分为量化系统和预后/比较系统;按数据来源,分为生理评分、解剖评分和综合评分;按使用场合,分为院前评分、院内评分和ICU评分。损伤严重程度评分是以解剖损伤为基础的相对客观和容易计算的评分方法,适用于多部位、多发伤和复合伤者的伤情评估,其评分方法是把人体分为6个区,并进行编码,选择其中损伤最严重的3个区域,计算出每一区域最高AIS值的平方,3个值相加即为损伤严重程度评分值。APACHE评分系统是目前常用的ICU危重病人定量病情的评估方法,也是对病情严重程度和预测预后较为科学的评估体系。Champion等利用MTOS数据库资料,提出了预测存活概率的TRISS法和ASCOT法,目前用这两种方法计算Ps是评定创伤程度和预测创伤结局最常用的精确方法。

8-34 解析:创伤的局部反应主要表现为局部炎症反应,即局部红、肿、热、痛,其轻重程度与致伤因素的种类、作用时间、组织损害程度和性质、污染轻重以及是否有异物存留等有关。对多发伤,局部组织细胞损伤较重,多存在组织破坏及细胞严重变性坏死,加之伤口常有污染、异物存留,局部微循环障碍、缺血缺氧及各种炎性介质和细胞因子释放而造成继发性损伤,从而使局部炎症反应更为严重,血管通透性及渗出更加明显,炎症细胞浸润更为显著,炎症持续时间可能更长,对全身的影响将更大。一般情况下,局部反应在伤后3~5天后趋于消退,炎症反应被抑制。

名词解释题

8-65 创伤的含义可分为广义和狭义两种。广义的创伤也称为损伤,是指人体遭受外界某些物理性(如机械、高热、电击等)、化学性(如强酸、强碱、农药及毒剂等)、生物性(如虫、蛇、犬等动物咬蜇)致伤因素作用后所出现的组织结构的破坏和(或)功能障碍。狭义的创伤是指机械性致伤因素作用于机体,造成组织结构完整性的破坏和(或)功能障碍。

8-66 创伤严重程度评分(injury severity scale, ISS)简称创伤评分,是将病人的生理指标、解剖指标和诊断名称等作为参数并予以量化和权重处理,再经数学计算得出分值以显示病人全面伤情严重程度及预后的多种方案的总称。

8-67 创伤后应激反应是指机体创伤后对有害刺激所做出的维护机体内环境稳定的综合反应。

8-68 多发性创伤简称多发伤,系指同一致伤因素作用下,人体同时或相继有2个或2个以上的解剖部位的损伤,且其中至少一处损伤危及生命。

8-69 开放性创伤是指皮肤或黏膜表面有伤口,伤口与外界相通,常见如擦伤、撕裂伤、割伤、砍伤、刺伤、贯通伤、非贯通伤(只有入口没有出口)、反跳伤(入口和出口在同一个点上)、切线伤(致伤物沿体表切线方向擦过所致的沟槽状损伤)、开放性骨折、火器伤等。

8-70 闭合性创伤是指皮肤或黏膜表面完整、无伤口,常见如挫伤、扭伤、挤压伤、震荡伤、关节脱位或半脱位、闭合性骨折、闭合性内脏伤等。

8-71 多处伤是指同一解剖部位或脏器发生2处或2处以上的创伤,如火器伤引起的肝破裂、脾破裂或小肠多处破裂与穿孔。

8-72 复合伤是指2种以上不同性质的致伤因素同时或相继作用于人体所造成的损伤,可发生于战时或平时,如原子弹爆炸产生物理、化学、高温、放射等因子所引起的创伤。

8-73 放射性复合伤是指人体遭受放射性损伤的同时或相继又受到一种或几种非放射性损伤(如创伤、烧伤、冲击伤等)。它以放射性损伤为主,多发生在核武器爆炸时。

8-74 化学复合伤是指机体遭受暴力作用的同时,又合并化学毒剂中毒或伤口直接染毒。

简述问答题

8-75 创伤伤员危及生命的伤情评估要点:①气道情况,有无气道不畅或阻塞。②呼吸情况,有无通气不良、有无鼻翼扇动、胸廓运动是否对称、呼吸音是否减弱。特别注意有无张力性气胸或开放性气胸及连枷胸。③循环情况,了解出血量多少,观察血压和脉搏,判断是否有休克。有无活动性出血,血容量是否减少。毛细血管再充盈时间用于评价组织灌注情况,当用手指压迫伤员拇指甲床时,甲床颜色变白,正常人除去压力后2秒内甲床恢复到正常的红润,再充盈时间延长是组织灌注不足的最早指征之一。评估血压在急救现场可用手触动脉法,如可触及桡动脉、股动脉或颈内动脉搏动,则收缩压分别为80 mmHg、70 mmHg、60 mmHg。④中枢神经系统情况,评估意识状态、瞳孔大小、对光反射、有无偏瘫或截瘫。

8-76 多发伤伤员转送途中的护理重点:①运送条件要求。力求快速,尽量缩短途中时间,物品准备齐全,保证途中抢救工作不中断。②伤员体位。一般创伤伤员取仰卧位;颅脑伤、颌面伤伤员应取侧卧位或头偏向一侧,以防舌后坠或分泌物阻塞呼吸道;胸部伤伤员取半卧位或伤侧向下的低斜坡卧位,以减轻呼吸困难;腹部伤伤员取仰卧位,膝下垫高使腹壁松弛;休克伤员取中凹卧位。③搬运方法。脊柱骨折的伤员俯卧在担架上运送。3～4人一起搬动,保持伤员的头部、躯干成直线,以防造成继发性脊髓损伤,尤其是颈椎损伤可造成突然死亡。④转送过程中应注意的问题。担架运送时,伤员头部在后,下肢在前,以便观察伤员面色、表情、呼吸等病情变化;车速不宜太快,以减少颠簸;飞机转运时,伤员身体应横放,以防飞机起落时头部缺血。⑤观察病情。注意伤员的神志、瞳孔对光反射、生命体征的变化、面色、肢端循环、血压、脉搏,如发现变化应及时处理,并保持输液通畅,留置导尿管观察尿量,评估休克状况。

8-77 颅脑损伤伤员意识状态可有以下由轻到重的表现:①嗜睡。对周围事物冷淡,各种生理反射存在,对物理刺激有反应,唤醒后可以回答问题,但合作欠佳,不能迅速理解和回答。②意识模糊。对外界刺激反应迟钝,瞳孔、角膜反射存在,蜷卧或轻度烦躁,检查不合作,不能正确回答问题。③浅昏迷。意识迟钝,反复呼唤偶尔能应,但不能回答问题,对痛刺激有回避动作,深、浅反射尚存。④昏迷。意识丧失,常有烦躁,对语言无反应,对痛刺激反应迟钝,浅反射消失,深反射减退或消失,角膜和吞咽反射尚存。⑤深昏迷。对外界一切刺激均无反应,深、浅反射消失,瞳孔对光反射迟钝或消失,角膜和吞咽反射消失,四肢肌张力消失或轻度增强。

8-78 胸部开放性外伤的现场急救:①开放性气胸,变开放性气胸为闭合性气胸。②张力性气胸,伤侧锁骨中线第 2 肋间插入粗针头,以排出胸腔积气。③连枷胸,应尽快消除或减轻反常呼吸运动以纠正低氧血症。纠正反常呼吸运动可选用包扎固定法、牵引固定法、手术复位内固定或呼吸机内固定法。④血气胸,中等量以上血胸,应首先补充血容量,同时行胸腔穿刺术或胸腔闭式引流术以及早清除胸膜腔积血;进行性血胸,及早剖胸探查止血;凝固性血胸,可开胸清除血块;自体血液回输技术适用于伤后 8 小时以内的血胸。

8-79 放射性复合伤伤口处理的要点:①手术时机。一切必要的手术应及早在初期和假愈期内进行;极期时,原则上禁止施行手术;凡能延缓的手术,应推迟到恢复期进行。②尽量使污染的创伤转为清洁的创伤,多处伤转为少处伤,开放伤转为闭合伤,重伤转为轻伤。③麻醉选择。静脉复合麻醉、局部麻醉和硬膜外麻醉在各期都可应用。有严重肺冲击伤者,不用乙醚麻醉,以防止加重肺部症状。④严格无菌操作,清创应彻底;清洗消毒时,应先覆盖伤口,避免冲洗液将放射性物质冲入伤口;清创后伤口一般进行延期缝合;骨折应及早复位,骨折固定时间应根据临床及 X 线检查结果适当延长。

8-80 腹部损伤伤员腹痛的特点:空腔脏器破裂的主要临床表现为腹痛、肌紧张、压痛、反跳痛等腹膜炎症状;最先疼痛和疼痛最重的部位,常是损伤脏器的所在部位;由于漏入腹腔的空腔脏器内容物(胃液、肠液、粪便、胆汁、尿液)对腹膜刺激强弱不同,临床表现亦轻重各异。

8-81 对骨折伤员进行现场固定的作用:①止痛,有利于防止休克;②避免骨折断端在搬运时移动而损伤软组织、血管、神经或内脏;③便于转运。

8-82 创伤伤员到达急诊科后,重点护理是进行急诊科救护,有些危及生命的多发性创伤,需在急诊科完成急救手术或抢救处理。①抗休克:尽快建立静脉输液通路,最好用多处静脉输液。②控制出血:对活动性较大的出血应迅速钳夹止血,对内脏大出血应进行手术处理。③胸部创伤的处理:胸部开放性创口,应迅速用各种方法将创口暂时封闭,张力性气胸应尽快穿刺行胸腔闭式引流,必要时行开胸手术。④颅脑损伤的处理:有颅脑损伤者,应注意防治脑水肿,并局部降温,防止呕吐物吸入,一旦明确颅内血肿,应迅速钻孔减压。⑤腹部内脏损伤的处理:疑有腹腔内出血时,应立即行腹腔穿刺术、B超检查,尽早剖腹探查。

8-83 APACHE Ⅱ 评分由反映急性疾病严重程度的急性生理参数评分(APS)、年龄评分(B)和慢性健康状况评分(CPS)3 部分组成,用于 ICU 评分。APS(A)为入 ICU 后第一个 24 小时内最差的 12 项生理参数评分,每项为 0~4 分,总分值 0~60 分;年龄(B)0~6 分;CPS(C) 2~5 分。3 部分得分之和即为 APACHE Ⅱ 总分,总分为 0~71 分,其分值与病情严重程度密切相关,分值越大,伤情越重,死亡危险性越大。APACHE Ⅱ 对病死率的预测和病情严重程度判断有较好的准确度。

8-84 气道通畅者,需保护颈椎,并需确保干预措施不会阻碍病人的呼吸。若气道已出现局部或全面阻塞,应先将病人仰卧平放,保护颈椎,开放气道,清除口中异物或呕吐物。①颌面部损伤的气道处理:颌面部严重创伤需要立即行气管插管保护气道,注意保证吸引装置能正常使用,并应在创伤后早期进行处理。②喉及气管损伤的气道建立:颈部和可疑颈椎损伤可采用托颌或抬颌法、吸引及放置口鼻咽通气道等方法进行初期处理,而后经口插管;或采用人工直线轴向稳定技术将颈置于中立位,经鼻盲插;喉损伤通常应选择声门下的气道开放技术;气管损伤可在支气管镜直视下气管插管。对于插管失败者,可在局麻下行经皮气管穿刺置管或行气管切开术。

8-85 多发伤的临床特点:①伤情重且变化快,死亡率高。②休克发生率高且出现早,以低血容量性休克(失血性、创造性)最常见,尤其是胸腹联合伤;后期常为感染性休克。③低氧血症发生率高,可高达90%,尤其是颅脑伤、胸部伤伴有休克或昏迷者,严重创伤可直接导致或继发急性肺损伤,甚至急性呼吸窘迫综合征。④容易发生漏诊和误诊。⑤感染发生率高,局部感染及肺部感染多见,重者迅速扩散,形成脓毒血症等全身感染。⑥多器官功能障碍发生率高,衰竭的脏器数目越多,死亡率越高。⑦伤情复杂,处理矛盾多,治疗困难,并发症发生率高。

8-86 多发伤的处理原则:在处理复杂伤情时,应优先解除危及伤员生命的情况,使伤情得到初步控制,然后再进行后续处理,目的是挽救生命。其基本程序是:先按初级评估中 ABCDE 步骤进行伤情评估与判断,同时或然后按 VIPCO 程序进行抢救;再进行次阶段 FGHI 步骤评估与判断,决定安全转运救护方案;到达医院之后,除重复 ABCDEFGHI 步骤评估之外,主要进行重点评估与判断,以决定急救科救护和后续性治疗方案。

初级评估内容见 8-1 解析。次级评估包括 FGHI。F(follow up,跟进):监测生命体征、配合医师进行诊断性操作、允许家属陪同伤员;G(give comfort,关怀措施):言语安慰、照顾好病人的情绪;H(history,病史);I(inspect,检查):最后详细而全面地体检,以防漏诊。如遇病情恶化,需重复按照 ABCDEFGHI 顺序再评估,找出原因,进行干预。

VIPCO 程序:①V(ventilation,通气)。保持呼吸道通畅、通气和充分给氧。②I(infusion,输注)。迅速建立静脉通路,保证输液、输血、扩充血容量及细胞外液等。对已有休克症状病人迅速建立多个静脉通路,开始液体复苏。③P(pulsation,脉搏)。监测心泵功能、心电和血压等。如发现心搏骤停者,应立即心肺复苏。多发伤病人除低血容量性休克外,亦要考虑到心源性休克,特别是伴有胸部外伤的多发伤,可因气胸、心肌挫伤、心脏压塞、心肌梗死或冠状动脉气栓而导致心脏衰竭。有些病人低血容量性休克和心源性休克可同时存在。针对病因给予胸腔闭式引流、心包穿刺以及控制输液量或应用血管活性药等措施。④C(control bleeding,控制活动性出血)。⑤O(operation,手术),急诊手术治疗。严重多发伤手术处理是创伤治疗中的决定性措施,而且手术控制出血是最有效的复苏措施。危重病人应抢在伤后的黄金时间(伤后 1 小时)内尽早手术治疗。

8-87 多发伤伤员的现场救护原则:先抢救生命,后保护功能;先重后轻;先急后缓。一般来说,必须优先抢救的是循环呼吸骤停、窒息、大出血、张力性气胸和休克等伤员。措施:①尽快脱离危险环境,放置合适体位。②现场 CPR。大出血、张力性气胸、呼吸道梗阻和严重胸外伤等严重创伤可导致循环、呼吸骤停,应尽快给予现场处理。③解除呼吸道梗阻。④处理活动性出血。⑤处理创伤性血气胸的同时进行抗休克等综合治疗。⑥保护好离断肢体,并随同伤员一起送往医院,以备再植手术。⑦伤口处理。⑧抗休克,迅速临时止血,输液扩容,必要时考虑应用抗休克裤。⑨现场严密观察病情,以便向接收救治人员提供伤情记录。

8-88 多发伤伤员经现场急救被送到医院急诊科后应尽快对其伤情进行进一步判断和分类,迅速采取针对性的措施进行救治。原则是在抢救生命、保存脏器和肢体的基础上尽可能地维持功能。措施包括:①呼吸支持,保持呼吸道通畅,视病情给予气管插管、人工呼吸、足够有效的供氧。②循环支持,主要是抗休克。③控制出血。④镇静止痛和心理治疗。⑤防止感染。⑥密切观察伤情,发现病情变化,应及时报告医生处理。⑦支持治疗,主要是维持水、电解质和酸碱平衡,保护重要脏器功能,并给予营养支持。⑧配合医生对各脏器损伤的治疗。

8-89 创伤伤员的心理评估:心理状态评估与监测方法包括临床访谈法、观察法与量表法。对于严重创伤伤员,最符合真实情况的评估往往来自护士与病人的相对非正式的交谈,因为交谈本身即可起到心理干预的作用。为增强评估的客观性,对怀疑有严重心理问题者,可依据权威的精神疾病诊断标准进行评估,或应用专业的心理评估量表进行评估,如应激事件影响量表、简明症状量表、创伤后诊断量表、医院焦虑与抑郁量表等。

8-90 心理危机干预原则:快速性、就近性、预测性、简易性、有效性、实用性。危机干预六步法:①明确问题,从病人角度确定心理危机,明确引发危机的焦点问题和诱因;②确保病人安全,尽可能将生理心理危机程度降到最低,作为干预的首要目标,并明确其解决方法;③给予支持,强调与病人的沟通;④提出并验证可变通的应对方式;⑤制订病人可理解和执行的计划,以克服其情绪失衡状态;⑥获得病人诚心的承诺,以便促使实施为其制订的危机干预方案。

综合应用题

8-91 (1)护士应快速评估该病人的意识和大动脉搏动,若该病人出现意识突然或已经丧失伴大动脉搏动消失,则判断该病人心搏骤停,否则不能认定该病人已发生心搏骤停。

(2)护士应从以下几方面开展救治:①立即呼救,通知医生。②立即安置好病人体位。③立即进行或配合医生进行胸外心脏按压。④开放病人气道,采用人工气囊辅助通气,给氧;通知麻醉科医生或协助急诊科医生进行气管插管。⑤迅速建立静脉通路,按医嘱给药。⑥同时接心电监护,准备除颤仪,及时判断病人是否存在心室颤动,如有心室颤动,尽早除颤。⑦尽早进行进一步生命支持及高级生命支持。

(3)根据入ICU后第一个24小时内最差的12项生理参数评分(APS分)、年龄评分(B)和慢性健康状况评分(CPS)进行APACHE评分,以便定量评估病情的严重程度。

8-92 (1)对病人进行初级评估,伤情评估如下:①气道。检查气道的同时保护颈椎,置颈托;测试病人能否发声及观察有无气道不畅或阻塞,清除气道异物和分泌物,准备经口气管插管,保持呼吸道通畅。②呼吸。暴露伤者的胸部,检查呼吸情况(观察有无自主呼吸,呼吸速率,有无发绀,有无胸廓移动,使用辅助呼吸机,听诊呼吸音,观察有无静脉怒张、气管移位和胸壁的完整性)。对该病人应准备紧急胸腔穿刺减压和引流。③循环。通过检查和观察大动脉搏动、血压、外出血、皮肤颜色和温度、毛细血管再充盈情况判断病人的循环状况。建立2条有效静脉通路,首选温暖的等渗溶液等抗休克治疗,若情况许可,抽血做常规实验室检查和配血。④神志状况。主要评估伤者的神经系统情况,如意识水平、瞳孔大小和对光反射、有无偏瘫或截瘫等。⑤暴露。将伤者完全暴露以便无遗漏地全面查清伤情,特别是主要伤情。

(2)通过置颈托保护颈椎,清除气道异物、血液和分泌物,必要时经口气管插管来保持呼吸道通畅;左侧胸腔闭式引流,敷料覆盖左侧反常呼吸运动处,胸带加压包扎等措施现场解除呼吸困难。

(3)病人为多发伤、创伤性休克,此外还存在:①左侧多发肋骨骨折、连枷胸、血气胸;②腹部闭合伤,内脏破裂出血可能;③颈椎损伤可能。因此,应该对此进行重点评估,在置颈托保护颈椎、限制颈部活动、保持呼吸道通畅的同时,严密监测生命体征,心电监护,密切配合医生进行诊断性操作,尽快行颈椎、胸腹部CT检查,腹腔穿刺,抽血化验及备血,以明确诊断。主动对病人进行语言安慰;追问病史,为病人做详细而全面的体格检查;快速补液、输血等抗休克治疗,及时执行各项医嘱(包括插导尿管、胃管等)。

8-93 (1)病人还存在低血容量性休克。需立即建立2条静脉通路补液扩容,加快输液,并立即备血、输血。

(2)对多发伤病人应从以下几个方面进行

现场救护：①迅速、安全地脱离危险环境，搬运时动作轻缓；②现场心肺复苏，解除呼吸道梗阻；③处理活动性出血，控制明显外出血；④处理创伤性气胸；⑤保存好离断肢体；⑥伤口处理；⑦抗休克，如临时止血、输液扩容、应用抗休克裤；⑧现场观察，提供伤情记录，指导治疗。

8-94 (1) TS=3+0+3+1+4=11；RTS=4+3+3=10；PHI=2+3+3+3=11；CRAMS=1+1+1+2+2=7。各分值的临床意义：①TS 有效值为 1～16 分，分值越低伤情越重。1～3 分者，生理紊乱严重，死亡率高达 96%；4～13 分者，生理紊乱显著，失治易于死亡，而治疗可能存活，抢救价值很大；14～16 分者，生理紊乱轻，存活率高（表 8-1）。②RTS 是对 TS 的进一步改进并简化了检测指标，增加了 GCS 评分的权重，评分越低伤情越重。RTS 分值为 0～12 分。RTS>11 分诊断为轻伤，RTS≤11 分诊断为重伤；RTS<12 分应送到创伤中心（表 8-2）。③PHI 指数以收缩压、脉搏、呼吸和意识状态 4 项生理指标为依据，每项指标分别记 0～5 分，最高分 20 分。0～3 分为轻伤，死亡率为 0%，手术率为 2%；4～20 分为重伤，死亡率为 16.4%，手术率为 49.1%。伴胸、腹贯通伤另加 4 分（总分 0～24 分）。记分特点为分数越高代表伤情越重，与其他生理指标相反（表 8-3）。④CRAMS 评分包括循环、呼吸、胸腹压痛、运动、语言 5 个参数，按照各参数表现评定为 0～2 分，共 3 级。相加的积分为 CRAMS 值，总分为 10 分，总分越高伤情越轻。CRAMS>7 分者，死亡率为 0.15%；≤7 分者，死亡率为 62%。CRAMS 分值 9～10 分为轻伤；7～8 分为重伤；≤6 分为极重伤（表 8-4）。

表 8-1 创伤评分(TS)

分值	0	1	2	3	4	5
呼吸次数(次/分)(A)	0	<10	>35	25～35	10～24	
呼吸幅度(B)	浅或困难	正常				
收缩压(mmHg)(C)	0	<50	50～69	70～90	>90	
毛细血管充盈(D)	无充盈	充盈迟缓	正常			
意识状态(GCS 评分)(E)			3～4	5～7	8～10	11～13	14～15

注：TS=A+B+C+D+E

表 8-2 修正的创伤评分(RTS)

分值	4	3	2	1	0
意识状态(GCS 评分)	13～15	9～12	6～8	4～5	3
呼吸(次/分)	10～29	>29	6～9	1～5	0
收缩压(mmHg)	>89	76～89	50～75	1～49	0

表 8-3 院前指数(PHI)

分值	0	1	2	3	5
收缩压(mmHg)	>100	86～100	75～85	0～74	
脉搏(次/分)	51～119			≥120	≤50
呼吸(次/分)	正常			浅或费力	<10 次/分或需插管
意识状态	正常			模糊或烦躁	言语不能理解

表 8-4 CRAMS 评分

分值	2	1	0
循环	毛细血管充盈正常和收缩压≥100 mmHg	毛细血管充盈迟缓或收缩压 85~99 mmHg	毛细血管无充盈或收缩压<85 mmHg
呼吸	正常	费力、浅或>35 次/分	无自主呼吸
胸腹压痛	均无	胸或腹有	连枷胸、板状腹或深穿刺伤
运动	遵嘱动作	只对疼痛有反应	对任何刺激均无反应
言语	回答切题	言语错乱、语无伦次	发音听不懂或不能发音

（2）根据以上创伤评分,判断该病人为重伤,应送往急救中心处置。

8-95 （1）该病人是多发伤,依据:①同一致伤因素;②2 个以上解剖部位受伤,有颅底骨折、颅脑损伤、左侧股骨骨折;③其中至少有一处是危及生命的严重创伤,有休克的表现。

（2）该病人目前的主要问题是重型颅脑损伤、创伤性休克。

（3）应采取以下措施:①监测生命体征;②抗休克,尽快建立静脉输液通路,吸氧,采取抗休克体位,做好术前准备;③注意防治脑水肿,并局部降温,头偏向一侧,防止舌后坠和呕吐物吸入,一旦明确颅内血肿,应迅速钻孔减压。

8-96 （1）该病人死亡的原因是腹内脏器损伤,大出血导致休克加重而死亡。

（2）急救的重点:①及早腹腔穿刺,明确诊断;②积极抗休克治疗;③颅内血肿清除术与剖腹探查应同时进行。

8-97 （1）该病人是严重多发伤,有颅内血肿、胸腔内大出血、多处骨折、创伤性休克、低氧血症。

（2）从该病人处置过程中可得到的教训:①对病人的出血情况估计不足,应尽快开胸手术止血;②抗休克的措施不力,严重的低氧血症应采取人工机械通气,不能仅用鼻导管给氧;③对严重颅脑损伤和休克的病人,因搬动而导致死亡的有不少报道,应慎重。

(高仁甬　黄威莉)

第九章

常见急症

选择题(9-1~9-169)

A1 型单项选择题(9-1~9-103)

9-1 引起呼吸困难最常见的病因是
A. 呼吸系统疾病 B. 心血管疾病
C. 血液系统疾病 D. 中毒性疾病
E. 神经精神因素

9-2 重度吸气性呼吸困难最主要的特点为
A. 呼吸不规则 B. 发绀明显
C. 呼吸深而慢 D. 气促明显
E. 出现三凹征

9-3 下列可引起呼气性呼吸困难的疾病是
A. 白喉 B. 喉头水肿
C. 支气管哮喘 D. 气管异物
E. 肺源性心脏病

9-4 下列引起混合性呼吸困难的疾病是
A. 慢性阻塞性肺疾病(COPD)
B. 支气管哮喘
C. 气管肿瘤
D. 自发性气胸
E. 喉痉挛或水肿

9-5 下列哪种疾病可出现中毒性呼吸困难
A. 癔症 B. 尿毒症
C. 休克 D. 脑膜炎
E. 喉癌

9-6 夜间阵发性呼吸困难最常见于
A. 急性左心功能不全
B. 右心功能不全
C. 大面积肺炎
D. 胸腔大量积液
E. 糖尿病酮症酸中毒

9-7 在呼吸系统疾病中,突发呼吸困难伴哮鸣音最常见于下列哪种情况
A. 膈肌运动受限 B. 神经肌肉疾病
C. 胸廓疾病 D. 肺部疾病
E. 气道阻塞

9-8 重症肺结核或大面积肺不张引起的呼吸困难属于下列哪种呼吸困难
A. 心源性呼吸困难
B. 肺源性呼吸困难
C. 中毒性呼吸困难
D. 血源性呼吸困难
E. 神经性呼吸困难

9-9 呼气性呼吸困难的发生机制是
A. 呼吸面积减少
B. 上呼吸道梗阻
C. 胸膜炎症牵拉
D. 肺组织弹性减弱
E. 呼吸中枢受抑制

9-10 下列哪种是糖尿病酮症酸中毒的呼吸表现
A. 呼吸浅快
B. 吸气困难,呈三凹征
C. 呼吸深快
D. 呼气延长,吸气浅促
E. 呼吸节律异常

9-11 三凹征是指
A. 胸骨上窝、锁骨上窝、心窝明显凹陷
B. 胸骨上窝、锁骨上窝、肋间隙明显凹陷
C. 胸骨下窝、锁骨下窝、肋间隙明显凹陷

D. 胸骨上窝、锁骨下窝、肋间隙明显凹陷
E. 剑突下、锁骨下窝、肋间隙明显凹陷

9-12 心源性呼吸困难的特点是
A. 坐位时加重
B. 有肺部感染
C. 劳动时加重
D. 有气道异物
E. 仰卧位时减轻

9-13 夜间阵发性呼吸困难是由于
A. 肺部感染
B. 感冒发热
C. 劳累或剧烈活动后
D. 迷走神经兴奋性增高
E. 交感神经兴奋性增高

9-14 左心衰竭发生呼吸困难最主要的原因是
A. 肺淤血
B. 血氧含量减少
C. 肺泡张力增加
D. 左心房压力增加
E. 肺循环压力增加

9-15 心源性呼吸困难的发病机制是
A. 血液中各种代谢产物增高,直接兴奋呼吸中枢
B. 通气和换气功能障碍导致缺氧和二氧化碳潴留
C. 左心衰竭所致的肺淤血、肺泡弹性降低和肺循环淤血
D. 呼吸中枢受颅内压和供血减少的刺激
E. 红细胞携氧量减少,血氧含量降低

9-16 下列有关端坐呼吸的描述中正确的是
A. 多在夜间,睡眠中可突然憋醒
B. 活动时发生呼吸困难,休息可缓解
C. 不能平卧,被迫取坐位或半卧位
D. 呼吸困难时口含硝酸甘油可缓解
E. 睡眠中可憋醒,被迫站立位伴咳粉红色泡沫样痰

9-17* 病人日常生活不能自理,完全需要帮助,判断其呼吸困难的程度为
A. Ⅰ度
B. Ⅱ度
C. Ⅲ度
D. Ⅳ度
E. Ⅴ度

9-18 呼吸困难病人最突出的护理诊断是
A. 疼痛
B. 体温过高
C. 有窒息的危险
D. 气体交换受损
E. 清理呼吸道无效

9-19 急性肺栓塞中,临床上下列哪种栓塞最为常见
A. 脂肪栓塞
B. 血栓栓塞
C. 羊水栓塞
D. 瘤细胞栓塞
E. 空气栓塞

9-20 下列哪项属于病理性窒息
A. 气管异物
B. 溺水
C. 喉头水肿
D. 中毒
E. 扼颈项部

9-21* 单侧甲状腺切除术后发生窒息最可能的原因是
A. 出血压迫气管
B. 喉返神经损伤
C. 低血钙
D. 气管塌陷
E. 喉上神经损伤

9-22 导致咯血直接致死最重要的原因是
A. 休克
B. 肺不张
C. 窒息
D. 呼吸衰竭
E. 感染

9-23 窒息导致死亡的时间一般是
A. 3~5分钟
B. 5~10分钟
C. 10~15分钟
D. 15~20分钟
E. 20~25分钟

9-24* 关于Apgar评分,判断窒息程度可依据
A. 0~1分为重度窒息,8~9分为轻度窒息
B. 0~3分为重度窒息,4~7分为轻度窒息
C. 0~2分为重度窒息,6~8分为轻度窒息
D. 0~5分为重度窒息,6~9分为轻度窒息
E. 0~4分为重度窒息,5~9分为轻度窒息

9-25 病人突发大咯血窒息,最关键的抢救措施是立即
　　A. 建立静脉通路
　　B. 使用呼吸中枢兴奋药
　　C. 给予鼻导管吸氧
　　D. 采取解除呼吸道梗阻
　　E. 准备气管插管

9-26 颈部受扼的首要救护措施是
　　A. 给予高浓度吸氧
　　B. 胸外心脏按压
　　C. 气管插管或气管切开
　　D. 置人工呼吸器
　　E. 立即松解或剪开颈部的扼制物

9-27 窒息病人抢救时应采取下列哪种体位
　　A. 患侧卧位
　　B. 健侧卧位
　　C. 半坐卧位
　　D. 头低足高俯卧位
　　E. 平坐卧位

9-28 进入有害气体的场所作业时,作业人员为防止窒息,必须使用
　　A. 防尘口罩　　B. 防毒面具
　　C. 重型防化服　D. 防护手套
　　E. 正压呼吸器

9-29* 下列一般不会出现"有窒息危险"护理诊断的疾病是
　　A. 支气管扩张　B. 高血压病
　　C. 二尖瓣狭窄　D. 肺结核大咯血
　　E. 小儿肺炎

9-30 下列哪项不属于气道完全阻塞所致的窒息表现
　　A. 张口瞪目　　B. 面色灰暗青紫
　　C. 不能说话　　D. 即刻意识丧失
　　E. 呼吸停止

9-31 一般不会出现急性胸痛的疾病是
　　A. 急性冠脉综合征　B. 肺栓塞
　　C. 主动脉夹层　　　D. 肝囊肿
　　E. 自发性气胸

9-32 非心源性胸痛是指
　　A. 主动脉夹层
　　B. 心脏压塞
　　C. 心脏挤压伤
　　D. 急性冠脉综合征
　　E. 急性肺栓塞

9-33 若突发胸痛部位在胸骨中上段后方,并向左肩部放射,最可能的疾病为
　　A. 食管疾病　　B. 急性心肌梗死
　　C. 胸膜炎症　　D. 肋间神经病变
　　E. 肋骨骨折

9-34* 下列有关主动脉夹层胸痛的叙述中错误的是
　　A. 先为阵发性剧痛
　　B. 疼痛呈搏动样、撕裂样
　　C. 后为无痛潜伏期
　　D. 疼痛部位常位于前胸部和后背
　　E. 疼痛呈游走性提示夹层范围在缩小

9-35 肺栓塞引起的急性疼痛不包括下列哪项
　　A. 胸痛　　　　B. 上腹痛
　　C. 头痛　　　　D. 颈痛
　　E. 肩痛

9-36 主动脉夹层破入心包引起心脏压塞出现的贝氏三联征是指
　　A. 颈静脉怒张、脉压减小、心音低钝遥远
　　B. 颈静脉怒张、脉压变大、心音低钝遥远
　　C. 颈静脉怒张、肝大、肝颈静脉反流征（+）
　　D. 颈静脉怒张、舒张期奔马律、心音分裂
　　E. 颈静脉怒张、二尖瓣开放拍击音、心音增强

9-37* 挽救急性胸痛病人生命,提高诊治准确性的关键在于
　　A. 早期识别　　B. 用进口药
　　C. 早期隔离　　D. 心理疏导
　　E. 早期预防

9-38* 我国许多大型医院都组建了胸痛中心,

其最主要的目的是
A. 改变病人以往的传统诊疗模式
B. 减少病人和陪同者排队时间
C. 减少病人院内诊治时间的延误
D. 减少误诊、漏诊和过度治疗
E. 减轻病人和家属的经济负担

9-39 下列哪项不属于严重的心律失常
A. 室性心动过速,发作时伴晕厥、休克或左心衰竭
B. 频率在230次/分以上的单形性室性心动过速
C. 室性心动过速有发展成心室扑动或心室颤动的趋势
D. 特发性心室扑动或心室颤动
E. 阵发性室上性心动过速

9-40 严重心律失常可引起
A. 中毒性休克　　B. 心源性休克
C. 过敏性休克　　D. 失血性休克
E. 神经源性休克

9-41 心室颤动时脉搏的特点是
A. 快而不规则　　B. 脉搏短促
C. 慢而不规则　　D. 与心律不一致
E. 消失、摸不到

9-42 下列最易引起阿-斯综合征的情况是
A. 阵发性室上性心动过速
B. Ⅲ度房室传导阻滞
C. 非阵发性室性心动过速
D. 心房扑动伴2∶1传导
E. 心房颤动

9-43 关于Ⅲ度房室传导阻滞的心电图,下列哪项叙述是错误的
A. P波与QRS波无关
B. 通常心室率高于心房率
C. QRS波之间有规律
D. P波之间有规律
E. 通常心房率高于心室率

9-44* 下列哪项心电图表现是确诊室性心动过速的最重要依据
A. R-R间期绝对规则

B. P-R间期递增
C. 可见心室夺获与室性融合波
D. P波与QRS波群无固定关系
E. V_1必须呈rSR'型

9-45 心室扑动的主要诊断条件是
A. P波消失,以f波代之
B. QRS波时限<0.12 s
C. 可见心室夺获
D. P-QRS-T波消失,节律规则的宽大畸形的波幅,频率在200~250次/分
E. 常见室性融合波

9-46 心室颤动的主要判断条件是
A. QRS波时限<0.12 s
B. P波消失
C. QRS波与T波不规则
D. 心室律绝对不规则
E. QRS波和T波完全消失,代之以形状大小各异、极不规则的颤动波,频率在250~500次/分

9-47* 治疗尖端扭转型室性心动过速时不宜选用下列哪种药物
A. 普罗帕酮　　B. 普萘洛尔
C. 利多卡因　　D. 镁盐
E. 异丙肾上腺素

9-48* 下列哪项有助于室性心动过速与室上性心动过速的鉴别
A. 心室率160次/分以上
B. 心脏增大
C. 心电图QRS波宽大畸形
D. 心电图示心室夺获及室性融合波
E. 以往曾有室性期前收缩

9-49* 预防严重心律失常最主要的措施是
A. 保证充足睡眠　B. 保持良好心态
C. 注意劳逸结合　D. 备齐应急药品
E. 维持标准体重

9-50* 按照发病机制可以将急性腹痛分为
A. 内脏性腹痛、躯体性腹痛和感应性腹痛

B. 即刻致命性腹痛、延误致命性腹痛
C. 炎症性腹痛、穿孔性腹痛和梗阻性腹痛
D. 一般性腹痛、特殊性腹痛
E. 躯体性腹痛、内脏性腹痛和牵涉痛

9-51 下列有关急性腹痛的处理中不正确的是
A. 详细了解病人腹痛的特点
B. 严密观察急性腹痛的演变情况
C. 剧烈腹痛未明确诊断前应先禁食
D. 急腹症可采用腹部热敷缓解疼痛
E. 协助采取有利于减轻疼痛的体位

9-52 下列哪项不是急性真性内脏痛的特点
A. 定位模糊
B. 性质多为钝痛或绞痛
C. 疼痛呈持续性
D. 不伴有局部皮肤感觉过敏
E. 由腹部脏器病变导致的腹痛

9-53* 下列哪项导致的急性真性腹痛是由腹腔脏器血管病变引起的
A. 脾梗死　　　B. 大网膜扭转
C. 盆腔炎　　　D. 卵巢破裂
E. 胃穿孔

9-54* 下列哪项可引起急性假性腹痛
A. 异位妊娠破裂　B. 铅中毒
C. 腹主动脉夹层　D. 肠梗阻
E. 出血坏死性肠炎

9-55 急性全腹痛主要见于
A. 急性胆囊炎　　B. 脾周围炎
C. 急性阑尾炎　　D. 急性菌痢
E. 急性出血坏死型胰腺炎

9-56 即刻致命性急性腹痛大多由下列哪类疾病所致
A. 呼吸系统疾病　B. 代谢性疾病
C. 血液系统疾病　D. 循环系统疾病
E. 神经系统疾病

9-57 致命性急性腹痛的救治不包括下列哪项措施
A. 立即就地休息

B. 采取头低足高位
C. 尽量放松全身
D. 测量血压和脉搏
E. 拨打120急救电话

9-58* 延误致命性腹痛的常见代表性疾病是
A. 急腹症　　　B. 主动脉夹层
C. 重症肺梗死　D. 心室颤动
E. 急性心肌梗死

9-59* 大多数情况下护士对急腹症病人需要立即采取的措施是
A. 建立静脉通路　B. 使用止痛药物
C. 安置胃肠减压　D. 迅速热敷
E. 紧急外科手术

9-60* 急性腹痛的预防措施关键在于
A. 均衡饮食　　B. 劳逸结合
C. 适量运动　　D. 根治原发病
E. 戒烟、限酒

9-61* 短期内我国糖尿病患病率增加的原因，下列哪项除外
A. 老龄化　　　B. 生活方式改变
C. 城市化　　　D. 超重比例下降
E. 饮食结构改变

9-62* 糖尿病酮症酸中毒昏迷可能与下列哪种物质代谢异常关系密切
A. 丙酮　　　　B. 乙酰乙酸
C. 盐酸　　　　D. β-羟丁酸
E. 果酸

9-63 引起糖尿病酮症酸中毒的主要原因是
A. 血糖过高,渗透性利尿、脱水所致
B. 肾小球硬化致肾衰竭
C. 大量脂肪酸经β氧化生成酮体过多
D. 呕吐、厌食引起脱水所致
E. 蛋白质分解加速,产生过多酸性物质

9-64* 轻度酮症酸中毒的判断标准是
A. 无酮症,无酸中毒
B. 有酮症,无酸中毒
C. 有酮症,有酸中毒
D. 有酮症、酸中毒和昏迷

E. 有酮症且二氧化碳结合力（CO_2CP）＜10 mmol/L

9-65* 重度糖尿病酮症酸中毒病人脱水量超过体重多少时可发生循环衰竭
A. 5%　　　B. 10%
C. 15%　　　D. 30%
E. 50%

9-66 下列哪项不符合糖尿病酮症酸中毒病人的实验室检查结果
A. 血糖多为 16.7～33.3 mmol/L
B. 血酮体＞4 mmol/L
C. 血浆 CO_2CP 降低 30%
D. 尿酮体（＋）
E. 血浆 pH 值＞7.35

9-67* 鉴别是不是 Somogyi 现象的最佳方法是
A. 晚餐前测血糖
B. 夜间多次测血糖
C. 测晚餐后 2 小时血糖
D. 白天多次测血糖
E. 测早餐前空腹血糖

9-68 目前我国将糖尿病病人糖化血红蛋白的控制标准定为
A. ＜6.5%　　　B. ＜7.5%
C. ＜8.5%　　　D. ＜10%
E. ＜9.5%

9-69 下列哪项血糖监测结果可用于诊断糖尿病
A. 空腹血糖和睡前血糖
B. 空腹血糖和三餐前血糖
C. 空腹血糖和随机血糖
D. 空腹血糖和餐后 2 小时血糖
E. 凌晨 1～3 点的血糖

9-70* 血糖值有 2 种单位，其换算公式是
A. mg/dl÷18＝mmol/L；mmol/L×18＝mg/dl
B. mg/dl÷12＝mmol/L；mmol/L×12＝mg/dl
C. mg/dl÷8＝mmol/L；mmol/L×8＝mg/dl
D. mg/dl÷4＝mmol/L；mmol/L×4＝mg/dl
E. mg/dl÷2＝mmol/L；mmol/L×2＝mg/dl

9-71 下列最易导致低血糖昏迷的降糖药是
A. 格列本脲（优降糖）
B. 格列美脲（亚莫利）
C. 格列齐特（达美康）
D. 格列喹酮（糖适平）
E. 盐酸二甲双胍（格华止）

9-72 产生抗药性最强的胰岛素是
A. 人胰岛素　　　B. 赖脯胰岛素
C. 牛胰岛素　　　D. 门冬胰岛素
E. 猪胰岛素

9-73 抢救体重约 50 kg 糖尿病酮症酸中毒的病人时，胰岛素用量为
A. 4～6 u/h　　　B. 8～12 u/h
C. 12～16 u/h　　　D. 16～24 u/h
E. 24～36 u/h

9-74 高血糖症、酮症酸中毒病人在纠正血糖和酸中毒后容易出现
A. 高钾血症　　　B. 低钾血症
C. 高钠血症　　　D. 低钠血症
E. 高钙血症

9-75 下列哪项处理在糖尿病治疗过程中可预防发生反应性高血糖（即 Somogyi 现象）
A. 减少饮食中总热量
B. 增加胰岛素剂量
C. 减少胰岛素剂量
D. 加用双胍类药物
E. 减少碳水化合物摄入

9-76 糖尿病酮症酸中毒的主要治疗方法是
A. 应用中枢兴奋剂和胰岛素，纠正酸中毒
B. 应用中枢兴奋剂和胰岛素，口服降血糖药
C. 补充体液和电解质，纠正酸中毒，应用胰岛素
D. 纠正酸中毒，应用胰岛素

E. 纠正酸中毒,补充体液和电解质

9-77 下列哪项是高渗性昏迷的临床特点
A. 一般无意识障碍和脱水
B. 多见于老年2型糖尿病病人
C. 多食、多饮、多尿明显
D. 尿糖强阳性,尿酮强阳性
E. 起病急骤,有嗜睡、幻觉等

9-78* 下列哪项检查符合高渗性昏迷的诊断
A. 阴离子间隙增大
B. CO_2CP 升高
C. 尿糖阴性
D. 血糖 11.1 mmol/L
E. 血清钠 155 mmol/L

9-79 下列高渗性昏迷的治疗措施中哪项正确
A. 须静脉滴注低渗盐水
B. 大剂量胰岛素静脉滴注
C. 血糖<13.9 mmol/L 时,改用糖盐水
D. 迅速补碱
E. 大量补液加小剂量胰岛素静脉滴注

9-80 低血糖一般是指
A. 全血的血糖降低
B. 血浆的血糖降低
C. 动脉血的血糖降低
D. 细胞内的血糖降低
E. 静脉血的血糖降低

9-81 器质性低血糖最常见的原因是
A. 胰岛素及口服降糖药过量导致药源性低血糖
B. 胰岛素瘤
C. 肝源性低血糖
D. 特发性功能性低血糖
E. 长期饥饿、慢性腹泻

9-82 不属于低血糖症状的是
A. 语言迟钝   B. 皮肤多汗
C. 饥饿感   D. 肌肉颤抖
E. 心动过缓

9-83* 评价低血糖症时,常用的诱发试验是
A. C 肽释放试验
B. 葡萄糖耐量试验
C. 胰岛素释放指数
D. C 肽抑制试验
E. 饥饿试验

9-84 接受药物治疗的糖尿病病人的血浆血糖低于多少即为低血糖
A. 2.8 mmol/L   B. 3.9 mmol/L
C. 4.8 mmol/L   D. 5.6 mmol/L
E. 7.7 mmol/L

9-85* Whipple 三联征病人的血糖为
A. <2.8 mmol/L   B. <3.9 mmol/L
C. <5.3 mmol/L   D. <6.1 mmol/L
E. <7.0 mmol/L

9-86 低血糖的症状除外下列哪项
A. 出汗、紧张、饥饿
B. 口服糖水或进餐无效
C. 48 小时饥饿试验可诱发
D. 严重者静脉输葡萄糖溶液可缓解
E. 发作时血糖<2.8 mmol/L,伴有血浆胰岛素≥36 pmol/L

9-87 在防治低血糖症时,以下说法正确的是
A. 纠正导致低血糖症的各种潜在因素
B. 不必做任何处理
C. 尽量劝病人戒烟、多饮酒
D. 不必送医院急诊
E. 迅速进行透析治疗

9-88 脑卒中是下列哪种疾病的学名
A. 脑梗死   B. 脑中风
C. 脑出血   D. 脑栓塞
E. 脑水肿

9-89 一般来说女性脑卒中的发病率
A. 高于男性   B. 低于男性
C. 等于男性   D. 很少发病
E. 几乎没有

9-90 脑卒中最主要的独立危险因素是
A. 长期吸烟   B. 高脂血症
C. 高血糖症   D. 高尿酸血症

E. 高血压病

9-91 下列哪种疾病是我国第一死亡原因和成年人残疾的首要原因
A. 脑卒中
B. 冠心病
C. 急性呼吸窘迫综合征(ARDS)
D. 颅内出血
E. 短暂脑缺血发作

9-92 脑卒中分几型
A. 6型   B. 5型
C. 4型   D. 3型
E. 2型

9-93 脑卒中最常见的预兆为
A. 头晕   B. 恶心、呕吐
C. 肢体无力   D. 一过性黑矇
E. 意识障碍

9-94* 下列哪项不是颈内动脉卒中的表现
A. 一般可无症状
B. 单眼一过性黑矇
C. 耳鸣、复视
D. 偶见永久性失明
E. 颈动脉搏动减弱

9-95 脑干椎基底动脉闭塞的主要症状是
A. 眩晕   B. 复视
C. 猝倒   D. 共济失调
E. 偏盲

9-96 脑卒中病人的运动功能障碍是指
A. 瘫痪、共济失调和不自主运动
B. 瘫痪、失语、肌张力增高
C. 瘫痪、共济失调和意识模糊
D. 瘫痪、眩晕、定向力障碍
E. 瘫痪、共济失调和感觉倒错

9-97 目前公认最有效的脑卒中救治方法是
A. 中药治疗   B. 物理疗法
C. 溶栓治疗   D. 康复治疗
E. 针灸疗法

9-98* 脑梗死后0~4.5小时应采取
A. 手术治疗   B. 介入疗法
C. 动脉溶栓   D. 静脉溶栓

E. 机械取栓

9-99* 下列哪种是脑卒中后抗血小板治疗的药物
A. 降纤酶   B. 巴曲酶
C. 安克洛酶   D. 尿激酶
E. 氯吡格雷

9-100 降低脑卒中发生的关键是
A. 早发现   B. 早预防
C. 早治疗   D. 早隔离
E. 服用保健品

9-101* 卒中单元的核心工作人员不包括
A. 医生
B. 物理治疗师、职业治疗师
C. 专科护士
D. 语言训练师和社会工作者
E. 病人家属

9-102* 关于卒中单元的描述,下列哪项是错误的
A. 专门为卒中病人提供治疗、康复、训练和健康指导
B. 将卒中的急救治疗、护理及康复有机地融为一体
C. 使病人得到及时、规范的诊断和治疗
D. 是住院卒中病人的康复护理模式
E. 属于能提高疗效的组织系统

9-103* 非卒中单元的护士需提供的护理,除外下列哪项
A. 溶栓治疗
B. 语言和肢体功能的康复
C. 心理支持
D. 并发症的预防
E. 健康指导

✍ A2型单项选择题(9-104~9-123)

9-104 病人,男性,43岁。因感冒后出现发热、咳嗽1周,右胸隐痛3天来院就诊。体格检查:体温38.8℃;右肺呼吸音减弱。该病人最可能的诊断是

A. 气胸　　　　B. 胸膜炎
C. 哮喘　　　　D. 肺栓塞
E. ARDS

9-105* 病人,女性,56岁。劳动后突然出现左侧胸部绞痛伴咯血、呼吸困难,自行含服硝酸甘油后未能缓解,急诊入院。体格检查:血压110/70 mmHg;口唇发绀,双肺未闻及明显干、湿啰音。该病人最可能发生
A. 肺梗死　　　B. 中毒性肺炎
C. 心绞痛　　　D. 支气管扩张
E. 急性心肌梗死

9-106 病人,男性,68岁。反复咳嗽、咳痰、气喘30年,近期因感冒再次引发上述症状,咳黄色脓痰。体格检查:口唇发绀,双肺可闻及干、湿啰音,双下肢水肿。该病人最可能的诊断是
A. 急性肺水肿　B. 重症哮喘
C. 自发性气胸　D. 大叶性肺炎
E. 肺源性心脏病并发右心衰竭

9-107 病人,男性,40岁。因受凉后寒战、发热6天,意识障碍1天来院就诊。体格检查:血压80/50 mmHg;昏睡状,口唇发绀,右肺可闻及管状呼吸音。该病人最可能的诊断是
A. 心源性休克　B. 感染性休克
C. 过敏性休克　D. 神经源性休克
E. 创伤性休克

9-108 病人,女性,27岁。呼气性呼吸困难14年,今天在上班途中突然再发,且伴有明显哮鸣音。该病人最可能的疾病是
A. 支气管哮喘　B. 阻塞性肺气肿
C. 重症肺结核　D. 肺源性心脏病
E. 支气管扩张

9-109* 病人,男性,19岁。今天上体育课时突然发生右侧胸痛,呼吸时加重并伴呼吸困难。体格检查:血压110/75 mmHg;右肺呼吸音消失。该病人最可能的疾病是

A. 急性肺栓塞　B. 胸腔积液
C. 自发性气胸　D. 呼吸衰竭
E. 运动性哮喘

9-110 病人,男性,45岁。患支气管扩张,最近因劳累上午起床后出现大咯血,突然呼吸困难、胸闷、烦躁不安、大汗淋漓、颜面发绀、张口瞪目。提示出现了下列哪种情况
A. 失血性休克　B. 气胸
C. 继发性感染　D. 窒息
E. 胸膜破裂

9-111 病人,女性,37岁。因肺结核大咯血入院。护士在观察病情时,认为最危险的并发症是
A. 窒息　　　　B. 肺部感染
C. 肺不张　　　D. 中毒性休克
E. DIC

9-112 病人,男性,34岁。咯血约300 ml,突然中断,呼吸极度困难,喉部有痰鸣音,表情恐怖,两手乱抓。护士首先应该采取的措施是
A. 立即通知医生　B. 给予氧疗
C. 建立静脉通路　D. 气管插管
E. 清除呼吸道积血

9-113 病人,女性,48岁。突然发生不明原因的面色苍白、出冷汗、呼吸困难、胸痛、咳嗽等症状,在送往医院途中死亡。病人临床表现属于下列哪种情况
A. 猝死
B. 急性心源性休克
C. 肺梗死
D. 急性肺源性心脏病
E. 主动脉夹层破裂

9-114 病人,男性,78岁。急性心肌梗死,心电图检查示P-QRS-T波波形消失,出现大小不等、极不匀齐的低小波。该病人的心电图结果提示为
A. 室性期前收缩　B. 心房颤动
C. 心室颤动　　　D. 心房扑动

E. 房性期前收缩

9-115 病人,女性,19岁。患重症病毒性心肌炎,心电图检查示正常的P-QRS-T波波形基本消失,无法分清QRS波及T波,节律为基本规整的宽大畸形的波幅,频率200~250次/分。该病人符合下列哪项心电图诊断

A. 窦性心动过速
B. 心房颤动
C. 心室扑动
D. Ⅲ度房室传导阻滞
E. 室性期前收缩

9-116* 病人,女性,54岁。有心肌梗死病史,护士巡视病房时病人自诉心慌、胸闷,听诊心率160次/分、律齐,继后意识不清。心电示波监护仪荧光屏上突然出现完全不规则的大波浪状曲线,且QRS波和T波消失。下列哪项处理措施不妥

A. 立即通知医生   B. 备齐急救药品
C. 胸外心脏按压   D. 迅速气管插管
E. 建立静脉通路

9-117 病人,男性,59岁。上腹痛13年,餐后痛,服药有效。近3个月来,腹痛变为无规律,食欲减退,今天起床后突然发生剧烈腹痛,疼痛开始于上腹部,呈刀割或烧灼样,阵发性加重,急送医院。病人最有可能的医疗诊断是

A. 胃溃疡并发出血
B. 胃溃疡并发穿孔
C. 胃溃疡合并胃炎
D. 胃溃疡并发癌变
E. 胃溃疡活动期

9-118* 病人,男性,32岁。晚上吃烧烤、喝啤酒,凌晨1点30分突发上腹痛且难以忍受,无呕吐,来院急诊。既往体健。体格检查:剑突下压痛阳性,余无异常。血常规、肝功能、肾功能、血糖、血钾、血淀粉酶均正常,肝、胆、胰、脾彩超检查未见明显异常,心电图示窦性心率。该病人的初步诊断是

A. 急性肠炎   B. 急性胰腺炎
C. 急性胃炎   D. 急性肠梗阻
E. 急性胆囊炎

9-119 病人,女性,69岁。糖尿病病史10年,近2个月感觉双足趾端麻木、下肢皮肤针刺样疼痛,伴尿失禁、无汗,来院就诊。体格检查:消瘦,营养欠佳,双手骨间肌萎缩,肌力Ⅳ级。空腹血糖14.5 mmol/L,血酮(一)。下列诊断哪项是正确的

A. 糖尿病并发脑血管意外
B. 糖尿病神经病变
B. 糖尿病视网膜病变
D. 糖尿病肾脏病变
E. 糖尿病心肌病变

9-120 病人,女性,53岁。发现血糖升高13年,血糖控制欠佳1个月。入院时空腹血糖21.7 mmol/L,给予胰岛素泵治疗3天,夜间有出汗及心悸发作,空腹血糖均在12.6 mmol/L以上。考虑病人为

A. Whipple三联征
B. 成人隐匿性自身免疫性糖尿病
C. 妊娠期糖尿病
D. Somogyi现象
E. 青少年发病的成人型糖尿病

9-121* 病人,男性,55岁。反复心悸、出汗5年,反应迟钝伴精神不集中1年。入院后多次查血糖在1.8~2.6 mmol/L。首先考虑的疾病及辅助检查是

A. 低血糖症,查肝功能除外肝源性低血糖症
B. 低血糖症,查胰岛素水平除外胰岛素瘤
C. 低血糖症,查胰岛素抗体除外胰岛素自身免疫综合征
D. 低血糖症,行诱发试验除外高胰岛素血症

E. 低血糖症,行CT检查除外肿瘤

9-122 病人,女性,72岁。患有糖尿病40余年,长期应用二甲双胍治疗。最近半年感视物模糊、全身乏力明显加重,估计病人出现了下列哪项并发症
A. 心肌梗死　　B. 视网膜病变
B. 脑血栓形成　D. 周围神经炎
E. 眼内感染

9-123* 病人,男性,35岁。反复出现清晨不易唤醒3年,饮糖水后可缓解。初步诊断为胰岛素瘤。实验室检查可发现
A. 胰岛素释放指数升高
B. 饥饿试验阴性
C. 低血糖伴促肾上腺皮质激素升高、皮质醇下降
D. 空腹低血糖伴肝功能异常
E. 餐前有低血糖表现,餐后血糖升高、胰岛素峰值延迟

A3型单项选择题(9-124～9-145)

(9-124～9-125共用题干)

病人,男性,54岁。因发热、呼吸困难2周,呼吸困难加重3天来院急诊。体格检查:体温39.8℃,脉搏106次/分,呼吸38次/分,血压160/96 mmHg;喘息状,口唇发绀,双肺呼吸音减弱,可闻及散在的湿啰音;心律齐,无杂音;腹部和神经系统未见明显异常。医生即刻给病人做实验室及其他检查,诊断为ARDS。

9-124 急诊科护士为该病人进行氧疗时,最主要的方法是
A. 保护性机械通气
B. 低流量、低浓度给氧
C. 乙醇湿化吸氧
D. 一律采用面罩给氧
E. 高流量吸氧

9-125* 护士在给病人氧疗过程中,出现下列哪种情况意味着氧疗有效
A. 心率加快　　B. 呼吸困难缓解
C. 发绀加重　　D. 意识障碍加重

E. 呼吸过度表浅

(9-126～9-128共用题干)

病人,男性,16岁。因胸闷、气促伴发热2周赴院诊治。病人2周前参加马拉松长跑后出现胸闷、气促伴发热,未引起重视,在家休息一段时间后气促稍有好转,就去上学。体育课跑步时再次出现胸闷、气促,伴心悸、大汗、面色苍白,急送医院。CT检查提示肺栓塞。

9-126 急性期的主要治疗方法
A. 对症治疗　　B. 手术治疗
C. 氧气疗法　　D. 一般处理
E. 溶栓治疗

9-127 列出病人最突出的护理诊断
A. 体温过高　　B. 气体交换受损
C. 知识缺乏　　D. 活动无耐力
E. 体液不足

9-128 遵医嘱进行溶栓治疗时,护士应重点观察病人的下列哪项变化
A. 体温　　　　B. 瞳孔
C. 出血　　　　D. 血压
E. 呕吐

(9-129～9-130共用题干)

病人,男性,41岁。曾因反复咯血10余年,赴院诊断为支气管扩张。最近2天因咯血严重而入院。因工作繁忙,住院期间请假,被医生和护士制止。今天一早自作主张外出去单位,半途中出现大咯血,继之气促、胸闷、烦躁不安、大汗淋漓、颜面青紫、昏倒在地,被人送往医院。

9-129 估计病人出现了什么问题
A. 癫痫　　　　B. 出血
C. 惊厥　　　　D. 窒息
E. 脱水

9-130 引起该问题的主要原因是什么
A. 大咯血　　　B. 呼吸困难
C. 严重发绀　　D. 反复抽搐
E. 意识障碍

(9-131～9-132共用题干)

病人,男性,64岁。剧烈背痛及腹痛1小

时,家属赶到家时,病人突然晕厥,小便失禁。病人有高血压病病史。

9-131 对该病人的初步诊断是
A. 急性肺栓塞
B. 急性冠脉综合征
C. 急性腹膜炎
D. 张力性气胸
E. 主动脉夹层

9-132 护士在为该病人进行护理时,重点应做好
A. 按时给药护理 B. 随时抢救准备
C. 介入治疗准备 D. 胸痛缓解情况
E. 关注辅助检查结果

(9-133~9-135 共用题干)

病人,男性,57岁。有高血压病和心绞痛病史18年,近3年胸痛发作频繁,休息或含服硝酸甘油效果欠佳。今天和家人发生争吵后,突然胸骨后疼痛数分钟,即刻躺下休息并口含硝酸甘油不能缓解,伴大汗送院急诊。

9-133 估计该病人患下列哪种疾病
A. 心绞痛   B. 主动脉夹层
C. 心律失常   D. 急性心肌梗死
E. 心力衰竭

9-134 护士应首先安排病人做下列哪项检查
A. 体格检查   B. 抽血检查
C. 心电图检查 D. 留痰检查
E. 三大常规检查

9-135 列出病人最突出的护理诊断
A. 疼痛:胸痛   B. 体液不足
C. 活动无耐力 D. 恐惧
E. 潜在并发症:心律失常等

(9-136~9-137 共用题干)

病人,女性,37岁。在单位上班时突然感到胸闷、心悸、头和颈部发胀及跳动感,由同事陪同到医院急诊。体格检查:脉搏160次/分,血压110/70 mmHg,心电图示规则的QRS波、心动过速。既往有冠心病病史,且曾植入1个支架。

9-136 首选的抗心律失常药物为

A. 胺碘酮   B. 奎尼丁
C. 苯妥英钠   D. 普罗卡因胺
E. 利多卡因

9-137 待病人病情稳定后,护士应做好病人的健康宣教,下列叙述哪项不妥
A. 生活要有规律
B. 根据病情可自行增减药物
C. 注意劳逸结合
D. 避免过多摄入浓茶和咖啡
E. 保证充足睡眠

(9-138~9-139 共用题干)

病人,女性,58岁。今天上午和邻居打架后开始上腹疼痛,逐渐发展到全腹痛,伴有头晕、出冷汗。恶心、呕吐、面色苍白、四肢凉。体格检查:脉搏120次/分,血压80/40 mmHg。有慢性乙型肝炎和肝硬化病史。

9-138 可能性较大的医疗诊断为
A. 消化性溃疡出血
B. 卵巢囊肿蒂扭转
C. 腹主动脉瘤破裂出血
D. 急性坏死型胰腺炎
E. 肝癌结节破裂出血

9-139 下列哪项检查可以确诊
A. 血常规   B. 直肠指检
C. 血液生化   D. B超
E. X线

(9-140~9-141 共用题干)

病人,男性,35岁。多食、多饮、多尿1个月,无明显体重下降,未予重视,也未做任何处理,今天凌晨3点突然出现上腹痛,为绞痛,向背部放射,伴有恶心、呕吐,呕吐为非喷射状,呕吐物为胃内容物、非咖啡色、有少许血丝,胸闷,无胸痛。上午8点由家人送至医院急诊。检测血糖21.25 mmol/L,血酮体9 mmol/L,尿酮体(＋)。

9-140 估计病人出现了什么情况
A. 糖尿病酮症酸中毒
B. 肝、脾破裂出血
C. 急性坏死出血型胰腺炎

D. 肠易激综合征
E. 高血糖、高渗状态

9-141* 护士为病人进行补液时,下列操作中不妥的是
A. 先输入 0.45% 低渗盐水
B. 补液速度宜先快后慢
C. 补液量按病人体重(kg)的 10% 估算
D. 建立 2 条静脉通路补液
E. 随时观察补液后的不良反应

(9-142～9-143 共用题干)
病人,男性,15 岁。患有 1 型糖尿病。某天运动后出现低血糖反应昏倒在地,有过路人将其送至医院急诊。

9-142 应立即测定的实验室检查项目是
A. 血糖　　　B. 血钾
C. 血常规　　D. 血肌酐
E. 血尿酸

9-143 该病人潜在的护理诊断是
A. 呼吸衰竭　　B. 酮症酸中毒
C. 肝性脑病　　D. 永久性脑损害
E. 急性肾衰竭

(9-144～9-145 共用题干)
病人,女性,73 岁。今天上午起床时突然歪倒在厨房,神志逐渐不清,口角歪斜,左侧肢体抬不起,不能活动,被女儿急送医院急诊科。既往有高血压病病史数年。

9-144 估计病人患什么疾病
A. 脑血栓形成
B. 蛛网膜下腔出血
C. 脑栓塞
D. 短暂脑缺血发作
E. 脑出血

9-145 即刻的救治护理措施不包括
A. 评价病情变化
B. 保持呼吸道通畅
C. 建立静脉通路
D. 加强心电监护
E. 准确留取标本

A4 型单项选择题(9-146～9-169)

(9-146～9-151 共用题干)
病人,男性,38 岁。原有支气管哮喘病史,最近因感冒导致哮喘发作,呼吸困难,有发绀,神志清醒。

9-146 该病人属于下列哪种呼吸困难
A. 抽泣样　　B. 吸气性
C. 表浅性　　D. 呼气性
E. 混合性

9-147* 该病人发生呼吸困难的主要机制是
A. 红细胞携氧量减少
B. 肺淤血和肺泡弹性降低
C. 颅内压升高和脑供血减少
D. 肺通气和换气功能障碍
E. 体循环淤血使呼吸运动受限

9-148 评估该病人呼吸困难的表现,下列叙述哪项不符
A. 呼气费力　　B. 呼气缓慢
C. 有三凹征　　D. 伴哮鸣音
E. 呼气时间延长

9-149 若处理病人不及时,形成十分严重的哮喘发作,听诊无哮鸣音。提示出现了
A. 扁平胸　　B. 寂静胸
C. 桶状胸　　D. 串珠胸
E. 漏斗胸

9-150 病人最突出的护理诊断是
A. 清理呼吸道无效
B. 睡眠型态紊乱
C. 低效性呼吸型态
D. 舒适改变
E. 气体交换受损

9-151 即刻最首要的护理措施是
A. 心电监护　　B. 氧气疗法
C. 留取标本　　D. 建立静脉通路
E. 病情观察

(9-152～9-159 共用题干)
病人,女性,68 岁。有高血压病、脑梗死病史,平时用餐速度较快,某日下午 13 点,女儿买

来馄饨,因病人较饿就在床上用餐,突然被馄饨中的菜叶堵塞了呼吸道,即刻出现呼吸困难、口唇发绀、大汗淋漓等表现。

9-152 估计该病人出现了什么问题
A. 休克　　　　B. 肺炎
C. 咯血　　　　D. 气胸
E. 窒息

9-153* 关于家庭急救措施,一般不会采取下列哪项
A. 头低足高　　B. 刺激咽喉
C. 拍打背部　　D. 气管插管
E. 电话呼叫120

9-154* 该病人是因什么原因造成的窒息
A. 噎食　　　　B. 中毒
C. 误吸　　　　D. 扼颈
E. 炎症

9-155* 噎食引起的窒息多发生于下列哪类人
A. 青壮年　　　B. 精神病人
C. 成年人　　　D. 老年女性
E. 少年儿童

9-156 造成该病人噎食的主要原因是
A. 脑梗死,吞咽反射迟钝,吞咽动作不协调
B. 牙齿残缺不全,咀嚼功能不良,食物不易咬碎嚼烂
C. 用餐时癫痫抽搐大发作,致咽喉肌运动失调所致
D. 进餐时特别兴奋,谈笑风生、心不在焉引起噎食
E. 服药发生锥体外系不良反应,出现吞咽肌运动不协调

9-157 责任护士对病人的护理评估除外下列哪项
A. 吞咽功能　　B. 注意疾病诊断
C. 饮食习惯　　D. 书写护理病历
E. 家属认知

9-158* 责任护士对该病人的健康教育重点在于下列哪项
A. 注意食物的选择

B. 注意进餐时的体位
C. 注意用餐的速度
D. 进行心理疏导
E. 注意用餐的时段

9-159* 下列哪项检查可用于呼吸道异物的排除
A. 直腿抬高试验(straight leg raising test)
B. 胫骨摩擦试验(tibial friction test)
C. 颈部试验(neck test)
D. 侧向挤压试验(lateral extrusion test)
E. 海姆利希手法(heimlich maneuver)

(9-160~9-164 共有题干)

病人,男性,59岁。有原发性高血压病病史,傍晚突发胸背及上腹部撕裂样疼痛,难以忍受。病人焦虑不安、大汗淋漓、面色苍白、心率加速,血压增高。

9-160 估计该病人患下列哪种疾病
A. 胸膜间皮瘤　　B. 急性肺栓塞
C. 主动脉夹层　　D. 食管破裂
E. 张力性气胸

9-161* 该病人发生此病的主要机制是
A. 高血压使动脉壁弹力纤维发生囊性变性或坏死
B. 严重胸部外伤可引起主动脉峡部撕裂
C. 先天性主动脉缩窄所继发的高血压
D. 医源性损伤导致的主动脉夹层
E. 多发性结节性动脉炎

9-162 对于该病人可做的辅助检查不包括下列哪项
A. 胸部X线
B. 动脉造影
C. CT
D. 体格检查
E. 心电图

9-163 急救处理措施可除外下列哪项
A. 镇静　　　　B. 止血

C. 镇痛　　　D. 降压
E. 吸氧

9-164　列出该病人最突出的护理诊断
A. 紧张、焦虑　　B. 舒适改变
C. 活动无耐力　　D. 知识缺乏
E. 疼痛:胸痛

(9-165～9-169共用题干)

病人,男性,42岁。突发神志不清30分钟。糖尿病病史21年,视物模糊2年,持续蛋白尿,双下肢水肿。在家每天3次餐前皮下注射胰岛素12u。近2天无明显诱因常于半夜出现烦躁不安、饥饿、心悸、冷汗淋漓等症状,用餐后得以缓解,故未重视。今天午餐前病情加重,出现神志不清、呼之不应、时发抽搐,于今天下午13点30分,急来医院求治并收住院。

9-165* 该病人最可能出现的是下列哪种情况
A. 糖尿病低血糖昏迷
B. 尿毒症昏迷
C. 糖尿病酮症昏迷
D. 脑卒中昏迷
E. 高渗性昏迷

9-166 估计病人属于哪型糖尿病
A. 成人隐匿性自身免疫性糖尿病
B. 1型糖尿病
C. 妊娠期糖尿病
D. 2型糖尿病
E. 胰岛β细胞功能遗传缺陷引起的糖尿病

9-167* 病人出现了哪些并发症
A. 尿路感染、糖尿病肾病
B. 糖尿病足、急性心肌梗死
C. 糖尿病眼底病变和神经病变
D. 糖尿病肾病、糖尿病眼底病变
E. 糖尿病眼底病变、肾盂肾炎

9-168* 急诊入院后首先应检测的项目是
A. 尿糖
B. 糖化血红蛋白
C. 血糖
D. 葡萄糖耐量试验

E. 肾功能

9-169* 即刻应采取的救治措施是
A. 口服糖水
B. 小剂量胰岛素静脉滴注
C. 口服降糖药
D. 5%碳酸氢钠溶液静脉滴注
E. 50%葡萄糖溶液静脉注射

名词解释题(9-170～9-203)

9-170　吸气性呼吸困难
9-171　呼气性呼吸困难
9-172　混合性呼吸困难
9-173　肺源性呼吸困难
9-174　心源性呼吸困难
9-175　中毒性呼吸困难
9-176　神经性呼吸困难
9-177　肌病性呼吸困难
9-178　血源性呼吸困难
9-179　急性肺栓塞
9-180　窒息
9-181　病理性窒息
9-182　Heimlich手法
9-183　胸痛中心
9-184　急性冠脉综合征
9-185　主动脉夹层
9-186　急性胸痛
9-187　尖端扭转型室性心动过速
9-188　Valsalva动作
9-189　窄QRS波心动过速
9-190　无脉性室性心动过速
9-191　无脉性电活动
9-192　阿-斯综合征
9-193　急性腹痛
9-194　牵涉痛
9-195　出血性急腹痛
9-196　高血糖症
9-197　低血糖症
9-198　低血糖反应

9-199　Whipple 三联征
9-200　Somogyi 现象
9-201　脑卒中
9-202　卒中生存链
9-203　CPSS

✳ 简述问答题（9-204~9-237）

9-204　如何区别劳力性呼吸困难、夜间阵发性呼吸困难和端坐呼吸？
9-205　什么是矛盾呼吸？简述其治疗原则。
9-206　临床上采取哪些措施可以预防和降低肺栓塞的发生率和死亡率？
9-207　简述 ARDS 救治原则、处置要求和注意事项。
9-208　根据病因窒息可分为哪 3 类？
9-209　简述气道阻塞引起窒息的严重程度分级。
9-210　怎样为喉阻塞病人进行健康指导？
9-211　简述我国胸痛中心的现状与发展。
9-212　怎样对胸痛病人进行评估与判断？
9-213　临床上有哪些表现属于 ST 段抬高型心肌梗死（STEMI）的高危特征？
9-214　如何做好急性冠脉综合征的院前急救？
9-215　急性冠脉综合征的病人出现哪些情况应考虑采取早期有创干预措施？
9-216　急性主动脉夹层和急性肺栓塞的救治原则有何区别？
9-217　急性胸痛在没有明确病因前的即刻护理措施有哪些？
9-218　如何配合医生抢救心源性休克病人？
9-219　怎样为主动脉夹层病人做好健康指导？
9-220　什么是折返激动？形成折返激动的必要条件是什么？
9-221　对严重心律失常病人，怎样做好初步评估和进一步评估？
9-222　护士应怎样做好严重心律失常病人的即刻护理措施？
9-223　持续的快速性和缓慢性心律失常常会导致什么后果？
9-224　急诊护士接诊急性腹痛病人后重点应询问哪些情况？
9-225　请比较炎症性、穿孔性、梗阻性、出血性、缺血性、损伤性急腹痛的主要特点。
9-226　对病因未明的急性腹痛病人需警惕哪些情况？
9-227　怎样配合医生抢救酮症酸中毒病人？
9-228　为什么对糖尿病酮症酸中毒的病人要严密观察生命体征、尿量及有无心律失常、心力衰竭、脑水肿？
9-229　简述糖尿病高渗性非酮症性昏迷的发病机制。
9-230　高血糖高渗状态的病人出现哪些情况提示预后不良？
9-231　为什么要高度警惕未察觉低血糖症？
9-232　简述美国糖尿病协会对低血糖的分类。
9-233　如何抢救低血糖症病人？
9-234　一般脑卒中的病人有哪些症状和体征？
9-235　简述出血性脑卒中和缺血性脑卒中的救治原则。
9-236　简述脑卒中与高血压的关系。
9-237　简述目前研究发现脑卒中常见预兆表现的次序。

✳ 综合应用题（9-238~9-243）

9-238　病人，男性，60 岁。发热 1 周，因突发性呼吸困难，伴烦躁、焦虑、出汗等症状来院急诊。

体格检查：体温 39.9℃，脉搏 112 次/分，呼吸 38 次/分，血压 160/95 mmHg；喘息，口唇发绀；双肺呼吸音减弱，散在湿啰音；心律齐，无杂音；腹部未见明显异常；双下肢无水肿。

实验室检查：白细胞计数 $13×10^9/L$，血红蛋白 112 g/L,血小板计数 69×10^9/L;血气分析示 PaO_2 50 mmHg,$PaCO_2$ 30 mmHg,SpO_2 86%,HCO_3^- 23 mmol/L,SBE -3.4 mmol/L;面罩吸氧,FiO_2 50%。X 线胸片示双肺浸润性斑片影,以外周为重。医生诊断为 ARDS。

请解答:

(1) 列出该病人的护理诊断(3 个)。

(2) 护士接诊后,应配合医生采取哪些急救护理措施?

(3) 如何对该病人进行氧疗护理?

9-239 病人,男性,32 岁。反复心悸、气促 1 年,突然加剧 1 小时入院。心电图示 QRS 波不规则,心室率 142 次/分,P 波无法辨认。

请解答:

(1) 初步诊断为哪种心律失常?

(2) 根据病人情况,护士如何进行评估?

(3) 列出该病人的护理诊断。

(4) 应如何制订相应的护理措施?

9-240 病人,男性,46 岁。因突发胸痛 2 小时来院急诊。病人来诊前 2 小时于散步中突发心前区压榨样疼痛,非常剧烈、难以忍受,伴大汗,疼痛呈阵发性,最长持续 32 分钟,发作间歇胸痛可完全缓解。否认高血压、糖尿病病史。

体格检查:血压 85/55 mmHg(双侧肱动脉);神志清楚;心率 50 次/分,律齐,未及心脏杂音;双肺呼吸音清,未及干、湿啰音;四肢肢端暖。

心电图检查:Ⅲ、aVF 导联 ST 段弓背抬高 0.05 mV,$V_4\sim V_6$ 导联 ST 段下斜型压低 0.1~0.2 mV,窦性心律。

请解答:

(1) 根据病史和心电图应诊断什么疾病?为什么?

(2) 医生给予经皮冠状动脉介入治疗,护士应怎样做好术前护理?

(3) 列出该病人最突出的护理诊断。

9-241 病人,女性,39 岁。2 小时前突发胸闷,憋喘为主,无胸痛、咯血,急诊收住入院。约 15 天前因右股骨骨折在本院骨科手术治疗,病情好转后出院,回家卧床休养。

体格检查:血压 120/80 mmHg;神志清楚,精神萎靡,口唇发绀;双肺呼吸音偏低,未闻及干、湿啰音;心率 105 次/分,律齐,未闻及明显杂音;右下肢见手术瘢痕。

实验室及其他检查:D-二聚体:>20 mg/L;血气分析示 pH 7.425、PaO_2 65.2 mmHg、$PaCO_2$ 32.3 mmHg;心电图示窦性心动过速;胸部增强 CT 所示符合肺动脉栓塞表现。初步诊断:肺动脉栓塞、右股骨骨折术后。

请解答:

(1) 肺动脉栓塞急性期的治疗原则。

(2) 急性期抗凝治疗的目的。

(3) 采取哪些预防措施可以降低肺动脉栓塞的发生率和死亡率?

(4) 如何配合医生做好溶栓护理?

9-242 病人,女性,62 岁。糖尿病病史 12 年。社区医生给予口服格列美脲 4mg(1 次/天)、二甲双胍片 250 mg(3 次/天),血糖控制在 7 mmol/L 左右。主诉近几日睡前时有饥饿感,伴心悸、多汗。昨日半夜出现明显心悸、大汗、饥饿、颤抖、无力,来院急诊。留观期间,昼夜查 8 次血糖,发现其睡前(22 点)血糖 3.8 mmol/L,凌晨(2 点)血糖 3.6 mmol/L。

体格检查:血压 130/85 mmHg。

实验室检查:空腹血糖 9.8 mmol/L;尿糖(++);肾功能:肌酐 97 μmol/L,尿素氮 10 mmol/L。

请解答:

(1) 根据病史诊断病人应属于哪型糖尿病?

(2) 晚上出现的症状属于哪种情况?

(3) 病程较久或老年糖尿病病人极易伴发什么病变?

9-243 病人,女性,72 岁。下午与朋友在打扑克牌,突然接到电话说其孙子被绑架了,对方要求汇款 50 万才会释放,否则孩子就有生命危险。病人顿时大怒,用力拍桌子,拍完桌子后不省人事,周围朋友马上送她去医院急诊。后来追问家属得知该病人有高血压病史 30 余年,3 年前儿子和媳妇均因车祸死亡。

第九章 常见急症

请解答：
(1) 估计病人出现了什么情况？
(2) 说出该病人出现这种情况的原因和诱因。
(3) 抢救后病人病情稳定，应该告知病人和家属平时出现哪些情况应即刻就医？

答案与解析

选择题

A1 型单项选择题

9-1	A	9-2	E	9-3	C	9-4	D
9-5	B	9-6	A	9-7	E	9-8	B
9-9	D	9-10	C	9-11	B	9-12	C
9-13	D	9-14	A	9-15	C	9-16	C
9-17	E	9-18	D	9-19	B	9-20	C
9-21	A	9-22	C	9-23	A	9-24	B
9-25	A	9-26	E	9-27	D	9-28	B
9-29	B	9-30	A	9-31	D	9-32	E
9-33	B	9-34	E	9-35	C	9-36	A
9-37	A	9-38	D	9-39	E	9-40	B
9-41	E	9-42	B	9-43	B	9-44	C
9-45	D	9-46	E	9-47	A	9-48	D
9-49	D	9-50	E	9-51	D	9-52	C
9-53	A	9-54	B	9-55	E	9-56	D
9-57	A	9-58	A	9-59	A	9-60	A
9-61	D	9-62	B	9-63	C	9-64	B
9-65	C	9-66	E	9-67	B	9-68	A
9-69	D	9-70	A	9-71	A	9-72	C
9-73	A	9-74	B	9-75	C	9-76	C
9-77	B	9-78	E	9-79	E	9-80	B
9-81	A	9-82	E	9-83	A	9-84	B
9-85	A	9-86	B	9-87	B	9-88	B
9-89	A	9-90	E	9-91	A	9-92	E
9-93	A	9-94	C	9-95	B	9-96	A
9-97	C	9-98	D	9-99	E	9-100	B
9-101	E	9-102	D	9-103	A		

A2 型单项选择题

9-104	B	9-105	A	9-106	E	9-107	B
9-108	A	9-109	C	9-110	D	9-111	A
9-112	E	9-113	A	9-114	C	9-115	C
9-116	D	9-117	B	9-118	C	9-119	B
9-120	D	9-121	B	9-122	B	9-123	A

A3 型单项选择题

9-124	A	9-125	B	9-126	E	9-127	B
9-128	C	9-129	D	9-130	A	9-131	B
9-132	B	9-133	D	9-134	C	9-135	A
9-136	B	9-137	B	9-138	C	9-139	D
9-140	B	9-141	B	9-142	A	9-143	D
9-144	B	9-145	A				

A4 型单项选择题

9-146	B	9-147	D	9-148	C	9-149	B
9-150	E	9-151	E	9-152	E	9-153	D
9-154	A	9-155	B	9-156	A	9-157	D
9-158	C	9-159	B	9-160	C	9-161	A
9-162	D	9-163	B	9-164	A	9-165	A
9-166	B	9-167	D	9-168	C	9-169	E

部分选择题解析

9-17 解析： 呼吸困难程度：Ⅰ度，工作、步行及上下楼梯与同年龄健康者一样；Ⅱ度，平地步行与同年龄健康者一样，但上坡及走楼梯则不能同健康人一样；Ⅲ度，平地步行按自己的速度可行走 1 km 以上，但达不到健康人的速度；Ⅳ度，行走要多次休息，50 m 也不能一直走到底；Ⅴ度，说话、转身、穿衣、用餐均会发生呼吸急促。

9-21 解析： 单侧甲状腺切除术后发生窒息最可能的原因是出血压迫气管。选项 B 不正确，因为单侧甲状腺切除引起单侧喉返神经损伤，只能造成单侧声带运动麻痹,不会发生窒息;选项C低血钙可引起手足抽搐或面部痉挛,可排除;选项D在单侧甲状腺切除术后很少发生;选项E喉上神经损伤可引起误咽或呛咳及声调下降,但不会造成窒息。

9-24 解析:Apgar评分判断窒息程度:8～10分为正常,4～7分为轻度窒息,0～3分为重度窒息。

9-29 解析:小儿肺炎可因黏稠分泌物或呕吐物阻塞气道;肺炎合并低钙可发生喉痉挛;肺炎合并高热、低血糖,当血糖下降到一定水平时,则可引起惊厥及窒息。90%的支气管扩张病人常有反复咯血,大咯血时可能会引起窒息。肺结核大咯血可以出现多项并发症,如休克、结核支气管播散、肺不张、窒息和肺部感染,其中最严重的是窒息。二尖瓣狭窄长期肺静脉高压所致的支气管小血管破裂可引起咯血,咯血严重时也会引起窒息。高血压病一般不引起窒息。

9-34 解析:主动脉夹层的胸痛先为阵发性剧痛,性质呈搏动样、撕裂样等,疼痛部位常位于前胸和后背;后为无痛潜伏期,疼痛部位呈游走性提示主动脉夹层的范围在扩大,而不是缩小。

9-37 解析:急性胸痛除了是众多疾病的先发症状以外,也可能预示着一些致命性疾病,如急性心肌梗死、主动脉夹层和急性肺栓塞的发生。这些严重疾病一旦就医或诊治不及时,病人将有可能失去生命。有些病人症状隐匿或继发于其他疾病,此时护士早期识别的专业能力就成为争分夺秒抢救病人生命的关键因素。

9-38 解析:我国许多大型医院都组建了胸痛中心,目的是改变病人以往的传统诊疗模式,显著缩短胸痛确诊时间,缩短病人住院时间,减轻病人和家属的经济负担,但最主要的是减少误诊、漏诊和过度治疗。

9-44 解析:室性心动过速时,R-R间期不是绝对规则,而可有略不规则;P波与QRS波群无固定关系,形成房室分离,若心室搏动逆传心房,P波与QRS波群相关,此时无房室分离并出现1:1或2:1房室传导阻滞。一些室性心动过速V_1导联呈类右束支阻滞图形为RsR′,R波大于R′波,而非rSR′型。心室夺获与室性融合波的存在为确立室性心动过速诊断提供依据。

9-47 解析:治疗尖端扭转型室性心动过速时可选用普萘洛尔、利多卡因、镁盐和异丙肾上腺素,不宜使用普罗帕酮,因普罗帕酮对有传导阻滞、心肌缺血、心功能不全者相对禁忌,要慎用。

9-48 解析:室性心动过速:心率为140～200次/分;节律稍不齐;QRS波群宽大畸形,＞0.12秒;P-R无固定关系;偶有心房夺获或室性融合波。室上性心动过速:突发突止;心率160～250次/分,快而规则;波群形态一般正常,虽然发生室内差异性传导或原来存在束支传导阻滞时,QRS波群可不正常,但没有心室夺获及室性融合波。

9-49 解析:预防严重心律失常的措施:保证充足睡眠、注意劳逸结合、维持标准体重、合理膳食、保持良好的心态等。但重症心律失常可有致命的危险,故必须随时备齐应急药品。

9-50 解析:按照发病机制可以将急性腹痛分为躯体性腹痛、内脏性腹痛和牵涉痛;根据病变性质分为炎症性腹痛、穿孔性腹痛和梗阻性腹痛等;根据腹痛的神经支配、传导途径分为内脏性腹痛、躯体性腹痛和感应性腹痛。院前急救是将其分为即刻致命性腹痛、延误致命性腹痛和一般性腹痛等。

9-53 解析:导致急性真性腹痛的腹腔脏器血管病变有肠系膜动、静脉,门静脉及肝静脉血栓,脾梗死,肾梗死,腹主动脉瘤,腹主动脉夹层等。盆腔炎属于腹腔脏器急性炎症。大网膜扭转属于腹腔脏器位置改变或阻塞。胃穿孔属于空腔脏器穿孔。卵巢破裂属于腹腔脏器破裂及出血。

9-54 解析:引起急性假性腹痛的主要有铅中毒。异位妊娠破裂、腹主动脉夹层、肠梗阻、出血坏死性肠炎均属于急性真性腹痛。

9-58 解析:延误致命性腹痛的常见代表性疾病是急腹症。主动脉夹层、重症肺梗死、心室颤动、急性心肌梗死都是致命性胸痛。

9-59 解析：大多数情况下护士对急腹症病人需要立即采取的措施是迅速建立静脉通路。使用止痛药物、安置胃肠减压和紧急外科手术是医生根据病人的实际情况来决定的。对于原因不明的急腹症不可以迅速热敷。

9-60 解析：急性腹痛的特点是起病急骤、病因复杂、病情严重程度不一。有些腹痛如果诊断不及时或处理不当将产生严重后果，甚至可能危及病人生命，因此对突然发生的腹痛必须尽快去医院查明原因，进行有针对性的治疗，故标准答案应该是 D。均衡饮食、劳逸结合、适量运动、戒烟和限酒都是人们在日常生活中需要保持的良好生活方式。

9-61 解析：短期内我国糖尿病患病率增加的原因：城市化、老龄化、生活方式改变、体力活动减少、生活节奏加快、饮食结构改变、精神紧张的应激状态、吸烟酗酒、肥胖和超重的比例增加。

9-62 解析：糖尿病酮症酸中毒昏迷可能与乙酰乙酸代谢异常关系最密切。因为糖尿病酮症酸中毒昏迷的主要特点是出现酮体。酮体包括3种成分：乙酰乙酸、β-羟丁酸和丙酮。乙酰乙酸为酸性，可与检测酮体的化学试剂反应，酮症测出酮体高，主要是乙酰乙酸高。β-羟丁酸量最多，但不与化学试剂发生反应。丙酮为中性，量较少，能从呼吸道自由排出，有时酮症酸中毒病人口中有烂苹果味。盐酸是无色液体，是氯化氢的水溶液。果酸是从水果中提取的各种有机酸，是存在于多种天然水果或酸奶中的有效成分，包含葡萄酸、苹果酸、柑橘酸及乳酸等。

9-64 解析：糖尿病酮症酸中毒的诊断必须具备3个条件：①糖尿病的诊断；②酮症的诊断；③代谢性酸中毒的诊断。按其程度可分为轻度、中度及重度3种。轻度：pH<7.3 或者碳酸氢根<15 mmol/L；中度：pH<7.2，碳酸氢根<10 mmol/L；重度：pH<7.0，或者是碳酸氢根<5.0 mmol/L。轻度酮症酸中毒的判断标准是有酮症，而无酸中毒。

9-65 解析：重度糖尿病酮症酸中毒病人常有脱水症状和体征，呈进行性加重；当脱水量达体重的5%时，病人可有脱水征，如皮肤干燥、缺少弹性、眼球及两颊下陷、眼压低、舌干而红；若脱水量超过体重的15%，则可有循环衰竭表现，如心率加快、脉搏细弱、血压及体温下降等，严重者可危及生命。

9-67 解析：Somogyi 现象是指应用胰岛素治疗的严重糖尿病病人在午夜发生低血糖后又发生反跳性高血糖。原因是午夜时对抗激素如肾上腺素、生长激素、糖皮质激素、胰高血糖素等增加，使血糖上升，但此时胰岛不能分泌足够的胰岛素，不能使血糖保持正常，而产生高血糖症，也可产生酮症。对这种空腹高血糖应与真正的血糖升高相区别，最好查凌晨3点的血糖，以明确有无低血糖。

9-70 解析：血糖值有两种单位，mmol/L 和 mg/dl。其换算公式是 mg/dl÷18＝mmol/L；mmol/L×18＝mg/dl。

9-78 解析：糖尿病酮症酸中毒：阴离子间隙增大，CO_2CP 下降，尿糖强阳性，血糖常为 16.7～33.3 mmol/L，血钠降低。高渗性昏迷：阴离子间隙正常，CO_2CP 正常或轻度下降，尿糖强阳性，血糖常为 33.3 mmol/L 以上，血钠高达 155 mmol/L。低血糖昏迷：血糖低于 2.8 mmol/L，尿糖阴性。

9-83 解析：评价低血糖症时，常用的诱发试验是 C 肽释放试验，可鉴别低血糖的原因。若 C 肽超过正常，可认为是胰岛素分泌过多所致；若 C 肽低于正常，则为其他原因所致。葡萄糖耐量试验用以了解胰岛 β 细胞功能和机体对血糖的调节能力，是诊断糖尿病的确诊试验。胰岛素释放指数为血浆胰岛素(mU/L)与同一血标本测定的血糖值(mg/dl)之比，正常人该比值<0.3，多数胰岛素瘤病人>0.4，甚至 1.0 以上，血糖不低时此值>0.3 无临床意义。饥饿试验指禁食 48～72 小时，取血标本测血糖、胰岛素、C 肽，之后每 6 小时 1 次；血糖<3.3 mmol/L 时，改为每 1～2 小时 1 次；血糖<2.8 mmol/L，

出现低血糖症状时结束试验。饥饿试验主要用来鉴定低血糖的原因,尤其是在低血糖发作时测血糖和胰岛素,计算胰岛素分泌指数,判断是否存在高胰岛素血症,确定胰岛素瘤的诊断。

9-85 解析: Whipple 三联征病人的血糖<2.8 mmol/L。

9-94 解析: 颈内动脉卒中表现为突然肢体运动和感觉障碍、失语、单眼短暂失明等,偶见永久性失明,少有意识障碍。椎动脉缺血表现为眩晕、耳鸣、听力障碍、复视、步态不稳和吞咽困难等。

9-98 解析: 脑梗死发生以后,目前比较有效的治疗方法是静脉溶栓治疗。静脉溶栓治疗的原理是通过静脉把溶栓药物注射到体内,使溶栓药物在血管内循环,药物到达脑部的堵塞血管时,把血管的栓子溶解,使脑部动脉血供恢复。所以,静脉溶栓是目前急性脑梗死非常有效的治疗方法,脑梗死后有黄金 4.5 小时,溶栓成功后病人有望恢复正常。

9-99 解析: 脑卒中后抗血小板治疗药物有氯吡格雷。尿激酶、巴曲酶是溶栓药,降纤酶和安克洛酶为降纤药。

9-101 解析: 卒中单元的核心工作人员包括临床医生、专业护士、康复治疗师、物理治疗师、职业(作业)治疗训练师、语言训练师、心理治疗师、社会工作者。

9-102 解析: 卒中单元是指在医院的一定区域内,针对脑卒中病人的、具有诊疗规范和明确治疗目标的医疗综合体。它是可延伸到恢复期、后遗症期,针对卒中病人的一个完善的管理体系,属于能提高疗效的组织系统,其中包括社区医疗、家庭医疗及各个收治机构。专门为卒中病人提供治疗、康复、训练和健康指导,将卒中的急救治疗、护理及康复有机地融为一体,使病人得到及时、规范的诊断和治疗。

9-103 解析: 非卒中单元的护士需提供的护理是语言和肢体功能的康复、并发症的预防、心理支持和健康指导。溶栓治疗是医疗措施。

9-105 解析: 急性心肌梗死是冠状动脉急性、持续性缺血与缺氧所引起的心肌坏死。临床上多有剧烈而持久的胸骨后疼痛,休息及应用硝酸酯类药物不能完全缓解。心绞痛是冠状动脉供血不足,心肌急剧的暂时性缺血与缺氧所引起的发作性胸骨后疼痛,可放射至心前区与左上肢,劳动或情绪激动时常发生,每次发作持续 3~5 分钟,含服硝酸甘油能缓解。中毒性肺炎是指起病 2~3 天内就出现休克,或者发病时就以休克为第一症状,同时伴有四肢厥冷、冷汗、口唇发绀、少尿或者无尿,血压过低甚至测不出。支气管扩张虽可出现咯血,但不会出现胸部绞痛。肺梗死的主要症状是突发胸痛,有的是剧痛或绞痛,之后出现胸闷、气短、咯血等症状。该病人的临床表现符合肺梗死的诊断。

9-109 解析: 运动性哮喘是指气道高反应者在剧烈运动后导致急性气道狭窄和气道阻力增高的病理现象,多于运动停止后出现咳嗽、胸闷、气短和喘息等症状,一般不会出现突发的胸痛和呼吸音消失。胸腔积液可出现气短、胸闷、心悸、呼吸困难,甚至端坐呼吸并伴有发绀。急性肺栓塞可出现呼吸困难、剧烈胸痛、咯血、发热症状,可有胸部干(湿)啰音、胸膜摩擦音、胸腔积液、休克、发绀等表现。自发性气胸是指因肺部疾病使肺组织和脏层胸膜破裂,或靠近肺表面的肺大疱、细微气肿疱自行破裂,使肺和支气管内空气逸入胸膜腔,大多有用力过猛等诱发因素,且好发于男性青壮年或患有慢性支气管炎、肺气肿、肺结核者。该病人的临床表现符合自发性气胸的诊断。

9-116 解析: 护士巡视病房时发现病人这种情况应首先立即通知医生、胸外心脏按压、备齐急救药品、迅速建立静脉通路。是否需要气管插管由医生决定。

9-118 解析: 根据病人的临床表现应诊断为急性胃炎。急性肠炎常见的症状有腹痛、腹泻,根据病情的轻重不同,腹痛、腹泻的症状也不尽相同,严重时还可以有发热、脱水等伴发症状,血常规可以显示血象升高、C反应蛋白增高,血电解质可以出现异常波动。急性水肿型胰腺炎主要症状为腹痛、恶心、呕吐、发热,而出血坏死型胰腺炎可出现休克、高热、黄疸、腹胀以及肠麻痹、腹膜刺激征和皮下淤血斑等,血清淀粉酶可升高。急性肠梗阻典型的临床表现可以概括为痛、吐、胀和闭。急性胆囊炎典型的临床特征为右上腹阵发性绞痛,伴有明显的触痛和腹肌强直,血白细胞计数可升高。

9-121 解析: 低血糖症是一组由多种病因引起的以血糖浓度低为特点的综合征,一般以静脉血浆葡萄糖浓度(葡萄糖氧化酶法测定)<2.8 mmol/L(50 mg/dl)作为低血糖症的诊断标准。根据该病人的临床表现和入院后多次血糖在1.8~2.6 mmol/L,应诊断为低血糖症。患胰岛素瘤者因胰岛β细胞瘤或β细胞增生造成胰岛素分泌过多,进而引起低血糖症,因此需查胰岛素水平以除外胰岛素瘤。

9-123 解析: 诊断胰岛素瘤的标准:①Wipple三联征;②空腹血糖 2.2 mmol/L;③葡萄糖耐量试验阳性;④饥饿试验阳性;⑤胰岛素释放指数升高。

9-125 解析: 护士在给病人氧疗过程中,应注意观察氧疗效果,如吸氧后呼吸困难缓解、发绀减轻、心率减慢,表示氧疗有效。如意识障碍加重、呼吸过度表浅或缓慢,提示二氧化碳潴留加重。

9-141 解析: 护士为病人进行补液时,目前多主张先输入 0.9% 的等渗盐水,补液总量一般按病人体重(kg)的 10% 估算,补液的速度宜先快后慢。一般需要建立 2~3 条静脉通路补液,血糖下降至 13.9 mmol/L 后,应输入 5% 葡萄糖溶液或糖盐水,以利消除酮症。要随时观察补液后的不良反应。

9-147 解析: 该病人发生呼吸困难的主要机制是支气管哮喘引起气管阻塞,使通气、换气功能障碍,导致缺氧和(或)二氧化碳潴留,产生呼气性呼吸困难。红细胞携氧量减少是血源性呼吸困难;肺淤血和肺泡弹性降低、体循环淤血使呼吸运动受限属于心源性呼吸困难;颅内压升高和供血减少属于中枢性呼吸困难。

9-153 解析: 家庭的急救措施主要是就地急救,如取头低足高位、刺激咽喉部或拍打背部、电话呼叫120救护车。气管插管必须在医院进行。

9-154 解析: 造成该病人窒息的主要原因是病人在床上用餐,突然被馄饨中的菜叶堵塞了呼吸道,即噎食引起的窒息。

9-155 解析: 噎食引起的窒息多发生于精神病病人。原因多是服用抗精神病药发生锥体外系不良反应,出现吞咽肌肉运动不协调而使食物误入气管。表现为病人在用餐中突然发生严重呛咳、呼吸困难,且出现面色苍白或青紫。

9-158 解析: 责任护士对病人的健康教育内容包括食物的选择、用餐的体位、用餐的速度和时段,心情愉快地用餐。但对该病人的健康教育重点应是用餐的速度。

9-159 解析: 呼吸道异物的排除可采用Heimlich手法。

9-161 解析: 该病人应诊断为主动脉夹层,故发生的主要机制是高血压使动脉壁弹力纤维发生囊性变性或坏死。虽然医源性损伤也可导致主动脉夹层,严重胸部外伤可引起主动脉峡部撕裂,但该病人无损伤史。先天性主动脉缩窄所继发的高血压和多发性结节性动脉炎与该病人无关,因无相关病史。

9-165 解析: 该病人最可能出现的是糖尿病低血糖昏迷。原因是近2天无明显诱因常于半夜出现烦躁不安、饥饿、心悸、冷汗淋漓等症状,进餐后得以缓解;今天午餐前病情加重,出现神志不清、呼之不应、时发抽搐,符合低血糖昏迷的诊断。

9-167 解析: 病人出现的并发症是糖尿病肾病和糖尿病眼底病变。依据是病人有糖尿病病史21年,近2年视物模糊、持续蛋白尿、双下肢水肿。

9-168 解析: 急诊入院后首先应检测的项目是血糖。糖化血红蛋白可反映近 8~12 周的平均血糖水平。葡萄糖耐量试验检测速度慢。尿糖精确度没有血糖高。肾功能只能反映该病人出现并发症的肾脏功能情况。

9-169 **解析**：即刻应采取的救治措施是静脉注射50%葡萄糖溶液以迅速纠正低血糖。病人已昏迷,不宜口服糖水和口服降糖药。小剂量胰岛素静脉滴注和5%碳酸氢钠溶液静脉滴注是抢救糖尿病酮症酸中毒病人的措施。

名词解释题

9-170 吸气性呼吸困难是指吸气费力、显著困难,主要见于喉、气管、大支气管的炎症水肿、肿瘤或异物等引起狭窄或梗阻。高度狭窄时呼吸肌极度紧张,胸骨上窝、锁骨上窝、肋间隙在吸气时明显下陷,称为三凹征,可伴有干咳及高调的吸气性喉鸣音。

9-171 呼气性呼吸困难是指呼气费力、延长而缓慢,常伴有哮鸣音。主要见于慢性阻塞性肺气肿、支气管哮喘、慢性喘息型支气管炎等。

9-172 混合性呼吸困难是指在吸气与呼气时均感费力,呼吸频率也增加、深度变浅,可伴有呼吸音异常或病理性呼吸音。主要见于重症肺炎、广泛性肺纤维化、大面积肺不张、大量胸腔积液或自发性气胸等。

9-173 肺源性呼吸困难主要是由各种呼吸系统疾病引起肺通气、换气功能障碍,进而导致缺氧、二氧化碳潴留引起的呼吸困难,包括吸气性呼吸困难、呼气性呼吸困难和混合性呼吸困难。

9-174 心源性呼吸困难是指活动时出现或加重,休息时减轻或缓解,仰卧位时可加重,坐位时可减轻的呼吸困难。轻者短时间内可缓解,重者表现为哮喘、面色青紫、咳粉红色泡沫样痰,主要由心力衰竭引起。左心衰竭导致的呼吸困难较为严重。

9-175 中毒性呼吸困难是指由于各种中毒引起的深长而不规则的呼吸,频率可快可慢。在代谢性酸中毒(如尿毒症、糖尿病酮症酸中毒)时,呼吸深长而规则,可伴有鼾声,称酸中毒性大呼吸。急性感染时机体代谢增加,血液温度升高以及血中毒性代谢产物的作用,可刺激呼吸中枢,使呼吸加快。吗啡类、巴比妥类药物急性中毒时,呼吸中枢受抑制,致呼吸缓慢,也可呈潮式呼吸。

9-176 神经性呼吸困难又称精神神经性呼吸困难,是由器质性颅脑疾病或精神心理疾病所引起的呼吸困难类型。可表现为严重呼吸节律异常、过度通气。

9-177 肌病性呼吸困难是指由重症肌无力危象引起呼吸肌麻痹,进而导致严重的呼吸困难。

9-178 血源性呼吸困难是指重度贫血、高铁血红蛋白血症、硫化血红蛋白血症等因红细胞携氧能力降低致使呼吸加速,多表现为呼吸表浅、急促、心率增快。

9-179 急性肺栓塞是由于内源性或外源性栓子堵塞肺动脉主干或分支引起肺循环障碍的临床和病理生理综合征。临床表现为呼吸困难、剧烈胸痛、咯血、发热症状和胸部干(湿)啰音、胸膜摩擦音、胸腔积液及休克、发绀等体征。

9-180 人体的呼吸过程由于某种原因受阻或异常,全身各器官组织缺氧、二氧化碳潴留而引起组织细胞代谢障碍、功能紊乱和形态结构损伤的病理状态称为窒息。

9-181 病理性窒息是指溺水和肺炎等引起的呼吸面积的丧失,以及脑循环障碍引起的中枢性呼吸停止,其症状主要表现为二氧化碳或其他酸性代谢产物蓄积引起的刺激症状和缺氧引起的中枢神经麻痹症状。

9-182 Heimlich手法是指病人被食物、异物卡喉窒息时,给膈肌以下突然的向上压力,驱使肺内残留空气的气流快速进入气管,逐出堵在气管口的食物或异物。可采用腹部手拳冲击法:病人一手握拳置于自己上腹部,另一手紧握该拳,用力向上做4~6次快速连续冲击。也可采用上腹部倾压椅背法:病人将上腹部迅速倾压于椅背、桌缘、扶手栏杆或其他硬物,然后做迅猛向前倾压的动作,以造成人工咳嗽。

9-183 胸痛中心是公立综合性医院设置的组织机构,专门为胸痛病人开辟绿色通道,争分夺秒抢救病人。胸痛中心集合了医院的临床资源、行政资源和社会资源,这些资源借助多学科的优势,可以进行快速准确的诊断,并做好病人的分流,为病人的治疗赢得宝贵的时机。

9-184 急性冠脉综合征是以冠状动脉粥样硬化斑块破裂或侵袭,继发完全或不完全闭塞性血栓形成为病理基础的一组临床综合征,包括急性 ST 段抬高性心肌梗死、急性非 ST 段抬高性心肌梗死和不稳定型心绞痛。常见于老年、男性及绝经后女性、吸烟、高血压病、糖尿病、高脂血症、腹型肥胖及有早发冠心病家族史的病人。常表现为发作性胸痛、胸闷等症状,可导致心律失常、心力衰竭,甚至猝死,严重影响病人的生活质量和寿命。

9-185 主动脉夹层是指主动脉腔内的血液从主动脉内膜撕裂处进入主动脉中层,使中层分离,沿主动脉长轴方向扩展形成主动脉壁的真假两腔分离状态。大多数病人突发胸背部疼痛,并伴有高血压,发病高峰年龄是 50~70 岁,男女比例为(2~3):1,65%~70%病人在急性期死于心脏压塞、心律失常等。

9-186 急性胸痛是指突发性胸痛,严重的突发性胸痛可能会致命,如急性冠脉综合征、主动脉夹层、急性肺栓塞等。

9-187 尖端扭转型室性心动过速是较为严重的一种室性心律失常,发作时呈室性心动过速特征,其 QRS 波的振幅与波峰呈周期性改变,宛如围绕等电位线连续扭转,即 QRS 波的尖端围绕基线扭转,频率 200~250 次/分。典型者多伴有 Q-T 间期延长,通常>0.5 秒,U 波显著。

9-188 Valsalva 动作是指深吸气后,在屏气状态下用力做呼气动作 10~15 秒。临床上用这个动作治疗阵发性室上性心动过速、肥厚梗阻型心肌病和二尖瓣脱垂导致的二尖瓣反流。

9-189 窄 QRS 波心动过速(NQRST)是指 QRS 波时限小于或者等于 0.1 秒的心动过速。包括:窦性心动过速、窦房结折返性心动过速、心房颤动、心房扑动、房性心动过速、房室结折返性心动过速、房室折返性心动过速和交界性心动过速。

9-190 无脉性室性心动过速是指快速致命性室性心动过速不能启动心脏机械收缩,心输出量为零或接近为零,以致病人意识丧失,大动脉搏动消失,呼吸停止。

9-191 无脉性电活动是指组织有心电活动存在,但无有效的机械活动。通常有 3 种情况:①正常张力性无脉性电活动,即心肌只有基线水平收缩;②假性无脉性电活动,指心肌收缩太弱,只有超声可发现主动脉搏动;③真性无脉性电活动,即所谓电机械分离,此时有电活动而完全没有机械活动。

9-192 阿-斯综合征即心源性脑缺血综合征,是指突然发作的、严重的、致命性的缓慢性或快速性心律失常,使心输出量在短时间内锐减,产生严重脑缺血、神志丧失和晕厥等症状。

9-193 急性腹痛是指发生在 1 周之内,由各种原因引起的腹腔内、外脏器急性病变而表现在腹部的疼痛,是急诊最常见的情况之一。急性腹痛的特点是起病急骤、病因复杂、病情进展快、严重程度不一。若处理不及时,极容易发生严重后果,甚至危及病人生命。

9-194 牵涉痛也称放射痛或感应性痛,是指某些内脏器官病变时,在体表一定区域产生感觉过敏或疼痛感觉的现象。表现为病人感到身体体表某处有明显痛感,而该处并无实际损伤,这是由于有病变的内脏神经纤维与体表某处的神经纤维会合于同一脊髓段,来自内脏的传入神经纤维除经脊髓上达大脑皮质,反映内脏疼痛外,还会影响同一脊髓段的体表神经纤维,传导和扩散到相应的体表部位,而引起疼痛。

9-195 出血性急腹痛是指由腹腔内脏器破裂出血所致的腹痛,需紧急手术治疗。

9-196 空腹血糖正常值在 6.1 mmol/L 以下,餐后 2 小时血糖的正常值在 7.8 mmol/L 以下,如果高于这一范围,称为高血糖症。

9-197 低血糖症是指由多种原因引起的血糖浓度过低,临床上以交感神经兴奋和脑细胞缺氧为主要特点的综合征。一般以血浆血糖浓度<2.8 mmol/L,或全血糖浓度<2.5 mmol/L 为低

血糖。儿童低血糖诊断标准比成人值低1.11 mmol/L。

9-198 低血糖反应主要表现为发作性的心悸、出汗、面色苍白、饥饿、焦虑、紧张、颤抖、乏力,有"不由自主"感,并多在餐后2~4小时发生。餐后低血糖反应又称为反应性低血糖。

9-199 Whipple三联征又称惠普尔三联征,是由多种原因引起的血糖浓度低于正常值的一种临床综合征,以交感神经兴奋和中枢神经系统功能障碍为突出表现,其典型临床表现有:①自发性周期性发作低血糖症状、昏迷及精神神经症状,每天空腹或劳动后发作;②发作时血糖<2.8 mmol/L;③口服或静脉注射葡萄糖后,症状可立即消失。

9-200 Somogyi现象又称索莫基现象或苏木杰现象,是指应用胰岛素治疗的严重糖尿病病人容易在黎明前(夜间)有低血糖,症状轻微和短暂,于睡眠中未被发现,而后导致机体胰岛素拮抗激素分泌增加,继而发生反跳性高血糖。

9-201 脑卒中又称中风、脑血管意外,是一种急性脑血管疾病,是由于脑部血管突然破裂或因血管阻塞导致血液不能流入大脑而引起脑组织损伤的一组疾病,包括缺血性卒中和出血性卒中。

9-202 早在1992年美国心脏病学会在《美国医学杂志》上提出了"生存链"这一概念;1996年美国《医学邮报》介绍加拿大心脏病及卒中基金会开展的一项"生存链"急救计划,它的内容包括:①及早得到住院前(家庭)救治;②及早实施心肺复苏术;③及早除颤;④及早获得先进的治疗等4个环节。以上4个环节即为卒中生存链。

9-203 CPSS即辛辛那提院前卒中评分(Cincinnati prehospital stroke scale),是在美国国立卫生研究院卒中量表(NIHSS)基础上简化而来的评价方法。它包括可以快速进行的3项体格检查:微笑测试(面肌运动)、举手测试(上肢运动)和言语测试(有无异常)。具体测试是让病人微笑,举起双臂并维持,连贯说短句(1分钟内识别卒中)。3项体格检查中的任意一项异常,则为阳性,考虑脑卒中的可能性为72%;如上述体格检查无异常,则为阴性。

简述问答题

9-204 劳力性呼吸困难:呼吸困难在劳动时发生或加重,休息时缓解或减轻。

夜间阵发性呼吸困难:多在夜间睡眠中发作,发作时病人常在睡眠中突然感觉气闷或气急而惊醒,被迫坐起,轻者历时数分至数十分钟后症状逐渐消失。

端坐呼吸:呼吸困难在活动和仰卧位时加重,坐位时减轻。因活动时加重心脏负荷,机体耗氧量增加;坐位时下半身回心血量减少,减轻肺淤血的程度;同时坐位时膈肌下移,膈肌活动度增大,肺活量可增加10%~30%。

9-205 矛盾呼吸又称反常呼吸,指肺叶或其一部分在吸气时呈萎缩塌陷,而呼气时呈充满膨胀的异常呼吸现象。这种现象恰与正常呼吸运动相反,早期可无症状或仅在劳动、运动时感到气短,病人逐渐难以胜任原来的工作。随着肺气肿进展,呼吸困难程度随之加重,以致稍一活动甚至完全休息时仍感气短。

治疗原则:找出造成矛盾呼吸的病因并给予治疗。胸腹矛盾呼吸的程度与基础通气功能损害明显相关。吸入30%氧气可以改善和延缓运动时诱发的胸腹矛盾呼吸运动,提高吸气肌的工作效率,进而有利于提高COPD病人的运动能力。

9-206 预防措施:①药物治疗,应以防止深静脉血栓形成为目的。②手术方法,可采用下腔静脉阻断的方法和下腔静脉置网术或安置特制的伞式滤器。

9-207 ARDS救治原则:控制原发病,特别是控制感染;氧疗;保护性机械通气和充分肺复张;适度的液体管理,减轻肺水肿;应用糖皮质激素;严格控制血糖;营养支持等。

处置要求:ARDS病人应该在急诊监护室进行特别监护,动态监测生命体征,水、电解质、酸碱平衡和原发疾病,随时调整治疗方案。

注意事项:①ARDS 早期,除非伴有低蛋白血症,否则不宜输胶体液,避免大量胶体渗出至肺间质,加重肺水肿;②及时纠正和处理诱发 ARDS 的因素,对于休克、重症感染、严重创伤等病人,应密切观察并警惕 ARDS 的发生;③糖皮质激素的用量目前仍存在争议,一般认为 24 小时用量应在 300 mg 以内(以氢化可的松为例计算)。

9-208 根据病因,窒息主要分为 3 类。①机械性窒息(气道阻塞性窒息):因机械作用引起呼吸障碍,如缢、绞、扼颈项部,用物堵塞呼吸孔道,压迫胸腹部以及急性喉头水肿或食物吸入气管等造成的窒息。②中毒性窒息:如一氧化碳中毒,大量的一氧化碳由呼吸道吸入肺,进入血液,与血红蛋白结合成碳氧血红蛋白(COHb),阻碍了氧与血红蛋白的结合与解离,导致组织缺氧造成的窒息。③病理性窒息:如溺水和肺炎等引起的呼吸面积的丧失。

9-209 气道阻塞引起窒息的严重程度分级:Ⅰ度,安静时无呼吸困难,活动时出现轻度的呼吸困难、吸气性喉喘鸣及胸廓周围软组织凹陷;Ⅱ度,安静时有轻度呼吸困难,吸气性喉喘鸣及胸廓周围软组织凹陷,活动时加重,但不影响睡眠和用餐,无烦躁不安等缺氧症状,脉搏尚正常;Ⅲ度,呼吸困难明显,吸气性喉喘鸣声较响亮,吸气性胸廓周围软组织明显凹陷,并出现缺氧症状,如烦躁不安、不易入睡、不愿进餐、脉搏加快;Ⅳ度,呼吸极度困难,坐立不安、手足乱动、出冷汗、面色苍白或发绀、心律不齐、脉搏细速、昏迷、大小便失禁等。

9-210 喉阻塞病人的健康指导:①积极治疗原发病,防止反复发作;②劳逸结合,增强抵抗力,防治上呼吸道感染;③大力向公众宣传喉阻塞的原因和后果,预防喉阻塞发生;④一旦发生喉阻塞,不要惊慌,应分秒必争,因地制宜,积极救治。

9-211 国家卫生健康委员会于 2017 年 10 月 22 日印发了《胸痛中心建设与管理指导原则(试行)》的通知,对我国胸痛中心的发展具有里程碑式的意义。《指导原则》一经发布即受到广泛关注,该文件不仅代表着卫生行政部门对胸痛中心建设的认可,也为胸痛中心的建设发展增添了推力。2018 年我国的胸痛中心建设发展步入了高速阶段。该文件提出:①进一步完善建设体系,推动胸痛中心快速发展。②完善认证和再认证标准,胸痛中心建设快中求稳。③积极推动大众教育,增强全民心脏保护意识。④立足现有成绩,积极探索胸痛中心建设新方向。⑤胸痛中心"三全"模式推动医疗改革。在未来,胸痛中心"三全"模式会在更多的城市落地生根,通过继续优化系统,规划流程,打通信息壁垒,在社区开展慢性病筛查、教育等,不断完善"三全"理念,提高疾病救治质量,推动优质医疗资源下沉,提高基层服务质量,实现分级诊疗。

9-212 对胸痛病人进行评估与判断:①迅速评估病人的生命体征;②简要收集临床病史;③判断是否有危及生命的表现,如生命体征异常、面色苍白、出汗、发绀、呼吸困难等;④优先排查致命性胸痛;⑤决定是否需要立即实施抢救。

9-213 ST 段抬高型心肌梗死(STEMI)的高危特征:广泛的 ST 段抬高,新发左束支传导阻滞,既往有心肌梗死病史,Killip 分级Ⅱ级以上,下壁心肌梗死伴左心室射血分数≤35% 或收缩压<100 mmHg 或心率>100 次/分或前壁导联 ST 段下移≥0.2 mV 或右心室 V_4 导联 ST 段抬高≥0.1 mV,前壁心肌梗死且至少 2 个导联 ST 段抬高≥0.2 mV。

9-214 急性冠脉综合征的院前急救:①成立快速反应的心搏骤停抢救小组,熟练掌握心脏复苏的救治方法;②进行心电监护;③氧疗或机械通气;④建立有效的静脉通路;⑤积极处理并发症;⑥做好心理疏导。

9-215 急性冠脉综合征病人出现顽固性心绞痛、心电图 ST 段压低明显、心肌生化标志物升高、严重心功能不全、威胁生命的室性心律失常或血流动力学障碍,需要紧急(2小时以内)考虑采取早期有创干预措施。

9-216　急性主动脉夹层紧急治疗的原则是有效镇痛和镇静、控制心率和血压,给予负性肌力的药物,必要时进行介入或外科手术治疗。急性肺栓塞的救治原则包括吸氧、建立静脉通路、止痛、抗凝治疗、抗静脉溶栓疗法,必要时外科手术取栓或介入导管碎栓治疗。

9-217　急性胸痛在没有明确病因前的即刻护理措施:①安静卧床休息;②心电监护;③给氧;④建立静脉通路;⑤采血检测;⑥备齐急救物品;⑦做好各项检查前准备。

9-218　配合医生抢救心源性休克病人:①备齐一切抢救用品;②迅速建立静脉通路;③按医嘱进行处理,如给予多巴胺等药物;纠正酸中毒及电解质紊乱,保护肾功能;④严密观察病情,如心律和心率、血压、血氧饱和度、尿量和病人情况,以及药物不良反应等;⑤准确记录特别护理记录单;⑥及时向医生报告病人的病情变化情况。

9-219　为主动脉夹层病人做好健康指导:①在日常生活中保证良好的心态,要积极地配合医生进行治疗,同时要多休息,劳逸结合,不要从事重体力的劳动,防止出现主动脉夹层破裂;②注意饮食,要多喝水,多吃新鲜的蔬菜和水果,多吃有能量、含优质蛋白的食物,不要吃脂肪含量比较高的食物;③在医生的指导下进行适当的体育运动;④一定要知道主动脉发生破裂的征象,一般情况下病人都会出现胸部剧烈的疼痛,如果出现这样的感觉,一定要马上到医院进行治疗;⑤可以使用一些止痛药物进行止痛;⑥最重要的就是要控制好自己的血压。

9-220　折返激动是指从某处传出的激动循一条途径传出,又从另一条途径返回原处,使该处再一次激动。形成折返激动的必要条件:①心脏的2个或多个部位电生理的不均一性(即传导性或不应性的差异),这些部位互相连接,形成一个潜在的闭合环;②其中一条通道单向阻滞;③可传导通道的传导减慢,使最初阻滞的通道有时间恢复其兴奋性;④最初阻滞的通道再兴奋,从而可完成一次折返激动。

9-221　对严重心律失常病人的初步评估:第1步,确定是否存在脉搏,如果没有脉搏,立即进行心肺复苏;第2步,判断病人血流动力学状态是否稳定,不稳定则需要立即处理。进一步评估内容:快速性心律失常病人血流动力学稳定时,评估心电图,确定QRS波是宽还是窄,是规则还是不规则。规则的窄QRS波(<0.12秒)常为室上性心动过速;不规则的窄QRS波(>0.12秒)常为室性心动过速。快速心房颤动可表现为不规则的窄QRS波;伴随差异性传导的心房颤动、预激综合征伴心房颤动、尖端扭转型室性心动过速等可表现为不规则的宽QRS波。

9-222　严重心律失常病人的即刻护理措施:①安置舒适体位,安静卧床休息;②保持气道通畅,存在低氧血症时,给予氧气吸入,保证血氧饱和度在94%以上;③立即描记12导联心电图;④按医嘱进行心电监护,需避开电复律的电极板位置;⑤除颤器置于病人床旁,呈完好备用状态。

9-223　持续的快速性和缓慢性心律失常常会导致的后果是低血压、急性意识状态改变、休克征象、缺血性胸部不适、急性心力衰竭。

9-224　急诊护士接诊急性腹痛病人后重点应询问腹痛的相关信息:诱发因素,疼痛部位,疼痛的起病方式、性质及程度,疼痛的发作时间和与体位的关系,伴随症状。

9-225　炎症性腹痛:腹痛+发热+压或腹肌紧张。穿孔性腹痛:突发性持续性腹痛+腹膜刺激征+气腹。梗阻性腹痛:阵发性腹痛+呕吐、腹胀+排泄障碍。出血性腹痛:腹痛+隐性出血或显性出血+失血性休克。缺血性腹痛:腹痛+随缺血坏死而出现的腹膜刺激征。损伤性腹痛:外伤+腹痛+腹膜炎或内出血综合征。

9-226　对病因未明的急性腹痛病人需警惕的情况:①特殊人群,如老年人、婴幼儿、孕妇;②易被忽略的妇女嵌顿疝或股疝;③绞痛后尚可排便的肠梗阻,如肠套叠、不完全性肠梗阻或高位肠梗阻;④外伤史很轻或无外伤史的自发性肝、脾破裂,肝、脾包膜下血肿继发大出血等;⑤无胃病史或气腹症状的消化性溃疡穿孔、出血,早期症状轻的小穿孔或穿孔后暂时好转的病人;⑥多发性损伤的病人,尤其是易被忽略的闭合性腹部损伤;⑦某些病史不详的病人,如休克、异位阑尾炎、昏迷等病人。

9-227　配合医生抢救酮症酸中毒病人:①迅速建立静脉通路,开放 2 条以上静脉通路;②按医嘱进行处理,如补液治疗、小剂量胰岛素治疗、纠正电解质和酸碱平衡、应用抗生素等;③对症护理,如保持呼吸道通畅、给予氧气吸入等;④及时检查血糖、尿糖、血酮、尿酮、电解质、血气分析等;⑤严密观察病情,如生命体征、心律失常、脑水肿、尿量等;⑥积极处理诱发因素、预防感染;⑦填写特别护理记录单。

9-228　严密观察生命体征的理由是糖尿病酮症酸中毒发生时,严重的酸中毒可使外周血管扩张,导致低体温和低血压,并降低机体对胰岛素的敏感性;观察尿量的理由是糖尿病酮症酸中毒时病人失水、休克或原来已有肾脏病变等引起急性肾衰竭而导致死亡;观察心律失常、心力衰竭的理由是血钾过低或过高均会引起严重心律失常,老年人或合并冠心病的病人补液过多可导致心力衰竭和肺水肿;观察脑水肿的理由是糖尿病酮症酸中毒是糖尿病最严重的并发症,可能与补钙不当、长期脑缺氧和血糖下降过快、补液过多等因素有关,因此当糖尿病酮症酸中毒病人经治疗后血糖下降、酸中毒改善,但昏迷反而加重,或病人虽然一度清醒,但出现烦躁、心率加快等,要警惕脑水肿的可能。

9-229　糖尿病高渗性非酮症昏迷的发病机制:糖尿病高渗性昏迷是糖尿病的一种较少见的严重急性并发症,多见于老年无糖尿病病史或 2 型糖尿病轻症病人,也可见于 1 型糖尿病病人。病人原有胰岛素分泌不足,在应激和感染、摄水不足、失水过多和脱水、高糖摄入和输入、药物作用等作用下使血糖急骤上升,促进糖代谢紊乱加重,致细胞外液呈高渗状态,发生低血容量高渗性脱水。失水随病程进展逐渐加重,出现神经精神症状,表现为嗜睡、幻觉、定向障碍,部分病人有局灶性神经功能受损症状(偏瘫或偏盲)和(或)癫痫等,最后陷入昏迷。

9-230　高血糖高渗状态的病人提示预后不良的表现:昏迷持续 48 小时未恢复,血浆高渗状态 48 小时内未纠正,血肌酐和尿素氮持续增高而不降低,昏迷伴癫痫样抽搐和病理反射阳性,合并革兰阴性杆菌感染,出现横纹肌溶解或肌酸激酶升高。

9-231　未察觉低血糖症的病人血糖虽然低于 2.8 mmol/L(50 mg/dl)而无相应的低血糖症状,大多见于年老体弱、意识能力差或者伴有多器官功能损害的病人。病人由于发生了低血糖症,但不出现自主神经兴奋症状,会迅速发生昏迷乃至死亡等严重后果。因此在临床上对于此类病人应特别注意警惕低血糖症的发生。

9-232　2005 年美国糖尿病协会将低血糖分为 5 种类型:①严重低血糖,指需要旁人积极协助给予碳水化合物、胰高血糖素或采用其他恢复神志的方法实施救助,可伴有显著的低血糖神经症状,甚至癫痫发作或昏迷,血糖恢复正常后神经症状改善或消失。②症状性低血糖,指有明显的低血糖症状,而且血糖≤3.9 mmol/L。③无症状性低血糖(未察觉低血糖),指无明显的低血糖症状,但血糖≤3.9 mmol/L。④可疑症状性低血糖,指出现低血糖症状,但没有检测血糖加以确定。⑤相对低血糖,指糖尿病病人出现典型的低血糖症状,但血糖＞3.9 mmol/L,可能是长期血糖控制不佳,治疗使血糖迅速下降到某一水平时兴奋自主神经的结果。

9-233　抢救低血糖症病人的方法:①对于轻症、神志清醒者,立即口服糖水、含糖饮料或补充面包、饼干等食物,通常能迅速缓解症状。②对疑似低血糖昏迷的病人,立即测指尖血糖,及时给予 50% 葡萄糖溶液 30～50 ml 静脉注射,随后以 5%～10% 的葡萄糖溶液静脉滴注,直至血糖处于安全范围。神志清醒、血糖稳定后可改为口服用餐,密切监测血糖。③对于顽固性低血糖者,可予以胰高血糖素肌内注射或静脉滴注氢化可的松促进肝糖原异生以尽快纠正低血糖。

9-234 脑卒中的症状和体征:原因不明的突发性剧烈头痛、恶心、呕吐、眩晕,说话或理解有困难、单侧肢体突然僵硬、四肢麻木、行走不稳、偏瘫、吞咽困难、不同程度的意识障碍,严重者会出现昏迷、双侧瞳孔不等大。

9-235 出血性脑卒中的救治原则:脱水,降低颅内压,减轻脑水肿,调整控制血压,防止继续出血,防治并发症。缺血性脑卒中的救治原则:维持生命体征、处理并发症、溶栓和抗凝治疗。

9-236 脑卒中与高血压的关系:①积极的降压治疗可明显减低脑卒中复发的危险性。主张将既往有脑血管病史病人的血压降至140/90 mmHg以下,甚至更低。②脑卒中急性期的降压治疗应更为谨慎。急性脑卒中时,病人出现颅内压增高、脑缺氧、疼痛及精神紧张等症状,并由此引起反射性血压升高。如果在这一阶段过多降低血压,有可能加重脑组织缺血、缺氧,不利于病情恢复,甚至引起更为严重的后果。因此,除非血压严重升高(>180/105 mmHg),应暂时停用降压药物。一般认为,急性脑梗死发病1周以内,血压维持在160~180/90~105 mmHg之间最为适宜。③与缺血性脑卒中相比,出血性脑卒中的降压治疗更为复杂。血压过高会导致再次出血或活动性出血,血压过低又会加重脑缺血。对这类病人,现认为将血压维持在脑出血前水平或略高更为稳妥。血压过高时,可在降低颅内压的前提下慎重选用一些作用较为平和的降压药物,使血压平稳缓慢降低。一般2小时内血压降低不超过25%。血压降低过快、过多均可能会对病情造成不利影响。急性脑出血时血压维持在150~160/90~100 mmHg为宜。④无论脑出血还是脑梗死,一旦病情稳定,均应逐步恢复降压治疗,并将血压控制在140/90 mmHg以下。

9-237 目前研究发现脑卒中常见预兆表现的次序:①头晕,特别是突然感到眩晕;②肢体麻木,突然感到一侧面部或手脚麻木,有的为舌麻、唇麻;③暂时性吐字不清或讲话不灵;④肢体无力或活动不灵;⑤头痛与平时不同;⑥不明原因突然跌倒或晕倒;⑦短暂意识丧失或个性和智力的突然变化;⑧全身明显乏力,肢体软弱无力;⑨恶心、呕吐或血压波动;⑩整天昏昏欲睡,处于嗜睡状态;⑪单侧肢体不自主地抽动;⑫双眼突然看不清眼前的事物。

综合应用题

9-238 (1)护理诊断:①气体交换受损,与顽固性低氧血症及呼吸窘迫有关;②体温过高,与肺部严重感染有关;③焦虑,与激发机体产生系统性炎症反应综合征造成失控的因素有关。

(2)急救护理措施:①保持呼吸道通畅;②氧疗;③迅速建立静脉通路;④心电监护;⑤准确留取血标本;⑥取舒适体位;⑦备齐急救用品;⑧做好隔离与防护。

(3)氧疗护理:①轻症者可予以无创呼吸机改善呼吸,纠正低氧;②中度或重症者需要有创机械通气,尽量采取相对低的吸氧浓度进行机械通气或者氧疗,因为浓度>50%的高浓度吸氧可能对病人造成肺间质改变、肺不张等问题。采取小潮气量的肺保护性通气,设定最佳的呼气末正压通气(PEEP),使肺保持开放。不必将血氧饱和度提得太高,一般血氧饱和度维持在88%~92%即可。

9-239 (1)初步诊断为心室颤动。

(2)护理评估:①询问致病因素,是否有器质性心脏病、代谢性疾病,是否药物所致,有无电解质与酸碱失衡等诱发因素;②评估症状特点;③进行护理体格检查;④评估心理社会情况;⑤辅助检查。

(3)护理诊断:①活动无耐力,与心律失常导致心输出量减少有关;②焦虑,与心律失常反复发作、疗效不佳有关;③有受伤的危险,与心律失常引起晕厥有关;④潜在并发症,猝死。

(4) 护理措施：①生活护理：保持舒适体位与休息，给予易消化、富含纤维素的食物，保持大便通畅，勿用力排便。②病情观察：观察生命体征、意识状态有无改变，必要时进行心电监护，严密监测心率、心律的变化，观察心律失常的类型、持续时间、治疗效果等。③按医嘱处理：如给予电除颤、抗心律失常药物。用药过程中及用药后密切观察心率、血压、脉搏、呼吸、意识变化，判断疗效和有无不良反应。④心理护理。⑤健康教育。

9-240 (1) 应诊断为急性下壁心肌梗死。理由是因突发胸痛2小时，心前区呈压榨样疼痛，非常剧烈、难以忍受，伴大汗，呈阵发性，最长持续32分钟，发作间歇胸痛可完全缓解；心电图检查示Ⅲ、aVF导联ST段弓背抬高0.05 mV，V_4～V_6导联ST段下斜型压低0.1～0.2 mV。

(2) 术前护理：①心理护理：术前告诉病人手术方法简便，耐心解释，准确引导，使病人克服恐惧心理，保持良好的心态，保证治疗和护理的顺利进行。②基础护理：立即行心电图检查、监测生命体征、高流量吸氧（4～6 L/min）、建立静脉通路。③术前服药：术前30分钟口服双重抗血小板聚集药：波立维（硫酸氢氯吡格雷片）300～600 mg，阿司匹林300 mg，立普妥（阿托伐他汀）20 mg，胃舒平（复方氢氧化铝）3片。护士应现场指导病人服下，密切观察用药后的病情变化，如周围循环、意识状态、尿量、生命体征及心电图等，发现异常及时通知医生给予处理。遵医嘱迅速给予有效镇痛剂，如吗啡。④术前评估和术前备皮。⑤取下义齿、发夹、戒指等，并向家属交代保管好。⑥医生、护士携带除颤仪共同护送病人进入导管室。

(3) 最突出的护理诊断是疼痛：胸痛，与心肌缺血、损伤、坏死有关。

9-241 (1) 肺动脉栓塞急性期的治疗原则：使用抗凝治疗和溶栓治疗，以纠正右心功能不全和低血压为主，同时纠正低氧血症、止痛和抗心律失常。当内科治疗难以奏效时选择介入治疗或外科治疗。

(2) 急性期抗凝治疗的目的：①预防肺动脉血栓的周围出现血栓延伸；②抑制由血栓所致的神经、体液反应；③阻止静脉血栓的进展。

(3) 预防措施：①药物方法：应以防止深静脉血栓形成为目的；②手术方法：主要采用下腔静脉阻断的方法，以防止出现致死性大块肺栓塞或反复出现非致死性肺栓塞。

(4) 溶栓护理：①溶栓前护理：安置舒适环境，绝对卧床休息，进行心电监护和吸氧，建立2条静脉通路，按医嘱抽血查凝血时间、动脉血气，描记心电图等，备齐抢救物品；②溶栓中护理：严密观察心率、呼吸、血压、血氧饱和度，有无出血等；③溶栓后护理：做好皮肤护理，保持大便通畅，按医嘱抽血查凝血时间、动脉血气，描记心电图等，便于对照。

9-242 (1) 该病人属于1型糖尿病。

(2) 晚上的症状属于Somogyi现象。

(3) 病史较久或老年糖尿病病人极易伴发神经病变。

9-243 (1) 该病人发生脑出血。

(2) 该病人出现这种情况的原因是有长期高血压病病史，诱因是情绪激动。

(3) 应该告知病人和家属一旦出现如下情况应即刻就医：①头痛加剧或伴恶心、呕吐；②肢体麻痹无力加重；③与人交谈时突然讲不出话来，或吐字含糊不清。

(陈淑英)

第十章

环境及理化因素损伤

选择题(10-1~10-110)

A1 型单项选择题(10-1~10-66)

10-1 下列哪项不是中暑的常见诱因
  A. 年老、体弱   B. 疲劳
  C. 营养不良   D. 糖尿病
  E. 骨质疏松

10-2 当空气干燥、气温超过 35℃ 时,机体散热的主要途径是
  A. 蒸发   B. 传导
  C. 辐射   D. 冷却
  E. 对流

10-3* 热射病病人降温,通常应在 2 小时内使其核心体温降至
  A. 32℃   B. 35℃
  C. 37.5℃   D. 38.5℃
  E. 39℃

10-4 中暑依据临床上症状轻重分为
  A. 热痉挛、热射病、重度中暑
  B. 热射病、热衰竭
  C. 先兆中暑、轻度中暑及重度中暑
  D. 热衰竭、重度中暑
  E. 热射病、热痉挛、热衰竭

10-5* 热痉挛病人出现短暂、间歇、对称性的肌痉挛,最常见部位是
  A. 腓肠肌   B. 胸大肌
  C. 咀嚼肌   D. 腹直肌
  E. 背阔肌

10-6 热衰竭常见于
  A. 青壮年   B. 运动员
  C. 中年妇女   D. 户外劳动者
  E. 年老体弱、儿童、过度疲劳及有慢性心血管疾病的病人

10-7 热射病的特点是
  A. 在高温环境中突然发病,体温高达 40℃ 以上,最高可达 42℃
  B. 疾病早期"无汗"
  C. 不伴有皮肤干热
  D. 无意识障碍表现
  E. 多见于年轻人

10-8 对中暑病人进行环境降温时,室内温度宜控制在
  A. 4~10℃   B. 10~15℃
  C. 15~20℃   D. 20~25℃
  E. 0~5℃

10-9 热射病的典型三联征是
  A. 头痛、高热、呕吐
  B. 高热、无汗、神志障碍
  C. 高热、肌肉痉挛、神志障碍
  D. 头痛、高热、神志障碍
  E. 高热、无汗、头痛

10-10* 热射病的救护首先应
  A. 迅速转运
  B. 降温
  C. 纠正水和电解质紊乱
  D. 防治脑水肿
  E. 吸氧

10-11 下列哪种中暑病人预后最严重
  A. 热痉挛   B. 热射病
  C. 热衰竭   D. 先兆中暑

E. 轻症中暑
10-12 热痉挛病人的突出表现是
A. 四肢肌无力
B. 呼吸肌痉挛
C. 腓肠肌痉挛、疼痛
D. 肠道平滑肌痉挛、疼痛
E. 心绞痛
10-13 热痉挛的发病机制是
A. 缺钙
B. 周围血管扩张,循环血量不足
C. 体内热量蓄积、体温升高
D. 大量出汗后盐丢失过多而只补水
E. 散热障碍
10-14 学生在炎热的夏天进行军训时发生的中暑类型多为
A. 热痉挛
B. 热衰竭
C. 热射病
D. 日射病
E. 先兆中暑
10-15 空调间内外温差不超过几度为宜？即使天气再热,空调间室内温度也不宜到几度以下
A. 5℃；20℃
B. 10℃；24℃
C. 5℃；26℃
D. 10℃；20℃
E. 15℃；20℃
10-16* 热衰竭的发生机制是
A. 体温调节功能障碍
B. 血容量不足
C. 散热不足致体内热蓄积
D. 高温对中枢神经系统的抑制作用
E. 大量出汗后饮水过多而盐补充不足
10-17 下列哪种是夏季防暑降温佳品
A. 冰水
B. 果汁饮料
C. 绿豆汤
D. 雪碧
E. 可乐
10-18 运动时饮用水的成分可以自行调配。一般在运动前可以按如下配方将饮料备好:每1 000 ml的凉开水中,加入食盐____克,葡萄糖____克和橙汁150 ml。
A. 10；150
B. 5；500
C. 25；100
D. 4；100
E. 10；200
10-19 夏天常饮茶,可提高耐热能力,有效地预防中暑的发生。茶可补充的元素是
A. 镁
B. 盐
C. 钙
D. 钾
E. 糖
10-20 对中暑者进行冰敷的过程中,冰袋放置的部位是
A. 手、足部位
B. 头部
C. 腹部
D. 腹股沟
E. 胸部
10-21* 热痉挛病人需要补充的是
A. 脂肪
B. 水
C. 蛋白质
D. 盐
E. 糖
10-22 给重症中暑病人进行降温时,一般每隔多长时间量一次体温
A. 5~15分钟
B. 15~30分钟
C. 30~45分钟
D. 45~50分钟
E. 50~60分钟
10-23 大学生在炎热的夏天进行军训时发生重度中暑的类型多为
A. 先兆中暑
B. 热痉挛
C. 热衰竭
D. 热射病
E. 日射病
10-24 下列预防高温中暑的措施中不可行的是
A. 制订高温季节防暑降温工作计划,落实责任
B. 确保高温作业岗位防暑降温设备的正常运行,发放含盐饮料
C. 合理安排作业时间,避开高温时段
D. 加强职工职业卫生培训,普及防治中暑的相关卫生知识
E. 发现中暑先兆,应立即送医院
10-25* 为预防中暑,高温环境劳动的工人宜

饮用

　　A．矿泉水　　　B．含盐饮料

　　C．含咖啡饮料　D．含糖饮料

　　E．含乙醇饮料

10-26* 中暑热衰竭病人的表现中最突出的是

　　A．体温升至40℃以上

　　B．周围循环障碍

　　C．心律失常

　　D．急性肝衰竭

　　E．肺水肿

10-27 重症中暑时，很可能危及生命安全，此时中暑病人的皮肤往往是

　　A．干燥、无汗　B．大量出汗

　　C．少量出汗　　D．冰冷

　　E．温暖

10-28* 中暑病人高热，给予氯丙嗪，出现下列哪项表现时应及时向医生报告

　　A．肛温39℃

　　B．心率100次/分

　　C．呼吸20次/分

　　D．持续吸氧

　　E．血压80/50 mmHg

10-29 淹溺可分为

　　A．干性淹溺、湿性淹溺

　　B．海水淹溺、淡水淹溺

　　C．干性淹溺、海水淹溺

　　D．湿性淹溺、淡水淹溺

　　E．温水淹溺、冷水淹溺

10-30 淡水淹溺的病理特点是

　　A．血液总量减少

　　B．血液浓缩显著

　　C．红细胞损害很少

　　D．血浆电解质钠、钙、镁、氯离子增加

　　E．心室颤动常见

10-31* 海水淹溺的病理特点是

　　A．血液总量减少

　　B．血液稀释显著

　　C．大量红细胞损害

　　D．血浆电解质钾离子增加，钠、钙、氯离子减少

　　E．心室颤动常见

10-32 下列对淹溺者的救护原则中错误的是

　　A．迅速将病人救离出水

　　B．立即恢复有效通气

　　C．施予心肺复苏

　　D．根据病情对症处理

　　E．首先考虑电击除颤

10-33 对溺水所致呼吸、心搏骤停者，紧急处理措施是

　　A．控水

　　B．呼吸兴奋剂的应用

　　C．心内注射肾上腺素

　　D．皮质激素的应用

　　E．人工呼吸和胸外心脏按压

10-34 海水淹溺者输液时不能输入的药物是

　　A．血浆液体

　　B．5%葡萄糖溶液

　　C．0.9%氯化钠溶液

　　D．地塞米松

　　E．白蛋白

10-35 关于海水淹溺病人的救护措施，以下不合理的是

　　A．维持呼吸功能

　　B．维持循环功能，可用3%的高渗盐水静脉滴注

　　C．防治肺部感染

　　D．防治肺水肿、脑水肿

　　E．防治急性肾衰竭

10-36 淹溺的损伤进展很快，一般淹溺者多久会因呼吸、心搏停止而死亡

　　A．2~3分钟　　B．4~8分钟

　　C．10分钟　　　D．10~15分钟

　　E．15分钟

10-37 下列岸上救护中不妥当的做法是

　　A．将病人头偏向一侧，清除口、鼻腔内的泥沙、污物

　　B．将溺水者的舌头拉出口外，保持呼吸道通畅

C. 如遇呼吸停止、意识不清者,迅速打开其气道,口对口吹气2次
D. 不必为溺水者控水,马上采用心肺复苏
E. 不要轻易放弃抢救,特别是在低温情况下,应抢救更长时间,直到专业医务人员到场

10-38 溺水急救首先应
A. 保持呼吸道通畅
B. 控水处理
C. 口对口人工呼吸
D. 胸外心脏按压
E. 给予强心药

10-39 溺水病人的救护原则不包括
A. 迅速将病人救离出水
B. 恢复有效通气
C. 施行心肺复苏
D. 对症处理
E. 给予强心剂

10-40 海水淹溺不会引起
A. 高钠血症　　B. 高镁血症
C. 高钙血症　　D. 急性肺水肿
E. 血液稀释

10-41* 下列关于淡水淹溺的描述中不正确的是
A. 可稀释血液,引起低钠、低氯和低蛋白血症
B. 可引起高钾血症
C. 心室颤动多发
D. 很少发生红细胞损伤
E. 可引起急性肺水肿、急性脑水肿

10-42 下列关于海水淹溺的描述中不正确的是
A. 血液浓缩
B. 血容量增加
C. 可引起高血钠、高血钙、高血镁
D. 极少发生心室颤动
E. 可引起急性肺水肿、急性脑水肿

10-43 关于水中救护,下列正确的做法是

A. 迅速接近溺水者,从其侧面靠近
B. 迅速接近溺水者,从其前面靠近
C. 尽量让溺水者抱住身体
D. 从溺水者后面双手托住其头部,采用仰泳将其带至安全处
E. 把溺水者打晕,再将其带至安全处

10-44 影响触电损伤程度的因素,下列叙述中错误的是
A. 交流电的危害大于直流电
B. 人体电阻越大,受损越严重
C. 高频交流电对人体的损害相对较小
D. 电流强度越强,损伤越大
E. 高电压比低电压危险

10-45 如果发现有人触电,下列措施中正确的是
A. 用铁棒把人和电源分开
B. 迅速用手拉触电人,使其离开电线
C. 用湿木棒将人和电源分开
D. 迅速拉闭电闸、切断电源
E. 设法找电工处理

10-46 对人体产生生理和病理伤害的触电,具体指的是
A. 电流　　B. 电压
C. 电流和电压　　D. 电荷
E. 电阻

10-47 触电后的生理现象是
A. 痉挛　　B. 昏迷
C. 心室颤动　　D. 呼吸困难
E. 头痛

10-48 电流通过人体最危险的路径是
A. 从左手到右手
B. 从左手到胸前
C. 从右手到脚
D. 从左脚到右脚
E. 从左脚到胸前

10-49 在救护触电者的过程中,下列方式不恰当的是
A. 使用带绝缘手柄的金属工具
B. 使用干燥的木棒

C. 使用潮湿的木棒
D. 使用绝缘手套
E. 专业人员施救

10-50 关于电击伤的现场救护下列操作中错误的是
A. 应迅速关闭电源或拔掉插座,采用最安全的方法使触电者迅速脱离电源
B. 抢救者注意自身的安全,应严格保持自己与触电者的绝缘
C. 对轻型触电者就地观察及休息1～2小时,减轻心脏负荷,促进恢复
D. 对重型触电、有心脏停搏或呼吸停止的病人,应立即进行心肺复苏,并迅速转送医院,在转运途中继续抢救
E. 即刻送院

10-51 下列对电击伤病人的院内救护中错误的是
A. 保持气道通畅,维持有效呼吸,重症电击伤病人呼吸障碍时,应尽早做气管插管
B. 心肺复苏的同时,应尽早采取措施防治脑水肿,降低脑代谢
C. 维持有效循环,对病人进行心电监护,及时发现并纠正心律失常
D. 必要时进行筋膜松解术和截肢
E. 对电击伤局部不需要特殊处理,普通清创后加压包扎即可

10-52 下列对于电击伤病人的评估中正确的是
A. 人体接触电流时间与机体损害呈反比
B. 人体在触电时,通电的途径与机体损害程度无关
C. 电流分为交流电和直流电两种,在同样的电流下直流电比交流电危险
D. 当通过人体心脏的电流强度在20～25 mA时,可引起心室颤动或心搏骤停
E. 人体不同组织的电阻不相同,因此神经和血管在电击中损伤最严重

10-53 关于电击伤损伤程度,下列描述中正确的是
A. 人体电阻越大,组织损伤越轻
B. 人体电阻越小,组织损伤越轻
C. 血管和神经受电流损伤常较轻
D. 电流强度越强,损害越小
E. 骨骼、肌腱的损伤常较重

10-54 对轻型电击伤病人心脏听诊,至少需要
A. 1分钟   B. 3分钟
C. 4分钟   D. 5分钟
E. 10分钟

10-55 抢救触电病人应立即采取的措施是
A. 处理电灼伤
B. 立即切断电源
C. 人工呼吸
D. 吸氧
E. 心肺复苏

10-56 关于电损伤程度,不正确的是
A. 10万 Hz 的高频电流可能不会对人体造成损害
B. 15～20 mA 的电流会使手不能摆脱电源
C. 380 V 以下的直流电一般不会引起伤亡事故
D. 65 V 以上的交流电即会造成电击伤
E. 电流对人体的损伤程度与电流通过人体的途径关系密切

10-57 关于高原病的救治,下列叙述不正确的是
A. 急性高原反应一般不主张吸氧
B. 出现急性高原反应后应休息,尽早给予吸氧
C. 出现高原脑水肿应转到低海拔区

D. 高原肺水肿病人有烦躁不安和呼吸加快时,可用吗啡静脉注射

E. 乙酰唑胺能改善缺氧

10-58* 进入高原时为了预防高原反应,可在攀登前
A. 口服阿司匹林 B. 口服维生素 E
C. 口服硝苯地平 D. 口服地西泮
E. 口服乙酰唑胺

10-59 下列哪项不是高原病的诱因
A. 疲劳、寒冷
B. 精神紧张、饥饿、妊娠
C. 上呼吸道感染
D. 心血管疾病、代谢障碍
E. 身体健壮

10-60 下列哪项是急性高原病的基本病理学特征
A. 细胞肿胀 B. 细胞坏死
C. 细胞变性 D. 细胞肥大
E. 细胞增生

10-61 关于急性高原病的实验室检查,下列哪项不正确
A. 低氧血症
B. 呼吸性酸中毒
C. 血红蛋白浓度增加
D. 白细胞增多
E. 低碳酸血症

10-62 最严重的急性高原病是
A. 高原性心脏病
B. 高原脑水肿
C. 急性高原反应
D. 高原肺水肿
E. 高原红细胞增多症

10-63 高原病的主要病因是
A. 大气压的下降增加了氧分压
B. 大气压的升高增加了氧分压
C. 升高的大气压降低了氧分压
D. 大气压的下降减低了氧分压
E. 与大气压无关

10-64 对缺氧耐受力最低的是

A. 肺 B. 肾
C. 心肌 D. 大脑皮质
E. 肝

10-65 下列有关乙酰唑胺治疗急性高原反应的作用机制的说法中正确的是
A. 减少重碳酸盐从肾排泄
B. 减轻睡眠时的缺氧状况
C. 提高呼吸做功效率
D. 减少呕吐反应
E. 降低血压

10-66 高原地区是指
A. 海拔 3 000 m 或 3 000 m 以上的地区
B. 海拔 3 000 m 地区
C. 海拔 4 000 m 地区
D. 海拔 3 500 m 以上的地区
E. 海拔 2 500~3 000 m 地区

A2 型单项选择题(10-67~10-89)

10-67 病人,男性,40 岁。炎热夏天,在外连续工作数小时,出现大汗、口渴、头晕、胸闷、乏力,体温基本正常。考虑该病人的诊断为
A. 热痉挛 B. 热衰竭
C. 先兆中暑 D. 热射病
E. 日射病

10-68 病人,男性,38 岁。在高热环境中进行繁重的体力劳动,大量出汗后因口渴而大量饮水,缺乏盐的补充而发病。其疾病诊断为
A. 先兆中暑 B. 中暑高热
C. 中暑衰竭 D. 热痉挛
E. 轻症中暑

10-69 病人,男性,35 岁。夏天高温天气,在闷热的车间里工作后出现头痛、恶心、呕吐。体格检查:体温 41℃,心率 130 次/分,血压 100/50 mmHg。拟诊为中暑。给予降温治疗时,将躯体浸入水中,下列哪种水温最合适

A. 38～39℃ B. 35～36℃
C. 37℃ D. 15℃
E. 40℃

10-70 病人,男性,40岁。诊断为热射病,目前神志处于昏迷状态,遵医嘱给予降温处理。以下护理措施中错误的是
A. 密切监测肛温,每15～30分钟测量1次
B. 安置在22℃空调房间
C. 大血管走行处放置冰袋
D. 在最短的时间内使肛温降至35℃
E. 用4℃ 0.9%氯化钠溶液200～500 ml进行胃灌洗

10-71 病人,女性,25岁。轻症中暑时,除有先兆中暑症状外,还可能出现头晕、乏力、面色潮红、胸闷气短、皮肤灼热而干燥,体温上升到多少度以上
A. 37.5℃ B. 40℃
C. 38℃ D. 42℃
E. 39.5℃

10-72 病人,男性,30岁。给中暑病人降温时,病人头部可敷冷毛巾。为加速散热进行全身擦浴,可以用的是
A. 85%乙醇 B. 50%乙醇
C. 盐水 D. 苏打水
E. 热水

10-73 病人,男性,42岁。在高温环境下,出现头晕、眼花、耳鸣、心悸、胸闷、口渴、大汗、注意力不集中、四肢麻木、体温正常或稍高(一般不超过38℃)。以上现象可判断为
A. 先兆中暑 B. 轻度中暑
C. 重度中暑 D. 感冒症状
E. 高血压症状

10-74* 病人,男性,60岁。身体虚弱,中暑后入院治疗。以下哪种措施对病人预后有决定性作用
A. 脱离高温环境 B. 补充液体
C. 快速降温 D. 平卧

E. 保持呼吸道通畅

10-75* 病人,女性,50岁。在高温环境中劳动后,出现胸闷、口渴、脸色苍白、冷汗淋漓。体温38.5℃,脉搏细弱,血压80/50 mmHg。以下护理措施中不正确的是
A. 立即移至阴凉通风处
B. 口服清凉饮料
C. 立即取平卧位
D. 建立静脉通路
E. 头部置冰帽,四肢冰水敷擦

10-76* 病人,男性,40岁。高温工作4小时。因出汗较多,口渴,饮水3大杯。30分钟后自感乏力、腿痛,不能走路,并有腹痛。最可能出现的情况是
A. 先兆中暑 B. 热射病
C. 高热衰竭 D. 热痉挛
E. 中暑衰竭

10-77* 病人,女性,40岁。炎热夏天,天气闷热,在外面连续工作5小时,由于大量出汗导致失水、失钠,引起周围循环灌注不足。这种情况属于
A. 热痉挛 B. 日射病
C. 热衰竭 D. 热辐射
E. 热射病

10-78* 病人,男性,38岁。炎热夏天,在外连续曝晒工作6小时,出现剧烈头痛、头晕、眼花、耳鸣、呕吐、烦躁不安等症状,体温不高。考虑诊断为
A. 热衰竭 B. 热痉挛
C. 日射病 D. 热射病
E. 中暑

10-79 病人,男性,70岁。在烈日下行走1小时,出现头晕、胸闷、恶心。体格检查:意识清楚,肛温39℃,呼吸急促,脉搏缓慢,有力。以下处理中错误的是
A. 保持呼吸道畅通
B. 安置于22℃的空调房间
C. 吸氧

D. 冰水浸浴

E. 冰块置于颈部、腹股沟和腋下

10-80* 病人,男性,45岁。炎热夏天,在外高空作业3小时,出现头痛、头晕、口渴、皮肤苍白、出冷汗,体温37.8℃,脉搏110次/分,血压90/50 mmHg。最可能的诊断是

A. 热衰竭　　B. 轻度中暑

C. 热痉挛　　D. 日射病

E. 热射病

10-81 病人,女性,35岁。在河边洗衣服时不慎掉入水中,被他人救起送入医院,到院内时病人神志不清,心跳、呼吸存在。以下护理措施中不妥当的是

A. 保持呼吸道通畅

B. 给氧

C. 建立静脉通路

D. 快速输入0.9%氯化钠溶液

E. 监测生命体征

10-82 病人,男性,20岁。在海边游玩时不慎被卷入海水中,被他人救起后,神志不清,急送附近医院。该病人可输入以下哪种溶液

A. 10%葡萄糖溶液

B. 5%葡萄糖盐水

C. 林格氏液

D. 0.9%氯化钠溶液

E. 5%葡萄糖溶液

10-83* 患儿,男性,6岁。不慎溺水,检查发现该患儿面部青紫,意识丧失,自主呼吸停止,颈动脉搏动消失。施救人员抢救时首先应采取的措施是

A. 准备好给氧装置

B. 准备开口器撑开口腔

C. 清洁纱布放于口部

D. 清除口、鼻腔分泌物和异物

E. 将患儿双手放于其躯干两侧

10-84* 病人,男性,30岁。在游泳时因腿部肌肉痉挛,发生溺水事件。现场控水最简单的方法是

A. 抓住病人的双腿,头朝下

B. 抱起病人的腰部,使其背部向上,头下垂

C. 抱起病人的腰部,使其腹部向上,头后仰

D. 让病人平卧

E. 让病人侧卧

10-85 患儿,女性,9岁。失足落入水中,15分钟后被救出,呼之不应,胸廓无起伏。抢救该患儿首要的步骤是

A. 控水处理　　B. 通畅气道

C. 人工呼吸　　D. 心脏按压

E. 紧急呼救

10-86 患儿,男性,10岁。在江边游玩时意外溺水,被他人发现后救起,当时患儿出现咳嗽、呼吸困难、咳粉红色泡沫样痰。以下救治措施中错误的是

A. 迅速清除口腔、鼻咽部的异物

B. 平卧位,头侧向一侧或俯卧位,面朝下

C. 不强调"控水",以免延误抢救时机

D. 立即进行口对口人工呼吸

E. 呼叫急救人员前来救援

10-87 病人,男性,15岁。不慎跌入河中。体格检查:体温38.8℃,心率110次/分,血压100/60 mmHg;表情淡漠。心电图示窦性心律,偶发室性期前收缩。在给予0.9%氯化钠溶液静脉滴注治疗时,最合适的输液护理措施是

A. 严密观察病人的神志及呼吸频率、节律、深浅度,判断呼吸困难程度

B. 根据病情每15~30分钟监测血压、脉搏、呼吸1次

C. 心理护理

D. 保持呼吸道通畅

E. 输液滴速从小剂量、低速度开始,避免短时间内大量液体输入,加重血液稀释程度

10-88 病人,男性,40岁。在高电压环境中作业,不慎触电,随即出现神志丧失,心跳、呼吸极其微弱。电击伤对其致命的原因是
　　A. 诱发心动过速
　　B. 急性肾脏损伤
　　C. 引起心室颤动
　　D. 导致中枢神经系统损伤
　　E. 造成心肌缺血

10-89 病人,女性,45岁。旅游进入青藏高原后1天,头痛、乏力、干咳、呼吸困难。体格检查:口唇发绀,端坐呼吸,心率120次/分,肺部可闻及湿啰音和哮鸣音。高原病的治疗措施不包括
　　A. 严重者可口服乙酰唑胺,与小剂量地塞米松联合应用
　　B. 卧床休息、补充液体、吸氧
　　C. 对症处理
　　D. 休息后继续登高,坚持即能适应
　　E. 转运到低海拔地区

A3型单项选择题(10-90～10-105)
(10-90～10-91共用题干)
　　病人,男性,30岁。乘飞机到拉萨旅游,次日上午出现头痛、头晕、胸闷、食欲缺乏、乏力,口唇轻度发绀,胸部X线片大致正常。

10-90 对该病人下列哪种诊断的可能性较大
　　A. 高原肺水肿
　　B. 急性高原反应
　　C. 脑动脉供血不足
　　D. 高原脑水肿
　　E. 梅尼埃综合征

10-91 对该病人应如何处理
　　A. 卧床休息、注意饮食、控制和去除诱因
　　B. 立即将病人转运到低海拔地区进行治疗
　　C. 静脉注射甘露醇
　　D. 抗生素预防感染
　　E. 减慢登山速度,适当休息

(10-92～10-94共用题干)
　　病人,男性,50岁,建筑工人。在高温闷热的夏天进行室外工作,近日出现全身乏力,继而体温升高,有时可达40℃以上,并出现皮肤干热、无汗、谵妄和抽搐、脉搏加快、血压下降、呼吸浅速等表现,来急诊科就诊。

10-92 考虑可能是热射病,首要治疗措施是
　　A. 降温　　　　B. 吸氧
　　C. 抗休克　　　D. 治疗脑水肿
　　E. 纠正水和电解质紊乱

10-93 病人的病室应保持室温在
　　A. 18～20℃　　B. 20～22℃
　　C. 22～24℃　　D. 20～25℃
　　E. 18～22℃

10-94 最适宜的降温措施是
　　A. 冰帽
　　B. 冬眠合剂
　　C. 冰盐水灌肠
　　D. 静脉滴注4℃等渗盐水
　　E. 快速推注4℃ 5%葡萄糖盐水

(10-95～10-97共用题干)
　　病人,男性,60岁。在烈日下户外活动2小时,回家后出现头晕、头痛、恶心。休息片刻后觉发热、面红、气急、心悸、全身乏力,便躺下睡觉。家人回家发现病人颜面潮红,呼之能醒,但反应迟钝,即送医院。体格检查:体温41℃(肛温),脉率125次/分,呼吸26次/分,血压140/80mmHg;意识模糊,检查不合作;颜面潮红,瞳孔稍大,对光反射迟钝,全身皮肤干燥无汗,颈软,两肺呼吸音粗;心率122次/分,律齐,无病理性杂音;神经系统各项反射存在,但减弱。实验室及其他检查:血、尿、粪常规无异常,血糖5.8 mmol/L。

10-95* 该病人的中暑类型为
　　A. 先兆中暑　　B. 热痉挛
　　C. 热射病　　　D. 热衰竭
　　E. 日射病

10-96 为明确诊断,最有价值的体格检查项目是

A. 体温+神经反射
B. 脉搏+血压
C. 尿量+皮肤色泽
D. 呼吸+意识
E. 心率+心律

10-97* 予物理降温时,病人肛温应控制在
A. 35℃左右   B. 36℃左右
C. 37℃左右   D. 38℃左右
E. 39℃左右

(10-98~10-99 共用题干)

病人,男性,35岁。在烈日下工作4小时后,出现大量出汗、口渴、疲乏无力、胸闷、心悸、恶心、头痛等症状,就地测血压为90/50 mmHg。

10-98 考虑病人最可能的诊断是
A. 热痉挛   B. 热射病
C. 热衰竭   D. 先兆中暑
E. 轻症中暑

10-99 此时最佳的处理措施是
A. 立即移至阴凉通风处休息
B. 口服大量清凉饮料
C. 冰水浸浴10~15分钟
D. 静脉滴注葡萄糖氯化钠溶液
E. 快速静脉滴注甘露醇

(10-100~10-102 共用题干)

病人,女性,30岁。在河边洗衣服时不慎跌入水中,由于水、泥沙、杂草等堵塞呼吸道,造成窒息、心搏骤停。

10-100 该病人的淹溺类型是
A. 干性淹溺和淡水淹溺
B. 湿性淹溺和淡水淹溺
C. 干性淹溺和海水淹溺
D. 湿性淹溺和海水淹溺
E. 窒息

10-101 针对该病人窒息、心搏骤停,采取的首要措施是
A. 给予保暖   B. 控水处理
C. 心肺复苏   D. 预防脑水肿
E. 纠正血容量

10-102 病人心肺复苏成功后,送医院治疗,护士观察病情。不属于淹溺并发症的是
A. 脑水肿   B. 肺水肿
C. 低蛋白血症   D. 急性肾衰竭
E. 急性呼吸窘迫综合征

(10-103~10-105 共用题干)

患儿,男性,12岁。不慎落入海里,10分钟后被他人救起,120医护人员急赴现场,发现患儿神志不清、皮肤发绀、颜面肿胀、球结膜充血、口鼻充满泡沫、沙泥,无自主呼吸、脉搏微弱。

10-103 此时关键的抢救措施是
A. 开放气道、人工呼吸
B. 胸外心脏按压
C. 给氧
D. 控水
E. 肾上腺素静脉推注

10-104 下列哪项病理变化不符合该患儿的情况
A. 血液稀释   B. 高钙血症
C. 高镁血症   D. 低蛋白血症
E. 急性肺水肿

10-105 对该患儿的处理措施,下列哪项不正确
A. 碱化血液
B. 清除呼吸道分泌物
C. 脑复苏
D. 快速补充0.9%氯化钠溶液或平衡盐溶液以稀释血液
E. 给予高流量吸氧

A4型单项选择题(10-106~10-110)

(10-106~10-107 共用题干)

病人,男性,20岁。在海中游泳时不慎溺水,被人救起。体格检查:呼吸急促,肺部可闻及哮鸣音和湿啰音,心率110次/分,偶闻期前收缩(2~3次/分);腹部膨隆,四肢厥冷,皮肤苍白。拟诊淹溺。

10-106 海水淹溺时,下列哪项一般不会发生
A. 心律失常   B. 溶血

C. 低氧血症　　D. 肺水肿
E. 脑水肿

10-107 海水淹溺时,下列哪项电解质改变一般不会发生
A. 钠离子增加　　B. 镁离子增加
C. 钙离子增加　　D. 氯离子增加
E. 钾离子增加

(10-108～10-110 共用题干)

病人,女性,30岁。4天前从四川到西藏某高山哨所探亲,2天前开始出现头痛、胸闷、咳嗽、乏力,症状逐渐加重,并出现严重的呼吸困难而到医院急诊。既往身体健康。体格检查:端坐呼吸,口唇及肢端发绀,双肺可闻及大量湿啰音,咳粉红色泡沫样痰。胸片示肺门阴影扩大,肺门周围及肺野内出现散在点片状或云雾状浸润阴影,呈弥漫性不规则分布,以右肺中野明显。

10-108 病人最可能的诊断是
A. 急性心力衰竭　B. 重症肺炎
C. 急性高原反应　D. 高原肺水肿
E. 支气管哮喘

10-109 该病人发生本病(发病机制)的基本因素是
A. 肺部感染
B. 肺动脉高压
C. 肺高灌注
D. 肺动脉器质性狭窄
E. 肺心病

10-110 对病人应进行的首选治疗措施是
A. 鼻导管吸氧,1～2 L/min
B. 面罩吸氧,1～2 L/min
C. 面罩吸入 40%～50%氧气,6～12 L/min
D. 面罩吸入 40%～50%氧气,2～4 L/min
E. 面罩吸入高流量氧,氨茶碱

名词解释题(10-111～10-130)

10-111　中暑

10-112　先兆中暑
10-113　日射病
10-114　热痉挛
10-115　热衰竭
10-116　热射病
10-117　淹溺
10-118　溺死
10-119　干性淹溺
10-120　湿性淹溺
10-121　电击伤
10-122　高原
10-123　高原病
10-124　急性高原病
10-125　高原适应
10-126　高原红细胞增多症
10-127　慢性高原反应
10-128　高原性心脏病
10-129　高原肺水肿
10-130　高原脑水肿

简述问答题(10-131～10-155)

10-131　先兆中暑与轻症中暑现场急救措施有哪些?
10-132　中暑的易感人群有哪些?
10-133　中暑的分类有哪些?
10-134　中暑降温应注意哪些方面?
10-135　重症中暑的分类及临床表现有哪些?
10-136　如何保持有效的降温?
10-137　简述预防中暑的健康教育。
10-138　简述重症中暑的救治原则。
10-139　简述热射病血液净化的适应证。
10-140　对淹溺病人如何进行现场救护?
10-141　如何为淹溺病人复温护理?
10-142　请比较海水淹溺与淡水淹溺的病理改变特点。
10-143　对触电者如何进行现场救护?
10-144　电击伤的并发症有哪些?
10-145　脱离低压电源的方法有哪些?

10-146 触电类型有哪些？
10-147 高原病的常见诱因有哪些？
10-148 试述高原红细胞增多症的诊断依据。
10-149 简述高原气候的特点。
10-150 简述高原病的临床分类。
10-151 简述缺氧对高原性心脏病病人心肌的损害。
10-152 高原脑水肿病人昏迷前期出现的昏迷先兆有哪些？
10-153 简述高原肺水肿的诊断标准。
10-154 简述进入高原前的注意事项。
10-155 简述高原性心脏病的诊断依据。

综合应用题（10-156～10-157）

10-156 病人，男性，40岁。在海边游泳时发生淹溺，被人送到医院时意识丧失，颜面、口唇发绀，皮肤苍白、湿冷，呼吸浅慢。

体格检查：血压160/100 mmHg，脉搏112次/分；双侧瞳孔直径2 mm，对光反射迟钝；双肺布满大中水泡音；肌张力弱，病理反射未引出。

实验室及其他检查：血 PaO_2 40 mmHg，SaO_2 36%；心电图示窦性心动过速，Ⅲ、aVF、V_3～V_5 ST-T 改变。

请解答：
(1) 简述该病人的发病机制。
(2) 对该病人应采取哪些院内救护措施？

10-157 病人，男性，30岁。雨天外出时，因马路电线被风雨击断坠落而触电昏倒在地，切断电源后病人被送至医院抢救。

体格检查：皮肤发绀，四肢厥冷，呼吸、心搏停止，瞳孔散大，对光反射消失，右大腿内侧见3～4 cm的电烧伤面。

心电图示心室颤动。

立即施行人工呼吸、胸外心脏按压、氧气吸入，行电击除颤3次（200 J、300 J、360 J）无效；继续行心肺复苏，行3次电击除颤；静脉注射胺碘酮300 mg，推注20 ml 0.9%氯化钠溶液；行心肺复苏，再行2次电击除颤后恢复窦性心律，并出现自主呼吸。于ICU继续治疗，10天后痊愈出院。

请解答：
(1) 发生触电时，应如何使触电者脱离电源？
(2) 一旦发生触电应如何急救？

答案与解析

选择题

A1型单项选择题

10-1 E	10-2 A	10-3 D	10-4 C
10-5 A	10-6 E	10-7 A	10-8 D
10-9 B	10-10 B	10-11 B	10-12 C
10-13 D	10-14 E	10-15 A	10-16 B
10-17 C	10-18 D	10-19 D	10-20 D
10-21 D	10-22 E	10-23 E	10-24 E
10-25 B	10-26 E	10-27 A	10-28 E
10-29 A	10-30 E	10-31 A	10-32 E
10-33 E	10-34 C	10-35 B	10-36 B
10-37 D	10-38 A	10-39 E	10-40 E
10-41 D	10-42 B	10-43 D	10-44 B
10-45 D	10-46 A	10-47 C	10-48 B
10-49 C	10-50 E	10-51 A	10-52 E
10-53 A	10-54 D	10-55 B	10-56 D
10-57 A	10-58 C	10-59 B	10-60 A
10-61 D	10-62 B	10-63 D	10-64 C
10-65 B	10-66 A		

A2型单项选择题

10-67 C	10-68 D	10-69 D	10-70 D
10-71 C	10-72 B	10-73 A	10-74 C

10-75 E 10-76 D 10-77 C 10-78 C
10-79 D 10-80 A 10-81 D 10-82 E
10-83 D 10-84 B 10-85 B 10-86 D
10-87 E 10-88 C 10-89 D

A3型单项选择题
10-90 B 10-91 E 10-92 A 10-93 D
10-94 E 10-95 C 10-96 A 10-97 D
10-98 C 10-99 D 10-100 B 10-101 C
10-102 C 10-103 A 10-104 A 10-105 D

A4型单项选择题
10-106 B 10-107 E 10-108 D 10-109 B
10-110 C

部分选择题解析

10-3 解析：快速降温是治疗的首要措施。当病人脱离高温环境后立即开始降温，并持续监测体温。降温目标：使核心体温在10～40分钟内迅速降至39℃以下，2小时内降至38.5℃以下。

10-5 解析：热痉挛的临床表现多发生在四肢肌肉、咀嚼肌、腹直肌，最常见于腓肠肌，也可发生于肠道平滑肌，无明显体温升高。

10-10 解析：有效治疗的关键点：一是迅速降低核心体温，二是血液净化，三是防治弥散性血管内凝血（DIC）。

10-16 解析：由于大量出汗导致水、钠丢失，外周血管扩张引起血容量不足。

10-21 解析：大量出汗后口渴而饮水过多，盐分补充不足，使血液中钠、氯浓度降低而引起肌肉痉挛。给予含盐饮料，若痉挛性肌肉疼痛反复发作，可静脉滴注0.9%氯化钠溶液。

10-25 解析：中暑的预防：①加强防暑降温知识的宣传，外出戴防晒帽，对高温气候耐受性差的老人、产妇、体弱多病者，更应做好防暑，出现中暑症状应及时治疗；②高温作业工人、夏季田间劳动的农民，每天补充含盐0.3%的饮料。

10-26 解析：中暑热衰竭病人可有明显脱水征，体温可轻度升高，无明显中枢神经系统损害表现。

10-28 解析：氯丙嗪能抑制下丘脑的体温调节中枢，从而抑制机体的体温调节作用，使体温随环境温度的变化而升降。同时可阻断外周α肾上腺素受体，直接扩张血管，引起血压下降，大剂量时可引起体位性低血压。

10-31 解析：海水的含钠量是血浆的3倍以上，还有大量的钙盐和镁盐。因此，吸入海水的高渗透压使血管内的液体或血浆大量进入肺泡内，引起急性肺水肿、血容量降低、血液浓缩、低蛋白血症、高钠血症、低氧血症。

10-41 解析：浸没淡水后，通过呼吸道和胃肠道进入体内的淡水迅速进入血液循环，血容量剧增可引起肺水肿和心力衰竭，并可稀释血液，引起低钠、低氯和低蛋白血症。低渗液体使红细胞肿胀、破裂，发生溶血，出现高钾血症和血红蛋白尿。

10-58 解析：乙酰唑胺可增加重碳酸盐从肾排泄，并可减轻睡眠时的缺氧状况，可提高动脉氧浓度及改善动脉血的氧合作用，防止进一步损伤肺部气体交换，还可减少蛋白尿和水肿等。

10-74 解析：降温是抢救重症中暑的关键，迅速采取各种降温措施，若抢救治疗不及时，死亡率高，所以降温速度决定病人预后。

10-75 解析：降温治疗：将病人转移到通风良好的低温环境，取平卧位，脱去衣服，进行皮肤、肌肉按摩，促进散热；对无循环虚脱的中暑病人，可用冰水擦浴；对循环虚脱者采用蒸发散热降温，如用15℃冷水反复擦拭皮肤或同时用电风扇；可口服清凉饮料；建立静脉通路，输注0.9%氯化钠溶液恢复血容量。

10-76 解析：大量出汗后大量饮水，盐分补充不足，使血中钠、氯离子浓度降低，患者常感到四肢无力，阵发性肌肉痉挛和疼痛，常呈对称性，以腓肠肌痉挛最为多见，体温多正常。

10-77 解析：热衰竭是指在高气温或强热辐射环境下，由于热引起外周血管扩张和大量失水造成循环血量减少,引起颅内暂时性供血不足而发生昏厥的疾病,亦称热晕厥或热虚脱。一般起病迅速,先有头晕、头痛、心悸、恶心、呕吐、大汗、皮肤湿冷、体温不高、血压下降、面色苍白,继以晕厥。通常晕厥片刻即清醒,一般不引起循环衰竭。

10-78 解析: 由于烈日曝晒或强烈热辐射作用于头部,引起脑组织充血、水肿,出现剧烈头痛、头晕、眼花、耳鸣、呕吐、烦躁不安,严重时可发生昏迷、惊厥。头部温度高,而体温多不升高。

10-80 解析: 热衰竭为最常见的一种中暑。多由于大量出汗导致失水、失钠,血容量不足而引起周围循环衰竭。主要表现为头痛、头晕、口渴、皮肤苍白、出冷汗、脉搏细数、血压下降、昏厥或意识模糊,体温基本正常。

10-83 解析: 淹溺病人救出水后,最重要的就是保持呼吸道通畅,立即清除口、鼻腔内淤泥、杂草及呕吐物,有义齿者取下义齿。

10-84 解析: 该病人为成年人,不能选 A。控水处理采用头低脚高的俯卧体位将肺内及胃内积水排出。

10-95 解析: 热射病又称中枢高热,以高热、无汗、意识障碍"三联征"为典型表现,故该病人的中暑类型为热射病,选 C。先兆中暑出现大汗、口渴、头晕、胸闷、乏力,体温基本正常。重度中暑包括热衰竭、热痉挛、热射病。热衰竭最常见,由于大量出汗导致失水、失钠,血容量不足而引起周围循环衰竭,体温基本正常。热痉挛指大量出汗后口渴而饮水过多,盐分补充不足,使血液中钠、氯浓度降低而引起肌肉痉挛,体温多正常。

10-97 解析: 对热射病病人应及时予物理降温,每15分钟测量肛温1次。肛温尽量控制在38℃左右,肛温38℃时应暂停物理降温。

名词解释题

10-111 中暑是指人体在高温环境下,由于水和电解质丢失过多、散热功能障碍所引起的以中枢神经系统和循环系统功能障碍为主要表现的热损伤性疾病。它是一种威胁生命的急症,可因中枢神经系统和循环系统功能障碍导致死亡、永久性脑损害或肾衰竭。临床上依照症状轻重分为先兆中暑、轻症中暑和重症中暑。

10-112 先兆中暑是指在高温环境下工作一段时间后,出现大汗、口渴、头晕、头痛、注意力不集中、眼花、耳鸣、胸闷、心悸、恶心、四肢无力等症状,体温正常或略升高,但不超过38℃。如及时将病人转移到阴凉通风处安静休息,补充水、盐,短时间即可恢复。

10-113 在烈日下劳动时间过长,又没有防护措施者易发生日射病。由于曝晒,脑组织温度可达40~42℃,但体温不一定增高。病人出现剧烈头痛、头晕、眼花、耳鸣、呕吐、烦躁不安,严重者可发生惊厥和昏迷。

10-114 热痉挛是一种短暂、间歇发作的肌肉痉挛,可能与钠盐丢失相关,常发生于初次进入高温环境工作,或运动量过大、大量出汗且仅补水者。多发生在四肢肌肉、咀嚼肌、腹直肌,最常见于腓肠肌,也可发生于肠道平滑肌,无明显体温升高。

10-115 热衰竭是指热应激后以血容量不足为特征的一组临床综合征。在严重热应激时,由于体液和血钠丢失过多、补充不足所致。表现为多汗、疲乏、无力、眩晕、恶心、呕吐、头痛等;可有明显脱水征,如心动过速、体位性低血压或晕厥;可出现呼吸增快、肌痉挛;体温可轻度升高,无明显中枢神经系统损害表现。热衰竭如得不到及时治疗,可发展为热射病。

10-116 热射病,又称中暑高热,属于高温综合征,是一种致命性急症。典型的临床表现为高热(直肠温度≥41℃)、无汗和神志障碍。发病原因不同,临床表现也有所不同。临床上根据发病时病人所处的状态和发病机制分为劳力型热射病和经典型热射病。

10-117 淹溺,又称溺水,是人淹没于水或其他液体中时,由于液体、污泥、杂草等物堵塞呼吸道和肺泡,或因咽喉、气管发生反射性痉挛,引起窒息和缺氧,肺泡失去通气、换气功能,使机体所处于的一种危急状态。

10-118　溺死是由于淹溺而造成呼吸、心搏骤停所致的死亡。

10-119　干性淹溺是发生溺水后，因惊慌、恐惧等强烈刺激，引起喉痉挛以致呼吸道阻塞导致窒息。呼吸道和肺泡很少或无水吸入。干性淹溺约占淹溺的10%。

10-120　湿性淹溺是喉部肌肉松弛并吸入大量水分，充塞呼吸道和肺泡而发生窒息，水大量进入呼吸道数秒钟后神志丧失，发生呼吸停止和心室颤动。湿性淹溺约占淹溺的90%。

10-121　电击伤，俗称触电，是指一定量的电流通过人体引起全身或局部的组织损伤和功能障碍，甚至发生呼吸、心搏骤停。电击伤可以分为超高压电击伤或雷击、高压电击伤和低压电击伤3种类型。

10-122　高原是指海拔3 000 m或以上的地区。

10-123　高原病，全称高原适应不全症，又称高山病，是指由平原移居到高原或短期在高原逗留的人，因对高原环境适应能力不足而引起的以缺氧为突出表现的一组疾病。可表现为急性或慢性高原病。

10-124　急性高原病是人体进入海拔3 000 m以上的地区，因机体暴露于缺氧环境、不能适应高原低氧而引发的一系列高原特有的地区性疾病。严重者可出现高原肺水肿和高原脑水肿，危及生命。

10-125　高原适应是指世居高原的人或动物经世世代代自然选择所获得的、具有遗传性的特性。

10-126　高原红细胞增多症是指长期生活在高原的人对低氧环境失去习服引起红细胞增生过度。

10-127　慢性高原反应是指急性高原反应持续3个月以上不消退。

10-128　高原性心脏病是指慢性低压、低氧引起的以肺动脉高压为基本特征，并有右心肥厚和（或）右心功能不全的心脏病。

10-129　高原肺水肿是最常见且致命的高原病，发病率为3%～5%，在急性高原反应的基础上，当海拔达到4 000 m以上发病，但也可在2 500 m快速登山者中发病。潜伏期短则3～48小时，长则3～10天。症状有头痛、胸闷、咳嗽、呼吸困难、不能平卧等，个别严重者可有少尿、咯血性泡沫样痰，甚至神志不清。

10-130　高原脑水肿又称高原昏迷或高原脑病，发病率低，约为0.5%，较易引起死亡。见于快速进入4 000 m以上的高原者，发病急，多在夜间。病人除有早期的急性高原反应的症状外，还伴有颅内压增高现象，如剧烈头痛、呕吐等。可出现神志恍惚、抑郁或兴奋、谵妄等精神症状。个别病人会出现抽搐、嗜睡、昏睡，甚至昏迷。病人脉率增快，呼吸极不规则，瞳孔对光反射迟钝，有时出现病理反射及视神经乳头水肿和出血等。

简述问答题

10-131　先兆中暑与轻症中暑现场急救措施：①将病人撤离高温现场，移至阴凉通风处或装有空调的房间；②平卧休息，松解或脱去衣服；③用冷水擦拭皮肤，达到清洁皮肤、扩张血管、以利皮肤散热的目的；④口服含盐清凉饮料或人丹、十滴水、藿香正气水等；⑤用清凉油、风油精擦太阳穴、风池穴、合谷穴等穴位；⑥必要时静脉滴注葡萄糖氯化钠溶液，如有明显低钠和水中毒，可给予高渗盐水。

10-132　中暑的易感人群包括：年老、体弱、营养不良、疲劳、肥胖、饮酒、饥饿、失水、失盐、最近有过发热、穿紧身不透气衣裤、水土不服、甲状腺功能亢进、糖尿病、帕金森综合征、先天性汗腺功能缺乏、应用阿托品等人群。

10-133　根据临床表现的轻重，中暑可分为：先兆中暑、轻症中暑和重症中暑。后者又分为热痉挛、热衰竭和热射病。

10-134　中暑降温应注意：①冰袋放置位置准确，及时更换部位，以防冻伤；②冰水或乙醇擦浴，应该顺着血管方向擦拭，大动脉处延长时间,以提高降温效果,禁止擦胸部、腹部、阴囊处;③冰水或冷水擦浴者,必须按摩四肢及躯干,防止周围血管收缩,引起皮肤血液淤滞;④老年人、新生儿、昏迷、休克、心力衰竭、体弱伴心血管基础疾病者,不能耐受4℃冰浴,应禁用,必要时可以用15℃冷水浴或凉水浴;⑤应用冰帽降温者应及时更换冰块。

10-135 重症中暑的分类及临床表现:①热痉挛,是一种短暂、间歇发作的肌肉痉挛,可能与钠盐丢失相关,常发生于初次进入高温环境工作,或运动量过大、大量出汗且仅补水者,多发生在四肢肌肉、咀嚼肌、腹直肌,最常见于腓肠肌,也可发生于肠道平滑肌,无明显体温升高。②热衰竭,指热应激后以血容量不足为特征的一组临床综合征。在严重热应激时,由于体液和血钠丢失过多,补充不足所致,表现为多汗、疲乏、无力、眩晕、恶心、呕吐、头痛等。可有明显脱水征,如心动过速、体位性低血压或晕厥。可出现呼吸增快、肌痉挛。体温可轻度升高,无明显中枢神经系统损害表现。热衰竭如得不到及时治疗,可发展为热射病。③热射病,又称中暑高热,属于高温综合征,是一种致命性急症。典型的临床表现为高热(直肠温度≥41℃)、无汗和神志障碍。发病原因不同,临床表现也有所不同。临床上根据发病时病人所处的状态和发病机制分为劳力型热射病和经典型热射病。经典型热射病常发生在小孩、老年人和有基础疾病的人群,一般为逐渐起病,前驱症状不易发现,1~2天后症状加重,出现神志模糊、谵妄、昏迷等,或有大小便失禁,体温高,可达40~42℃,可有心力衰竭、肾衰竭等表现。劳力型热射病多发生于平素健康的年轻人,在高温高湿环境下进行剧烈体育运动或从事重体力劳动一段时间后忽感全身不适,发热、头痛、头晕、反应迟钝,或忽然晕倒、神志不清,伴恶心、呕吐、呼吸急促等,继而体温迅速升高达40℃以上,出现谵妄、嗜睡和昏迷,皮肤干热,面色潮红或苍白,开始大汗、冷汗,继而无汗,心动过速、休克等。劳力型热射病在热射病基础上伴有严重的横纹肌溶解,故急性肾衰竭、急性肝损害、DIC出现早,在发病后十几小时甚至几小时即可出现,病情恶化快,病死率极高。热射病是中暑的最严重类型,其病死率与温度的上升相关。

10-136 有效的降温分为现场降温、运送途中降温和病房内降温。现场降温:①迅速脱离高温高湿环境,转移至通风阴凉处,将病人平卧并去除全身衣物;②用凉水喷洒或用湿毛巾擦拭全身;③扇风,加快蒸发、对流散热;④持续监测体温。

运送途中降温:①打开救护车内空调或开窗;②用凉水擦拭全身;③输液;④持续监测体温。

病房内降温:①室温调节在20~24℃;②快速静脉输液;③应用降温毯;④冰块置于散热较快的区域(双侧颈部、腹股沟和腋下);⑤用4℃ 0.9%氯化钠溶液200~500ml进行胃灌洗或(和)直肠灌肠;⑥血液净化;⑦联合使用冬眠合剂;⑧有条件可用血管内降温仪或将病人浸入冷水中(水温为15~20℃)。

10-137 预防中暑的健康教育:①大量饮水,注意补充盐分和矿物质,在高温天气里,不应等到口渴时才喝水。如果需要在高温的环境里进行体力劳动或剧烈运动,至少每小时喝2~4杯凉水(500~1 000ml)。不饮用含乙醇或大量糖分的饮料,避免饮用冰冻饮料。②注意饮食及休息,少食高脂肪食物,饮食尽量清淡,多吃水果、蔬菜。保证充足的睡眠。睡觉时避免电风扇、空调直吹。③高温天气里应尽量在室内活动;户外活动时穿着合适的衣服并涂抹防晒霜,活动时间最好避开正午时段,尽量将运动时间安排在早晨或者傍晚。④热习服,锻炼自己的耐热能力,学会适应热环境。

10-138 重症中暑的救治原则:迅速降温,有效纠正水、电解质和酸碱平衡紊乱,保护重要器官功能,积极给予支持疗法,预防并发症。

迅速降温:通常在1小时内使直肠温度降至37.9~38.5℃。①物理降温:将病人转移至通风良好的低温环境中,脱去衣服促进散热。

应用冰袋冷敷头部、颈部、腋窝和腹股沟等大血管处。用冷水、乙醇擦浴,边擦边按摩皮肤,促进血液循环,加强散热,但以不引起寒战为宜。对日射病者,以头部降温为重点,应用冰袋、冰帽等。当肛温降至38～38.5℃时,暂停降温,密切观察体温变化,如体温再次上升,继续采取降温措施。②药物降温:物理降温的同时配合药物降温。常用氯丙嗪25～50 mg或地塞米松加入500 ml 5%葡萄糖溶液或0.9%氯化钠溶液中静脉滴注,必要时与异丙嗪25～50 mg合用。地塞米松有降温、维持血压和防治休克的作用,应根据病情选用,病情危重时可加快滴速,年老体弱者和儿童要酌情减量。还可根据病情选用纳洛酮,该药有明显的降温、升压、促醒作用。在降温时,要严密观察病人的生命体征和神志的变化。

纠正水、电解质和酸碱平衡紊乱:对热痉挛者,在补足液体的情况下如仍出现阵发性肌肉痉挛和疼痛,则用10%葡萄糖酸10～20 ml,静脉缓注;对热衰竭者,应快速、大量补充5%葡萄糖+0.9%氯化钠溶液1 000～3 000 ml,适当补钾、补钙。

治疗各种并发症:积极治疗昏迷、心律失常、低血压或休克、肝功能衰竭、DIC等并发症。

10-139 热射病血液净化的适应证:具备以下1条可考虑行持续床旁血液净化,如有以下2条或2条以上者应立即行血液净化治疗。①一般物理降温方法无效且体温持续>40℃且>2小时;②血钾>6.5 mmol/L;③肌酸激酶>5 000 u/L,或上升速度每12小时超过1倍;④少尿、无尿,或难以控制的容量超负荷;⑤肌酐每天递增超过44.2 μmoL/L;⑥难以纠正的电解质和酸碱平衡紊乱;⑦血流动力学不稳定;⑧严重感染、脓毒血症;⑨合并多脏器损伤或出现多器官功能不全综合征。如其他器官均恢复正常,仅肾功能不能恢复,可考虑行血液透析或腹膜透析维持治疗。

10-140 对淹溺病人进行现场救护:

(1)水中营救:现场目击者在初步营救和复苏中发挥关键作用,但目击者在尝试营救时也易发生危险,因此,除非非常必要,否则千万不要妄下水。可将木棍或衣服等作为救援设施递送给淹溺者,让其抓住并将其拖离水域。如果淹溺者离岸不远,扔绳索或漂浮救援设施也是可行的。如果不得不下水营救,可借助浮力救援设备或船接近淹溺者。切忌一头扎进水里救人,因这样可能会影响施救者的视野,并且可能增加其脊柱损伤的风险。施救者应镇静,尽可能脱去衣裤,尤其要脱去鞋靴,迅速游到淹溺者附近,并从背后接近淹溺者,一手托着他(她)的头颈,将其面部露出水面,或抓住其腋窝仰泳,将淹溺者救上岸。救护时应防止被淹溺者紧紧抱住。

(2)水中复苏:接受过训练的施救人员在漂浮救援设施的支持下可实施水上人工呼吸。

(3)移离水中:立即将淹溺者移离水中。淹溺者发生颈髓损伤的可能性非常小,大约为0.009%。除非是有浅水跳水、驾驶、滑水、创伤或乙醇中毒迹象,否则,在没有颈髓损伤的情况下不进行常规的颈椎制动,以免干扰气道开放,延迟人工呼吸和心肺复苏的启动。

(4)初期复苏:①畅通气道,迅速清除淹溺者口、鼻中的污水、污物、分泌物及其他异物;有义齿者取出义齿,并将舌拉出;对牙关紧闭者,可先捏住其两侧颊肌然后用力将口启开;松解领口和紧裹的内衣和腰带,保持呼吸道通畅。拖救者一腿跪地,另一腿屈膝,将淹溺者腹部横置于自己屈膝的大腿上,使淹溺者头低位,然后用手平压其背部,将水控出。在控水过程中谨防胃内容物吸入肺内。淹溺后是否控水尚有争议。但淹溺者无自主呼吸应立即心肺复苏,不应因控水而延误心肺复苏。②心肺复苏,清理呼吸道后应尽快实施心肺复苏。首先给予5次通气,每次吹气1秒左右,并能看到胸廓有效的起伏运动。由于此时肺顺应性降低以及高气道阻力,通常需要更长时间吹气。如果淹溺者对初次通气无反应,应将其置于硬平面上开始胸外心脏按压,按压与通气比例遵循30∶2。由于大多数淹溺者在缺氧后会持续心搏骤停,因此,仅实施胸外心脏按压的心肺复苏并无效果,应予以避免。在心肺复苏开始后才应使用自动体外除颤仪,连上电极片前应将病人胸壁擦干。

(5)迅速转运:迅速转送医院,途中不中断救护。搬运病人过程中注意有无头、颈部损伤和其他严重创伤,怀疑有颈部损伤者要给予颈托保护。

10-141 淹溺病人复温护理:复温要稳定、安全。复温的方法有:①体表复温法。迅速将低体温者移入温暖环境,脱掉衣服、鞋袜,采取全身保暖措施,如加盖棉被或毛毯,用热水袋(注意不要直接放在皮肤上,用垫子、衣服或毯子隔开,以防烫伤)放腋下及腹股沟,用电热毯包裹躯体,用热辐射(红外线和短波透热)进行复温等。也可将冻伤者浸入温水浴盆中,水温自34~35℃开始,5~10分钟后提高水温到42℃,待肛温升到34℃、病人呼吸和心跳规则,停止加温。如病人意识清醒,可给予温热饮料或少量酒。静脉滴注加温的10%葡萄糖溶液,有助于改善循环。②中心复温法。对低体温严重者,除体表复温外,也可采用中心复温法,如采用加温加湿给氧、加温静脉输液(43℃)等方法。有条件可采用体外循环血液加温和腹膜透析。

10-142 海水淹溺与淡水淹溺的病理改变特点见表10-1。

表10-1 海水淹溺与淡水淹溺的病理改变特点

项目	海水淹溺	淡水淹溺
血容量	减少	增加
血液性状	血液浓缩	血液稀释
红细胞损害	很少	大量
血浆电解质变化	高血钠、高血钙、高血镁	低血钠、低血氯和低蛋白血症、高血钾
心室颤动	极少发生	常见
主要致死原因	急性肺水肿、急性脑水肿、心力衰竭	急性肺水肿、急性脑水肿、心力衰竭、心室颤动

10-143 对触电者进行现场救护:①迅速脱离电源。根据触电现场情况,采用最安全、最迅速的办法脱离电源。拔除电源插头或拉开电闸;用绝缘物或干燥的木棒、竹竿、扁担等将电线挑开;急救者可穿胶鞋,站在木凳上,用干燥的绳子、围巾或衣服等拧成条状套在触电者身上拉开触电者;如在野外或远离电闸以及存在电磁场效应的触电现场,施救者不能接近触电者,不便将电线挑开时,可用干燥绝缘的木柄刀、斧或锄头等物将电线斩断,中断电流,并妥善处理残端。②防止感染。保护好烧伤创面,防止感染。③轻型触电者就地观察及休息1~2小时,以减轻心脏负荷,促进恢复。④重型触电者心搏骤停或呼吸停止,应立即行心肺复苏术,不能轻易终止复苏。

10-144 电击伤并发症:可有短期精神异常、心律失常、肢体瘫痪、继发性出血或血液供应障碍、局部组织坏死并继发感染、DIC、急性肾衰竭、内脏破裂或穿孔、永久性失明或耳聋等。孕妇电击后常发生死胎、流产。

10-145 脱离低压电源的方法:①迅速断开附近的电源开关或拔掉插头;②如果开关、插头距触电点较远,可用有绝缘柄的或干燥木柄的斧、刀、铁锹等把导线切断;③如果导线落在触电人身上或压在身下时,可以用干燥的木棒、木凳等将带电导线挑开;④可以用绝缘的毛织品把施救人的手包裹,然后拉住触电人的干燥衣服,使之脱离电源。

10-146 触电类型:直接接触触电和间接接触触电。直接接触触电是指人体直接接触正常带电体的触电。有时人体靠近高压带电体,并未直接接触带电体,但因人体与带电体之间的绝缘距离较小,高压带电体对人体放电而造成触电。间接接触触电主要有两种情况,即接触电压触电和跨步电压触电。人站在发生接地故障的电气设备旁,手触及已发生接地故障的电气设备,其手脚之间将产生接触电压,这时造成的触电即为接触电压触电。人在接地点周围行走,其两脚之间将产生跨步电压,这时造成的触电即跨步电压触电。

10-147　高原病的常见诱因：海拔高度、登高的速度、感染（上呼吸道感染）、过度的体力活动和劳动、寒冷、精神情绪过度紧张、过饱、饮酒、水盐摄入过多。

10-148　高原红细胞增多症的诊断依据：①生活在高原的移居者或长居者。②多血貌：两颊、鼻尖、口唇、耳垂、手掌、甲床、咽峡部等部位青紫，球结膜充血。部分病人有杵状指、头痛、记忆力下降等。③血红蛋白≥200 g/L，红细胞压积≥65%，红细胞计数≥6.5×10^{12}/L，血氧饱和度≤85%。④排除其他疾病引起的红细胞增多。⑤脱离低氧环境后症状及体征消失，再返高原时又复发。

10-149　高原气候的特点：①低气压、低氧分压；②寒冷；③日夜温差大；④干燥；⑤多风；⑥紫外线强。

10-150　高原病的临床分类：①急性高原病，轻型有急性高原反应、高原肺水肿；重型有脑水肿。②慢性高原病，如慢性高原反应、高原红细胞增多症、高原性心脏病、高原血压异常和混合型高原病。

10-151　缺氧对高原性心脏病病人心肌的损害：①心肌能量生成不足；②心肌结构损害；③对心脏传导系统的影响；④对心肌细胞离子的影响；⑤心肌肥厚加重缺氧对心肌的损害。

10-152　高原脑水肿病人昏迷前期出现的昏迷先兆：①由兴奋转为抑制或呈强烈抑制；②突发谵语，大小便失禁；③腱反射减弱，出现病理反射；④头痛加剧，呕吐频繁。

10-153　高原肺水肿的诊断标准：①病人为快速进入高原或更高海拔地区者。②病人剧烈头痛、极度疲乏、呼吸困难（安静时）、咳嗽、咳大量白色和粉红色泡沫样痰、严重发绀、双肺布满湿啰音。③胸部X线早期表现为肺纹理增粗，边缘模糊不清，肺叶透明度降低。随病情发展（表现典型），肺门阴影扩大，肺门周围及肺野内出现散在点片状或云雾状浸润阴影，呈弥漫性不规则分布，多以右肺中野明显。肺动脉圆锥凸出，右下肺动脉干直径增大。④移地（转入低海拔或平原）或氧疗疗效明显。⑤除外有类似高原肺水肿表现的其他疾病。

10-154　进入高原前的注意事项：①避免精神过度紧张；②避免呼吸道感染；③避免月经期进入高原或更高海拔地区；④避免晕车或晕机；⑤到高原前应适当加强体能锻炼；⑥到高原前1～2天开始服用抗缺氧药物，如红景天、高原宁等；⑦应进行必要的体格检查。

10-155　高原性心脏病的诊断依据：①高原发病。一般在海拔3 000 m以上的移居者易发病，世居者亦可患。②临床表现。肺动脉高压表现：肺动脉瓣区第二心音亢进或分裂。心力衰竭表现：心悸、胸闷、疲乏、咳嗽、呼吸困难、发绀。重症者出现颈静脉充盈或怒张、肝脏大、下肢水肿、尿少等。③实验室检查。心电图示电轴右偏及明显右心室肥厚；超声心动图示右心室流出道扩大（≥33 mm），右心室舒张末期内径增大（≥23 mm）；X线示右下肺动脉干横径≥17 mm，右下肺动脉干横径与气管横径比值≥1.10；右心导管检查示肺动脉平均压>25 mmHg。无肺动脉压测定时，有2项以上满足可诊断。④转至平原或低海拔处病情缓解，肺动脉压下降，心功能改善或恢复正常。⑤排除其他心血管疾病，特别是慢性阻塞性肺疾病、肺源性心脏病。

综合应用题

10-156　（1）发病机制：当呼吸道淹没到水中后，淹溺者会自主屏气；而后水进入口咽部，反射性地导致喉痉挛，淹溺者进入不自觉的屏气期；随着屏气和喉痉挛时间的延长，会引起淹溺者的氧消耗和二氧化碳潴留，导致低氧血症、高碳酸血症和酸中毒，呼吸肌运动加强；在不自觉屏气期，淹溺者通常会吞入大量的水进入胃肠道，随后因PaO_2进一步下降、喉痉挛松弛，淹溺者会把水吸入呼吸道。

（2）医院内救护：①维持呼吸功能。给予高流量吸氧，根据情况行气管插管并予机械通气，必要时行气管切开。②维持循环功能。病人心跳恢复后,常有血压不稳定或低血压状态,应注意监测有无低血容量,掌握输液的量和速度。③防治低体温。如果淹溺者是浸在冰水中(<5℃),病人可发生低体温,导致冻伤。目前尚无充分证据支持低体温的淹溺者需要立即给予复温。国际救生联盟建议体温非常低的淹溺者需要复温,但开始时只需复温到32~34℃。④纠正低血容量、水和电解质及酸碱失衡。对淡水淹溺者应适当限制入水量,及时应用脱水剂防治脑水肿,适量补充氯化钠溶液、浓缩血浆和白蛋白。对海水淹溺者,由于大量体液渗入肺组织,血容量偏低,需及时补充液体,可用葡萄糖溶液、低分子右旋糖酐、血浆,严格控制氯化钠溶液,注意纠正高钾血症及酸中毒。⑤对症处理。积极防治脑水肿、感染、急性肾衰竭等并发症。体外膜肺氧合对救治淹溺后的难治性心搏骤停有一定效果。

10-157 (1)常用的脱离电源的方法有:迅速断开附近的电源开关或拔掉插头;如果开关、插头距触电点较远,可用有绝缘柄的钳和有干燥木柄的斧、刀、锄、铁锹等把导线切断;如果导线落在触电人身上或压在身下时,可以用干燥的木棒、木凳等将带电导线挑开;可以用绝缘的毛织品把施救人的手包裹,然后拉住触电人的干燥衣服,使之脱离电源。

(2)触电的急救要点包括:①现场救护,迅速脱离电源,根据触电者的具体情况迅速对症救护。②转运,将触电者迅速送至医院。③院内救护,维持有效呼吸和循环,做好创面护理、对症处理,防止并发症的发生。

(刘珊珊)

# 第十一章

急 性 中 毒

选择题(11-1~11-255)

A1型单项选择题(11-1~11-162)

11-1* 关于急性中毒的机制,下列叙述中哪项不妥
  A. 增强酶的活性
  B. 阻碍氧的吸收、输送和利用
  C. 组织细胞缺氧
  D. 局部的刺激和腐蚀作用
  E. 干扰细胞膜或细胞器的生理功能

11-2 下列关于急性中毒特点的叙述中正确的是
  A. 发病缓慢,但症状严重
  B. 短时间内吸收大量毒物
  C. 脏器功能一般没有损害
  D. 短时间内吸收少量毒物
  E. 发病急骤,但进展较慢

11-3 可作为急性中毒及时诊断主要依据的是
  A. 临床表现和实验室检查
  B. 毒物接触史和临床表现
  C. 毒物分析和治疗效果
  D. 毒物接触史和毒物分析
  E. 毒物接触史和辅助检查

11-4 抢救经呼吸道吸入的急性中毒,首要采取的措施是
  A. 清除尚未吸收的毒物
  B. 排出已吸收的毒物
  C. 使用解毒剂
  D. 对症治疗
  E. 立即脱离现场及急救

11-5* 下列与吗啡合用时更易发生中毒的药物可除外
  A. 苯二氮䓬类镇静催眠药
  B. 单胺氧化酶抑制药
  C. 抗生素
  D. 三环类抗抑郁药
  E. 乙醇

11-6 经消化道进入人体内的有机碱主要吸收部位是
  A. 食管   B. 小肠
  C. 肝脏   D. 大肠
  E. 肾脏

11-7 下列最易引起白细胞减少的中毒是
  A. 铊中毒   B. 锰中毒
  C. 砷化氢中毒   D. 汞中毒
  E. 苯中毒

11-8* 砷化氢中毒引起急性溶血的可能机制不包括
  A. 游离亚铁血红蛋白释放增多
  B. 氧化血红蛋白增多
  C. 还原型谷胱甘肽的消耗增多
  D. 血红蛋白-骨骼蛋白复合物形成
  E. Na^+,K^+-ATP酶的活性受抑制

11-9 氰化物的中毒机制属于下列哪项
  A. 抑制体内胆碱酯酶活性
  B. 影响细胞内氧的弥散
  C. 促使细胞膜脂质过氧化
  D. 抑制中枢神经系统功能
  E. 引起缺氧和抑制酶的活性

11-10* 急性氰化物中毒时,病人口唇、皮肤及静脉血呈
A. 苍白　　　　　B. 青紫
C. 红润　　　　　D. 发绀
E. 鲜红色

11-11 急性氰化物中毒时,病人呼吸气味为
A. 大蒜味　　　　B. 氨味
C. 苦杏仁味　　　D. 腥臭味
E. 烂苹果味

11-12 砷化氢中毒的主要症状是
A. 呼吸困难　　　B. 急性溶血
C. 肝衰竭　　　　D. 意识障碍
E. 循环衰竭

11-13 关于砷化氢中毒的特点,下列叙述中错误的是
A. 红细胞减少
B. 网织红细胞增多
C. 间接胆红素增高
D. 白细胞减少
E. 溶血性贫血

11-14* 亚硝酸盐中毒的发病机制主要为
A. 高铁血红蛋白形成
B. 溶血反应
C. 肝功能受损
D. 交感神经兴奋
E. 迷走神经兴奋

11-15 亚硝酸盐中毒的临床表现不包括
A. 肺水肿　　　　B. 腹泻
C. 休克　　　　　D. 胃出血
E. 抽搐

11-16 亚硝酸盐中毒时皮肤、黏膜
A. 潮红　　　　　B. 苍白
C. 青紫　　　　　D. 黄染
E. 樱桃红

11-17 亚硝酸盐中毒的检查不包括
A. 高铁血红蛋白定性
B. 高铁血红蛋白定量
C. 食物亚硝酸盐定性
D. 食物亚硝酸盐定量

E. 胸部X线检查

11-18 下列哪项不是急性亚甲二氧基甲基苯丙胺(摇头丸)中毒的并发症
A. DIC　　　　　B. 脑水肿
C. 心室颤动　　　D. 尿路感染
E. 肝衰竭

11-19 小剂量亚甲蓝静脉注射用于下列哪项抢救
A. 重金属中毒　　B. 氰化物中毒
C. 亚硝酸盐中毒　D. 有机磷中毒
E. 急性一氧化碳中毒

11-20 下列不被用于亚硝酸盐中毒治疗的药物是
A. 亚甲蓝　　　　B. 甲苯胺蓝
C. 维生素 C　　　D. 维生素 K_1
E. 辅酶 A

11-21 氰化物中毒的解毒药为
A. 亚甲蓝
B. 纳洛酮
C. 双复磷
D. 3%亚硝酸钠溶液
E. 二巯基丙醇

11-22 强酸、强碱中毒救治的原则是
A. 立即为病人催吐
B. 禁止为病人洗胃
C. 口服50%氢氧化钠中和强酸
D. 对强碱中毒者用2%的醋酸溶液湿敷
E. 对硫酸口服中毒者需口服氢氧化铝凝胶

11-23 中毒伴肾衰竭或昏迷的病人不宜使用下列哪种治疗措施
A. 氧疗　　　　　B. 甘露醇导泻
C. 洗胃　　　　　D. 硫酸镁导泻
E. 输液

11-24 输液时应减去每天内生水量疾病的是
A. 急性肠梗阻
B. 代谢性酸中毒
C. 体液失衡

D. 大面积烧伤
E. 急性肾衰竭

11-25 眼酸碱化学伤的首要处理措施是
A. 清水冲洗　　B. 解毒药物
C. 用抗生素　　D. 降眼压
E. 及早吸氧

11-26 下列眼球穿孔的急救处理措施中不妥的是
A. 止痛、止血　　B. 防治感染
C. 伤口缝合　　D. 缩瞳药滴眼
E. 常规注射 TAT

11-27 以下对强酸中毒病人的急救措施中错误的是
A. 皮肤接触者,立即大量流动水冲洗
B. 服用生蛋清或牛奶保护消化道黏膜
C. 立即催吐
D. 吗啡 10 mg 皮下注射,止痛
E. 输液,纠正水和电解质紊乱

11-28 口服强酸中毒后可采用下列哪种方法急救
A. 药物或机械催吐
B. 口服 2.5% 氧化镁溶液
C. 50% 硫酸镁导泻
D. 血浆置换疗法
E. 碳酸氢钠溶液洗胃

11-29* 下列哪种物质吸入后易导致肺出血-肾炎综合征
A. 乙醇　　B. 苯
C. 乙醚　　D. 四氯化碳
E. 汽油

11-30 清除血液内毒物的方法有
A. 血液透析
B. 高压氧治疗
C. 腹膜透析
D. 应用血管扩张药
E. 强化利尿

11-31 一般认为服毒后多长时间内洗胃最有效
A. 1 小时　　B. 3 小时

C. 6 小时　　D. 12 小时
E. 24 小时

11-32 禁忌洗胃的是下列哪种物质引起的中毒
A. 巴比妥　　B. 磷化锌
C. 硝酸　　D. 氰化物
E. 亚硝酸盐

11-33 口服毒物导致重度中毒,下列洗胃操作中错误的是
A. 毒物不明时用 0.9% 氯化钠溶液
B. 胃管插好后病人头偏向一侧
C. 病人取左侧卧位
D. 洗胃液澄清即可拔除胃管
E. 使头、颈、躯干在一条直线上

11-34 不明毒物中毒时适用洗胃的物质为
A. 0.9% 氯化钠溶液
B. 高锰酸钾
C. 热水
D. 冷开水
E. 碳酸氢钠

11-35* 关于清除进入人体尚未吸收的毒物,下列措施中正确的是
A. 有食管静脉曲张的病人即刻洗胃
B. 毒物溅入眼内,应立即用抗生素眼药水滴眼
C. 导泻时,常用油类泻药,以利于各种毒物排出
D. 洗胃液每次注入不宜超过 50 ml,以免促使毒物进入肠内
E. 若病人处于昏迷、惊厥状态不应催吐

11-36 对急性中毒病人清除毒物进行洗胃时,下列哪项操作不恰当
A. 大量呕血病人不宜洗胃
B. 服毒超过 6 小时,不可洗胃
C. 常用硫酸镁进行导泻
D. 惊厥病人禁忌气管插管
E. 服毒 6 小时内洗胃最有效

11-37 关于有机磷杀虫剂的叙述,下列错误

的是
- A. 呈油状或结晶状
- B. 色泽呈淡黄色或棕色
- C. 稍有挥发性
- D. 呼气有尿臭味
- E. 难溶于水

11-38 下列属于剧毒类有机磷杀虫剂的是
- A. 敌敌畏
- B. 碘依可酯
- C. 美曲膦酯
- D. 内吸磷
- E. 甲胺磷

11-39 关于有机磷的代谢和排泄,下列叙述中正确的是
- A. 在体内蓄积,毒性持久
- B. 经肾排泄
- C. 肝内氧化物不如原来毒性强
- D. 肝内水解产物比原来毒性强
- E. 经皮肤、呼吸道吸收,不经胃肠道排泄

11-40 有机磷杀虫剂中毒的发病机制主要是抑制下列哪种酶的活性
- A. 胆碱酯酶
- B. 6-磷酸葡萄糖脱氢酶
- C. 糜蛋白酶
- D. 细胞色素氧化酶
- E. 乳酸脱氢酶

11-41 进入人体内的有机磷杀虫剂主要在下列哪个部位进行代谢
- A. 胃肠
- B. 肝脏
- C. 胆囊
- D. 肾脏
- E. 胰腺

11-42 下列与有机磷杀虫剂中毒的临床表现不符的是
- A. 两肺布满哮鸣音
- B. 瞳孔缩小如针尖样
- C. 肌肉抽搐
- D. 腹痛、腹泻
- E. 多汗、流涎

11-43 有机磷杀虫剂中毒出现毒蕈碱样症状,主要表现是
- A. 腺体分泌亢进、运动神经兴奋
- B. 腺体分泌减退、平滑肌痉挛
- C. 腺体分泌亢进、平滑肌痉挛
- D. 腺体分泌亢进、平滑肌松弛
- E. 运动神经兴奋、平滑肌痉挛

11-44 有机磷杀虫剂中毒出现烟碱样症状,主要表现
- A. 流涎
- B. 多汗
- C. 恶心、呕吐
- D. 肌纤维颤动
- E. 肺水肿

11-45 中毒后呼气有蒜味的毒物是
- A. 可卡因
- B. 硝西泮
- C. 乙醇
- D. 有机磷杀虫剂
- E. 亚硝酸盐

11-46 急性有机磷杀虫剂中毒常见的并发症不包括下列哪项
- A. 脑水肿
- B. 迟发型周围神经病
- C. 上消化道出血
- D. 中间综合征
- E. 中毒性心肌损害

11-47 中间综合征常发生在有机磷杀虫剂中毒后
- A. 1~2天
- B. 2~4天
- C. 6~10天
- D. 12~14天
- E. 14~30天

11-48 关于重度有机磷杀虫剂中毒的表现,下列哪项描述是正确的
- A. 瞳孔明显缩小、大汗、流涎、视物模糊、肌无力
- B. 瞳孔明显缩小、大汗、流涎、视物模糊、发绀
- C. 瞳孔明显缩小、大汗、流涎、视物模糊、心动过速
- D. 瞳孔明显缩小、大汗、流涎、视物模糊、血压升高
- E. 瞳孔明显扩大、少汗、流涎、视物

模糊、呼吸衰竭

11-49 判断急性有机磷杀虫剂中毒,进行健康史评估时的内容不包括
A. 中毒途径
B. 毒物的种类和剂量
C. 病人免疫力
D. 中毒时间和中毒经过
E. 毒物接触史

11-50 有机磷杀虫剂中毒时,下列哪项属于交感节后纤维的兴奋症状
A. 支气管痉挛　　B. 多汗
C. 呼吸肌麻痹　　D. 牙关紧闭
E. 肌束颤动

11-51 怀疑有机磷杀虫剂中毒,常测定
A. 全血胆碱酯酶
B. 高铁血红蛋白
C. 碳氧血红蛋白(COHb)
D. 动脉血气分析
E. 氧合血红蛋白

11-52* 中度有机磷杀虫剂中毒时,其全血胆碱酯酶活性为
A. 正常人的20%
B. 正常人的30%～50%
C. 正常人的80%
D. 正常人的50%～70%
E. 正常人的30%

11-53 下列哪项是有机磷杀虫剂的常用解毒剂
A. 呋塞米(速尿)　B. 毛花苷C
C. 阿托品　　　　D. 碘解磷定
E. 吗啡

11-54 解除有机磷杀虫剂中毒时毒蕈碱样症状,首选的药物是
A. 静脉注射阿托品
B. 静脉注射碘解磷定
C. 静脉注射美解眠(贝美格)
D. 静脉注射甘露醇
E. 静脉注射乙酰胆碱

11-55 有机磷杀虫剂中毒时应用阿托品,下列操作中哪项是错误的
A. 用量应根据病情使用
B. 达到阿托品化后减少阿托品的剂量或停用
C. 与胆碱酯酶复活剂合用时,阿托品的剂量应减少
D. 重度中毒时应静脉给药
E. 当出现阿托品中毒时应立即间隔给药

11-56* 有机磷杀虫剂中毒出现肺水肿时应首选
A. 阿托品　　　　B. 地高辛
C. 毛花苷C　　　D. 碘解磷定
E. 氯解磷定

11-57 阿托品治疗有机磷杀虫剂中毒时,无法缓解的临床表现是
A. 呼吸困难　　　B. 肌束震颤
C. 流涎　　　　　D. 腹痛
E. 多汗

11-58 对有机磷杀虫剂中毒病人,阿托品用至其出现阿托品化的表现是
A. 心率过缓
B. 肺部啰音消失
C. 皮肤潮湿
D. 腺体分泌增多
E. 流涎

11-59 阿托品治疗有机磷杀虫剂中毒的有效指标不包括
A. 皮肤发紫
B. 颜面苍白
C. 大汗淋漓
D. 瞳孔较前扩大
E. 肺部出现干啰音

11-60 阿托品中毒一般不会出现的症状是
A. 超高热　　　　B. 瞳孔缩小
C. 深昏迷　　　　D. 皮肤紫红
E. 心室颤动

11-61* 敌百虫中毒不能选用的洗胃液是
A. 1%～2%碳酸氢钠溶液

B. 1‰盐水

C. 温开水

D. 清水

E. 0.9%氯化钠溶液

11-62* 急性有机磷杀虫剂中毒时湿化瓶中应置
A. 70%乙醇　　B. 蒸馏水
C. 等渗盐水　　D. 60℃温水
E. 去泡沫剂

11-63 下列哪种有机磷杀虫剂中毒后可用1∶5 000高锰酸钾溶液洗胃
A. 乐果　　　　B. 敌百虫
C. 内服磷　　　D. 对硫磷
E. 六氯代苯(666)

11-64* 有机磷杀虫剂中毒出现中间综合征时,治疗呼吸肌麻痹用
A. 新斯的明　　B. 阿托品
C. 尼可刹米　　D. 碳酸氢钠
E. 氯解磷定

11-65 碘解磷定治疗有机磷杀虫剂中毒的机制是
A. 使有机磷还原为无毒物质
B. 解除有机磷中毒的毒蕈碱样症状
C. 与有机磷结合排出体外
D. 使有机磷氧化为无毒物质
E. 使胆碱酯酶恢复活性,消除或减轻烟碱样症状

11-66 关于胆碱酯酶复能剂的用药护理,下列哪项正确
A. 首次应小剂量给药
B. 早期遵医嘱给药
C. 禁与酸性药物配伍
D. 静脉推注要快速
E. 以口服给药为主

11-67 护士对有机磷杀虫剂中毒病人的重点病情观察不包括下列哪项
A. 横纹肌溶解症　　B. 生命体征
C. 中毒后"反跳"　　D. 阿托品化
E. 中间综合征

11-68 下列关于百草枯的描述中错误的是
A. 是一种灭生性除草剂
B. 在酸性和中性溶液中稳定
C. 百草枯纯品为白色结晶
D. 百草枯仅可从消化道吸收
E. 成人致死量为20%水溶液5~15 ml

11-69 每100 g白陶土可吸附的百草枯的量为
A. 4 g　　　　B. 5 g
C. 6 g　　　　D. 7 g
E. 8 g

11-70 人体内不可还原百草枯的酶有
A. 还原型烟酰胺腺嘌呤二核苷酸磷酸(NADPH)、细胞色素P-450还原酶
B. 还原型烟酰胺腺嘌呤二核苷酸(NADH)、泛醌氧化还原酶
C. 黄嘌呤氧化酶
D. 一氧化氮合酶
E. 乳酸脱氢酶

11-71 百草枯造成机体损伤的核心机制是
A. 氧化-还原反应
B. 聚合反应
C. 解离反应
D. 转录反应
E. 免疫反应

11-72 下列关于百草枯中毒的描述中错误的是
A. 百草枯中毒可累及全身多个脏器,严重时可导致MODS
B. 肺是百草枯的主要靶器官,是其中毒导致死亡的主要原因
C. 百草枯中毒至今无特效解毒剂
D. 暴发中毒者摄入量需>40 ml/kg
E. 死亡率达95%以上

11-73 百草枯中毒后一般不会出现下列哪项表现
A. 早期无法说话及吞咽

B. 肾衰竭
C. 肺不张
D. 肺纤维化
E. 溶血反应

11-74* 百草枯中毒病人最突出、最严重、最常见的死因是
A. 肺损伤 B. 肾损伤
C. 肝损伤 D. 脾损伤
E. 胃损伤

11-75* 下列与百草枯对肺的损伤作用有关的是
A. 聚胺摄取途径
B. 氨基酸摄取途径
C. 葡萄糖摄取途径
D. 维生素摄取途径
E. 脂肪酸摄取途径

11-76 百草枯中毒的主要致死原因为
A. 进行性肺纤维化
B. 急性肾衰竭
C. 中毒性肝损害
D. 中毒性心肌炎
E. 接触性皮炎

11-77 百草枯中毒的致死量为20%的溶液多少ml
A. 5～15 B. 15～20
C. 20～25 D. 25～30
E. 30～50

11-78 成年人的百草枯口服致死量为
A. 1～2 g B. 2～6 g
C. 6～12 g D. 12～18 g
E. 18～24 g

11-79 百草枯中毒的诊断依据是
A. 心理特征
B. 体格检查
C. 毒物标本检测
D. 实验检查的结果
E. 病人的主诉

11-80 关于百草枯中毒的治疗原则,下列错误的是

A. 以综合治疗为主
B. 尽早使用特效解毒剂茶多酚
C. 早期进行血液净化
D. 给予催吐并口服白陶土悬液
E. 大剂量应用糖皮质激素

11-81* 在百草枯中毒治疗中,以下哪种药物具有抗氧自由基的作用
A. 地塞米松 B. 泼尼松
C. 谷胱甘肽 D. 氨甲蝶呤
E. 环磷酰胺

11-82 百草枯中毒实施血液净化的最佳时机是
A. 6～12 小时内
B. 12～24 小时内
C. 24～48 小时内
D. 48～72 小时内
E. 一测到血中有百草枯时

11-83* 对百草枯中毒病人,给氧的原则是
A. 任何时候均应给氧
B. $PaO_2 < 40$ mmHg 时
C. 始终不能给氧
D. 高流量给纯氧
E. 高压氧舱治疗

11-84 下列哪项不是阻断百草枯吸收的措施
A. 院前催吐,院内争分夺秒洗胃
B. 导泻
C. 清洗被污染的皮肤
D. 抗氧化剂的应用
E. 口服吸附剂

11-85 促进百草枯毒物排出的方法是
A. 抗氧化剂的应用
B. 糖皮质激素的应用
C. 免疫抑制剂的应用
D. 血液净化
E. 泥浆水口服

11-86* 对急性百草枯中毒病人的现场急救措施是
A. 催吐并口服白陶土悬液
B. 静脉营养疗法

C. 肥皂水充分洗胃

D. 血液灌流或血液透析

E. 静脉滴注地塞米松

11-87 对急性百草枯中毒病人行急救护理，下列措施中哪项是不妥的

A. 迅速建立静脉通路

B. 碱性液体充分洗胃

C. 开放气道，行气管切开

D. 口服硫酸镁溶液导泻

E. 口服活性炭吸附剂

11-88 下列哪项不是急性百草枯中毒病人的消化道护理措施

A. 除穿孔情况外可给予流质饮食

B. 妥善固定静脉通路

C. 洗胃时注意动作不要太大

D. 必要时行胃肠减压

E. 观察导泻后大便量、色情况

11-89 对急性百草枯中毒病人的即刻护理措施不包括

A. 尽快脱去污染的衣服，用流动清水冲洗

B. 用碱性液体充分洗胃后，口服活性炭吸附剂

C. 口服20%甘露醇加等量水稀释进行导泻

D. 保持呼吸道通畅，并进行生命体征和心电监护

E. 按医嘱应用特效解毒剂环磷酰胺

11-90 一氧化碳的理化性质是

A. 属于一种氧合化合物

B. 无色、无臭、刺激性强的气体

C. 一氧化碳的熔点为+205.1℃

D. 微溶于水，易液化和固化

E. 在空气中燃烧时有蓝色火焰

11-91 某人在浴室使用燃气热水器洗浴后昏迷，最有可能的诊断是

A. 洋地黄中毒

B. 一氧化碳中毒

C. 有机磷杀虫剂中毒

D. 阿托品中毒

E. 镇静催眠药中毒

11-92 火灾现场空气中一氧化碳浓度高达多少时可引起一氧化碳中毒

A. 2% B. 4%

C. 6% D. 8%

E. 10%

11-93* 一氧化碳中毒的机制是

A. 该气体与细胞色素氧化酶中三价铁和谷胱甘肽结合，抑制细胞呼吸酶

B. 该气体与氧化型细胞色素氧化酶中的二价铁结合，引起细胞内窒息

C. 使SpO_2增加，组织不能利用氧

D. 引起氧分压增加，导致组织供氧不足，引起缺氧

E. 影响血液中氧的传递和释放，导致低氧血症和组织缺氧

11-94 一氧化碳中毒最先受累的脏器是

A. 心脏 B. 肺脏

C. 肝脏 D. 肾脏

E. 脑组织

11-95 急性一氧化碳中毒者皮肤、黏膜的特征性改变是

A. 潮红 B. 黄染

C. 樱桃红色 D. 发绀

E. 苍白

11-96 下列哪种情况导致的缺氧不会引起发绀

A. 严重贫血 B. 休克

C. 氰化物中毒 D. 苯胺中毒

E. 一氧化碳中毒

11-97 急性一氧化碳中毒时病人一般不会出现

A. 中毒性脑病

B. 上消化道出血

C. 急性肺水肿

D. 心律失常

E. 急性肾衰竭

11-98 急性一氧化碳中毒迟发脑病的假愈期为多长时间
A. 1～2 周　　B. 2～3 周
C. 3～4 周　　D. 4～6 周
E. 6～8 周

11-99 关于急性一氧化碳中毒病人迟发脑病的临床表现,下列哪项不符合
A. 精神异常或意识障碍
B. 周围神经损害
C. 震颤麻痹综合征
D. 继发性癫痫
E. 原发性癫痫

11-100 急性一氧化碳中毒病人出现以下哪种情况提示其病情危重
A. 浅昏迷　　B. 呼吸困难
C. 急性肺水肿　　D. 视物模糊
E. 运动失调

11-101 下列与一氧化碳中毒健康史评估无关的是
A. 空气中一氧化碳的浓度
B. 与一氧化碳接触时间的长短
C. 病人中毒前的健康状况
D. 中毒时体力活动情况
E. 病人中毒前的精神状态

11-102 对诊断一氧化碳中毒最具有意义的是
A. 意识障碍
B. 口唇呈樱桃红色
C. 头痛、头晕
D. 恶心、呕吐
E. 四肢无力

11-103* 确诊一氧化碳中毒最主要的依据是
A. 空气中一氧化碳的浓度
B. 与一氧化碳接触时间长短
C. 血液中有无 COHb
D. 昏迷的程度
E. 缺氧的程度

11-104 怀疑一氧化碳中毒可做下列哪项检查
A. 动脉血气分析
B. 高铁血红蛋白
C. COHb
D. 血液生化检查
E. 氧合血红蛋白

11-105 诊断一氧化碳中毒的重要实验室检查指标是
A. 血气分析和血清酶学异常增高
B. 血脂和血清电解质异常
C. 氧合血红蛋白和血气分析异常
D. 血清免疫学异常
E. 肝功能和肾功能异常

11-106 关于一氧化碳中毒,下列叙述中不正确的是
A. 老人和孩子易患
B. 会并发脑水肿
C. 迟发脑病恢复较慢
D. 应低流量现场氧疗
E. 严重中毒时血液中 COHb 浓度可高于 50%

11-107 对一氧化碳中毒病人,首选的抢救措施是
A. 应用脱水剂
B. 应用利尿剂
C. 吸氧
D. 应用呼吸兴奋剂
E. 迅速撤离中毒环境

11-108 对一氧化碳中毒病人,最佳的氧疗措施是
A. 热湿氧疗　　B. 高流量给氧
C. 高压氧舱治疗　　D. 低流量给氧
E. 乙醇湿化吸氧

11-109 现场发现一氧化碳中毒昏迷病人,在生命体征平稳的情况下应首先采取的措施是
A. 给予促醒剂
B. 静脉输平衡液
C. 给予呼吸兴奋剂

D. 去除一氧化碳来源
E. 将病人撤离现场

11-110 对急性一氧化碳中毒病人,下列治疗方法中不正确的是
A. 首先注射促醒剂
B. 高流量给氧
C. 防治脑水肿
D. 防治肺部感染
E. 转移到空气新鲜的地方

11-111 治疗一氧化碳中毒,采用高压氧舱治疗的优点不包括
A. 提高总体氧含量
B. 缩短昏迷时间
C. 预防迟发脑病发生
D. 缩短中毒病程
E. 减少血液中物理溶解氧含量

11-112* 对急性一氧化碳中毒病人,下列哪项救治措施不正确
A. 高压氧舱治疗
B. 20%甘露醇静脉滴注
C. 胞二磷胆碱静脉滴注
D. 静脉注射呋塞米
E. 亚甲蓝静脉注射

11-113 关于急性一氧化碳中毒急诊科救治原则,下列不妥的是
A. 气道护理   B. 低流量给氧
C. 血压支持   D. 纠正肺水肿
E. 合理脱水

11-114 高压氧舱治疗急性一氧化碳中毒病人,进舱前的护理措施一般不包括
A. 更换全棉衣服、注意保暖
B. 严禁火种、易爆物品进舱
C. 保持咽鼓管通畅
D. 介绍进舱须知
E. 教会在加压阶段进行仰卧起坐运动

11-115 下列高压氧舱的陪舱护理措施中正确的是
A. 病人取侧卧位,头侧向一侧

B. 切忌翻身
C. 加压时,注意输液液体平面调高
D. 观察有无氧中毒情况
E. 减压时,舱内温度会升高,注意降温

11-116 对急性一氧化碳中毒病人脑部亚低温的护理要求是
A. 维持亚低温水平30~32℃
B. 昏迷病人禁忌亚低温疗法
C. 特别注意复温过程不宜过快
D. 亚低温一般持续7~14天
E. 亚低温水平肛温在33.5℃左右

11-117 下列预防一氧化碳中毒的健康宣教内容中错误的是
A. 家庭炉灶、煤气安装应在室外
B. 厂房、家庭等均要加强通风
C. 火炉要安置管道、烟囱,保证通畅
D. 配备一氧化碳浓度监测、报警设置
E. 高浓度一氧化碳工作场所,戴防毒面具

11-118 下列哪项不属于乙醇的理化性质
A. 无色、无味
B. 易燃、易挥发
C. 有醇香气味
D. 能与水和大多数有机溶剂混合
E. 俗称酒精

11-119 急性乙醇中毒的主要原因是
A. 只喝白酒
B. 大量乙醇擦浴
C. 不断闻酒
D. 原有慢性肝病
E. 过量饮酒

11-120* 大部分乙醇主要经人体下列哪个部位吸收
A. 胃和空肠
B. 胃和回肠
C. 胃和大肠
D. 空肠和十二指肠
E. 胃和十二指肠

11-121 乙醇吸收后,90%在下列哪个脏器进行代谢
   A. 肝脏　　　B. 胃肠道
   C. 肾脏　　　D. 胰脏
   E. 肺脏

11-122 急性乙醇中毒时,小剂量可产生
   A. 长期效应　B. 抑制效应
   C. 刻板效应　D. 兴奋效应
   E. 触摸效应

11-123 乙醇对人体有毒性刺激作用,一般不会产生
   A. 食管炎　　B. 胃出血
   C. 酒精性肝炎　D. 胎儿畸形
   E. 肥厚性心肌病

11-124 下列哪种毒物中毒一般不出现贫血
   A. 苯中毒
   B. 二硝基苯中毒
   C. 铅中毒
   D. 乙醇中毒
   E. 砷中毒

11-125 急性乙醇中毒分期包括
   A. 兴奋期、共济失调期、昏迷期
   B. 震颤期、谵妄期、共济失调期
   C. 昏迷期、幻觉期、共济失调期
   D. 发热期、惊厥期、共济失调期
   E. 休克期、少尿期、共济失调期

11-126 急性乙醇中毒病人出现共济失调的表现,下列哪项不符
   A. 步态不稳　B. 行动笨拙
   C. 兴奋多语　D. 眼球震颤
   E. 血乙醇浓度达 150 mg/dl 以上

11-127 乙醇中毒一般不出现的并发症有
   A. 急性脑血管疾病
   B. 低血糖
   C. 中毒性肌病
   D. 高血钙
   E. 肺炎

11-128 慢性乙醇中毒的临床表现不包括
   A. 骨质疏松
   B. Wernicke 脑病
   C. 乙醇性肝病
   D. Korsakoff 综合征
   E. 周围神经麻痹

11-129 抢救急性乙醇中毒的主要药物是
   A. 吗啡和地西泮
   B. 地西泮和氯丙嗪
   C. 吗啡和纳洛酮
   D. 纳洛酮和地西泮
   E. 苯巴比妥类药

11-130 乙醇中毒行血液透析的适应证不包括
   A. 出现共济失调
   B. 同时伴严重的代谢性酸中毒
   C. 伴有甲醇中毒
   D. 血乙醇含量达到 500 mg/dl
   E. 伴有其他可疑药物中毒

11-131 对下列哪种情况的乙醇中毒病人建议洗胃
   A. 喝酒后 0.5 小时内,无呕吐,深度昏迷
   B. 喝酒后 0.5~2 小时,无呕吐,深度昏迷
   C. 无法判断是否服用其他药物
   D. 乙醇摄入量很大或同时服用其他药物
   E. 因乙醇经胃肠道吸收极快,必须催吐和洗胃

11-132 下列关于乙醇中毒病人洗胃的说法中正确的是
   A. 洗胃液体越多越好
   B. 出现频发呕吐时继续洗胃
   C. 原则上首选洗胃
   D. 洗胃在 6 小时以内均有效
   E. 洗胃用 0.5% 的活性炭或 1% 的碳酸氢钠

11-133 下列哪项物质解酒不合适
   A. 果汁　　　B. 西瓜
   C. 薄荷　　　D. 咖啡和浓茶

E. 绿豆汤

11-134* 关于急性乙醇中毒的治疗,下列不恰当的是
A. 保持气道通畅,供氧充足
B. 静脉滴注葡萄糖和盐水
C. 使用纳洛酮,保护大脑功能
D. 血液透析
E. 烦躁不安时肌内注射氯丙嗪

11-135 下列关于乙醇中毒病人的护理措施中错误的是
A. 保持呼吸道通畅
B. 按医嘱尽快使用纳洛酮
C. 不能对病人使用保护性约束
D. 观察意识状态、瞳孔和生命体征
E. 适当提高室温,注意保暖,补充能量

11-136 护士对急性乙醇中毒病人进行用药指导,告知病人可以用下列哪种药物救治
A. 地西泮   B. 氯丙嗪
C. 异戊巴比妥   D. 吗啡
E. 苯巴比妥

11-137 护士在宣传过度应用乙醇的危害性,下列哪项不包括
A. 有害个人和社会健康
B. 道路交通碰撞和暴力造成的伤害
C. 增加全球疾病负担
D. 产生精神兴奋,解除不良情绪
E. 毁掉个人和家庭生活

11-138 世界睡眠日的日期为
A. 3月21日   B. 4月21日
C. 5月21日   D. 6月21日
E. 7月21日

11-139 下列哪种为苯二氮䓬类镇静催眠药
A. 司可巴比妥   B. 苯巴比妥
C. 地西泮   D. 异戊巴比妥
E. 巴比妥

11-140 下列哪种药物是巴比妥类镇静催眠药
A. 硝西泮   B. 硫喷妥钠

C. 艾司唑仑   D. 安定
E. 阿普唑仑

11-141 引起急性镇静催眠药中毒的最主要原因是
A. 误服   B. 过量服用
C. 误吸   D. 包装不严
E. 自杀

11-142 在苯二氮䓬类药物中毒中,γ-氨基丁酸(GABA)与其受体结合力增强可促使离子通道开放频率增加,这种离子通道是
A. 钠离子通道   B. 钾离子通道
C. 钙离子通道   D. 氯离子通道
E. 镁离子通道

11-143 地西泮的药理作用不包括
A. 抗焦虑   B. 催眠
C. 抗惊厥   D. 镇静
E. 抗晕动

11-144 关于吩噻嗪类药物的中毒机制和临床表现,下列叙述哪项不妥
A. 抑制中枢神经系统,出现过度镇静、嗜睡、意识障碍、谵妄及昏迷
B. 抑制下丘脑体温调节中枢,使体温调节能力减退,从而引起体温升高
C. 阻断多巴胺的黑质纹状体传导通路,出现肌僵硬、震颤、角弓反张等
D. 抑制呼吸,呼吸急促
E. 直接作用于心血管系统,引起低血压、心率加快等

11-145* 水合氯醛中毒的主要征象为
A. 高血压   B. 心动过速
C. 体温升高   D. 呼吸浅快
E. 昏睡,甚至昏迷

11-146* 格鲁米特中毒的临床表现为
A. 面肌痉挛   B. 腱反射亢进
C. 呼吸加快   D. 瞳孔缩小
E. 口齿清楚

11-147　急性巴比妥类药物中毒的临床表现是
　　A. 嗜睡　　　　B. 体温升高
　　C. 高血压　　　D. 呼吸急促
　　E. 腹痛

11-148* 有关甲丙氨酯中毒的叙述,下列哪项是错误的
　　A. 有服用过量甲丙氨酯史
　　B. 禁忌洗胃和导泻
　　C. 尿液毒物分析呈阳性
　　D. 重者给予血液透析疗法
　　E. 明显的呼吸抑制,出现锥体束征

11-149* 下列哪种毒物中毒解救不宜采用血液透析
　　A. 格鲁米特　　B. 甲醇
　　C. 茶碱　　　　D. 苯巴比妥
　　E. 水杨酸盐

11-150　关于甲喹酮(安眠酮)中毒的解救方法,下列哪项叙述不符合
　　A. 可用氯丙嗪、异丙嗪或二者合用应对精神兴奋等精神症状
　　B. 重度中毒用温水洗胃
　　C. 灌入药用炭和25%硫酸钠溶液能促使毒物吸附后由肠道排出
　　D. 血液透析不能加速其清除
　　E. 静脉注射高渗葡萄糖溶液和应用20%甘露醇注射液利尿都能促进排泄

11-151　巴比妥类中毒,深度昏迷伴呼吸衰竭时首选
　　A. 细胞色素C
　　B. 给氧
　　C. 甘露醇及利尿剂
　　D. 中枢兴奋剂
　　E. 抗生素

11-152　苯二氮䓬类药物中毒的特效治疗药物是
　　A. 维生素C　　B. 硫酸钠
　　C. 阿托品　　　D. 氟马西尼
　　E. 二巯基丙磺酸钠

11-153* 不能与镇静催眠药一起应用的有
　　A. 乙醇
　　B. 抗心律失常药
　　C. 氟马西尼
　　D. 活性炭
　　E. 抗高血压药

11-154　对镇静催眠药中毒但意识清醒且合作的病人,排除毒物的方法是
　　A. 催吐　　　　B. 无需处理
　　C. 洗胃　　　　D. 气管插管
　　E. 吸氧

11-155　关于镇静催眠药慢性中毒的治疗,下列正确的是
　　A. 发现慢性中毒,立即停药
　　B. 可以长期维持小剂量用药
　　C. 快速减少药量,最终停药
　　D. 缓慢减少药量,逐渐停药
　　E. 先增加剂量,再逐渐减量至停药

11-156　急性镇静催眠药中毒洗胃后需禁食的时间是
　　A. 1～2小时　　B. 2～3小时
　　C. 6～8小时　　D. 8～12小时
　　E. 24～48小时

11-157　地西泮中毒抢救措施应除外下列哪项
　　A. 保持呼吸道畅通
　　B. 洗胃
　　C. 应用活性炭
　　D. 应用利尿剂
　　E. 高压氧舱治疗

11-158　地西泮静脉推注过量最易导致
　　A. 惊厥　　　　B. 心动过速
　　C. 血钙下降　　D. 血糖升高
　　E. 呼吸抑制

11-159　轻度急性镇静催眠药中毒的治疗措施为
　　A. 无需处理　　B. 催吐疗法
　　C. 血液透析　　D. 积极洗胃
　　E. 特效解毒剂

第十一章 急性中毒

11-160 急性镇静催眠药中毒的即刻护理措施不包括
　A. 及时吸出痰液
　B. 俯卧位,头偏向一侧
　C. 持续氧气吸入
　D. 即刻建立静脉通路
　E. 心电监护

11-161* 目前大部分阿片类药物的毒性作用主要是通过受体介导,这种受体是
　A. MOP　　B. DOP
　C. KOP　　D. NOP
　E. COP

11-162* 关于阿片类药物的毒性作用,下列叙述错误的是
　A. 吗啡通常可引起言语不清、情绪不稳或显著的共济失调
　B. 吗啡最大的呼吸抑制一般发生于静脉注射后5~10分钟
　C. 吗啡抑制呼吸主要是通过降低呼吸中枢对二氧化碳的敏感性产生
　D. 吗啡在治疗剂量下即可以引起呼吸抑制
　E. 重度阿片类药物中毒病人可出现针尖样瞳孔

A2型单项选择题(11-163~11-212)

11-163* 病人,女性,45岁。因头晕、呼吸困难3小时入院。3小时前清理污水池时出现头晕、呼吸困难,呼出气体有臭鸡蛋味。既往体健。体格检查:血压130/80 mmHg;意识清醒;双肺呼吸音清,未闻及干、湿啰音,心率120次/分,律齐;腹平坦,肝、脾未触及;双下肢无水肿;双侧病理征均未引出。诊断应首先考虑
　A. 急性氯气中毒
　B. 急性硫化氢中毒
　C. 急性一氧化碳中毒
　D. 急性氰化氢中毒
　E. 急性氨气中毒

11-164 病人,女性,19岁。因昏迷3小时入院。3小时前工作中吸入硫化氢气体。既往体健。体格检查:体温37.8℃,血压100/76 mmHg;意识清楚,精神紧张;双肺呼吸音粗,无啰音;心率102次/分,律齐;腹部未见异常;双下肢无水肿。诊断为中度急性硫化氢中毒。中度硫化氢中毒的临床表现一般不会出现
　A. 眼和呼吸道的刺激症状
　B. 中枢神经系统症状
　C. 共济失调
　D. 消化系统中毒症状
　E. 凝血功能障碍

11-165 病人,男性,38岁。因误吸氰化氢气体0.5小时入院。既往体健。体格检查:血压140/90 mmHg;意识不清,时有肢体痉挛;皮肤、黏膜及口唇呈鲜红色;双肺呼吸音粗,无啰音;心率115次/分,律齐。有关解毒药应用的机制,错误的是
　A. 亚硝酸盐能使血红蛋白氧化为高铁血红蛋白
　B. 高铁血红蛋白对氰离子的亲和力差
　C. 氰离子使细胞色素氧化酶的作用减弱
　D. 亚硝酸钠用量过大可导致缺氧
　E. 硫代硫酸钠与氰形成稳定的硫氰酸盐

11-166 病人,女性,37岁。因胸部紧迫感、呼吸困难2小时入院。2小时前工作中吸入氰化氢气体后出现胸部紧迫感、呼吸困难。体格检查:血压145/90 mmHg;昏迷;皮肤、黏膜呈鲜红色;双眼瞳孔缩小;双肺呼吸音清,未闻及干、湿啰音;心率130次/分,律不齐;肢体有痉挛。下列药物

中不宜应用
- A. 亚硝酸异戊酯
- B. 25%硫代硫酸钠
- C. 3%亚硝酸钠溶液
- D. 葡萄糖溶液加少量胰岛素
- E. 活性炭

11-167* 病人,女性,48岁。因意识模糊1小时入院。1小时前口服氰化钾自杀。既往史无特殊。体格检查:体温36.5℃,脉搏118次/分,呼吸24次/分,血压139/95 mmHg;意识模糊,阵发性痉挛;口唇鲜红色,双肺呼吸音清,未闻及干、湿啰音;心率118次/分,律齐;双下肢无水肿。氰化物中毒可出现的临床表现为
- A. 呼吸困难或停止
- B. 呼出气体有烂苹果味
- C. 大咯血致窒息
- D. 皮肤、黏膜呈橘黄色
- E. 瞳孔先散大后缩小

11-168 病人,女性,30岁。因口服大量苦杏仁后出现恶心、胸闷1小时入院。体格检查:血压128/75 mmHg;意识清醒;两侧瞳孔等大等圆,对光反射灵敏;双肺呼吸音清,未闻及干、湿啰音;心率110次/分,律齐;腹部未见异常。诊断应首先考虑
- A. 急性细菌性食物中毒
- B. 砷中毒
- C. 亚硝酸盐中毒
- D. 急性氰化物中毒
- E. 百草枯中毒

11-169 病人,男性,42岁。因胸部紧迫感、呼吸困难3小时入院。3小时前工作中吸入氰化氢气体后出现胸部紧迫感、呼吸困难。体格检查:血压145/90 mmHg;昏迷;皮肤、黏膜呈鲜红色;两侧瞳孔缩小;双肺呼吸音清,未闻及干、湿啰音;心率135次/分,律不齐;肢体有痉挛。最可能的诊断是
- A. 急性一氧化碳中毒
- B. 急性硫化氢中毒
- C. 急性氰化物中毒
- D. 急性氯气中毒
- E. 急性氨气中毒

11-170 病人,女性,28岁。因口服大量苦杏仁后出现恶心、胸闷2小时入院。体格检查:血压130/75 mmHg;意识清醒,两侧瞳孔等大等圆,对光反射灵敏;双肺呼吸音清,未闻及干、湿啰音;心率110次/分,律齐;腹部未见异常。此类中毒最严重的表现为
- A. 心律失常
- B. 肝、肾衰竭
- C. 消化道腐蚀
- D. 肺间质纤维化
- E. 呼吸麻痹

11-171* 病人,女性,20岁。病史不清,昏迷不醒、抽搐。体格检查:血压85/45 mmHg;口唇及皮肤黑紫色;呼吸困难,双肺可闻及湿啰音;心率110次/分,律齐,各瓣膜区未闻及病理性杂音。最可能的诊断应考虑
- A. 亚硝酸盐中毒
- B. 急性心肌梗死
- C. COPD
- D. 有机磷杀虫剂中毒
- E. 蛛网膜下隙出血

11-172 病人,女性,60岁。食用过夜的炒青菜30分钟后,出现恶心、呕吐、头晕来院。体格检查:血压90/60 mmHg;口唇发绀;双肺呼吸音清,心率110次/分。下列可作为特效解毒药的是
- A. 氯解磷定
- B. 亚甲蓝
- C. 氟马西尼
- D. 纳洛酮
- E. 阿托品

11-173 病人,女性,53岁。因意识模糊2小

时入院。2小时前口服氰化钾自杀。既往史无特殊。体格检查：体温36.7℃，脉搏121次/分，呼吸24次/分，血压140/95 mmHg；意识模糊，阵发性痉挛；口唇鲜红色；双肺呼吸音清，未闻及干、湿啰音；心率118次/分，律齐；双下肢无水肿。应尽快做的处理是

A. 先进行检查，后进行急救处理
B. 禁忌洗胃
C. 解毒药的应用
D. 低流量给氧
E. 不能使用维生素C

11-174 病人，女性，52岁。因误服氰化钠1小时入院。既往体健。体格检查：血压130/90 mmHg；意识模糊，间断肢体痉挛；皮肤、黏膜及口唇呈鲜红色；心、肺、腹未见异常。目前不应考虑的抢救措施是

A. 活性炭洗胃
B. 5%硫代硫酸钠溶液洗胃
C. 先用亚硝酸钠，接着用硫代硫酸钠
D. 给予大剂量维生素C
E. 高浓度给氧

11-175 病人，女性，52岁。因口服氟乙酰胺2小时来诊。既往体健。体格检查：血压130/70 mmHg；间断抽搐；双侧瞳孔缩小，对光反射灵敏；双肺呼吸音清，未闻及干、湿啰音；腹软，肝、脾肋下未触及；双下肢无水肿。毒物鉴定示氟乙酰胺中毒。结合该病例，下列灭鼠剂中毒的治疗措施中不妥的是

A. 口服中毒者常规催吐、洗胃、导泻
B. 灭鼠剂种类不明时宜用温清水彻底洗胃
C. 氟乙酰胺中毒者可用碳酸氢钠洗胃

D. 有机磷类灭鼠药中毒可应用氨茶碱和吗啡
E. 重者可行血液透析等治疗

11-176 病人，男性，29岁。2小时前误服敌百虫50 ml，来院急诊救治。护理体格检查：病人神志不清，脉搏稍快，呼吸有酸臭味。应首先安排的措施是

A. 2%碳酸氢钠溶液洗胃
B. 1:5 000高锰酸钾溶液洗胃
C. 50%硫酸镁溶液导泻
D. 配合医生给予解毒剂
E. 清水催吐

11-177 病人，女性，18岁。因口服甲胺磷约20 ml入院。体格检查：血压100/76 mmHg；意识障碍；双侧瞳孔如针尖样大小；呼吸微弱，双肺呼吸音清，双肺底可闻及少许湿啰音；心率120次/分。有机磷杀虫剂中毒的烟碱样症状不包括

A. 肌束颤动
B. 腺体分泌增加
C. 肌无力
D. 交感神经兴奋的表现
E. 呼吸肌麻痹

11-178* 病人，女性，17岁。口服敌敌畏30 ml后1小时入院。体格检查：昏迷；脸色苍白，皮肤湿冷，面部肌肉小抽搐；瞳孔缩小；双肺散在湿啰音。全血胆碱酯酶活性为0。确诊为急性有机磷中毒。经洗胃并应用阿托品与碘解磷定治疗8小时后，病人神志清醒，随即将阿托品与碘解磷定减量，12小时后停用上述药物。但在停药10小时后病人突然再次昏迷，继而呼吸停止。导致本病例病情突然恶化的原因为

A. 服毒量过多
B. 来院较迟
C. 抢救不及时

D. 维持用药时间不够

E. 用药剂量不足

11-179 病人,女性,27岁。因口服有机磷杀虫剂自杀,被发现后,急送医院。体格检查:昏迷状态,呼吸困难,皮肤湿冷,双侧瞳孔如针尖样大小。在治疗本病时应用阿托品。下列选项中阿托品治疗的有效指标不包括

A. 口干、皮肤干燥

B. 颜面潮红

C. 心率加快

D. 瞳孔较前缩小

E. 肺部啰音减少或消失

11-180 病人,女性,52岁。因口服乐果30 ml入院。体格检查:血压110/75 mmHg;意识不清,呼出气体有大蒜味,流涎;双侧瞳孔如针尖样;双肺呼吸音粗,双肺底可闻及湿啰音;心率80次/分,律齐。胆碱酯酶活性为正常的28%。诊断为急性有机磷杀虫剂中毒。关于反跳现象,下列叙述中错误的是

A. 临床上乐果、氧化乐果易发生反跳现象

B. 复活剂应用不足是发生反跳现象的原因之一

C. 有机磷肝内氧化减弱了毒性

D. 毒物清除不彻底

E. 解毒药停用过早

11-181 病人,女性,16岁。因口服敌敌畏30 ml后1小时入院。体格检查:昏迷;脸色苍白,皮肤湿冷,面部肌肉小抽搐;瞳孔缩小;双肺散在湿啰音。全血胆碱酯酶活性为0。确诊为急性有机磷杀虫剂中毒。该病人不会出现的症状为

A. 唾液多

B. 多汗

C. 瞳孔缩小

D. 呕吐物有酸酵味

E. 肌肉颤动

11-182 病人,女性,25岁。因口服乐果40 ml入院。意识清醒,经洗胃和阿托品56 mg治疗后瞳孔散大、烦躁、皮肤潮红,心率136次/分,肺部仍有散在湿啰音,有尿潴留。在该病人的后续治疗中,最重要的治疗措施是

A. 反复洗胃

B. 输入新鲜血液

C. 继续加大阿托品用量

D. 血液透析

E. 监测并及时处理水和电解质平衡紊乱

11-183 病人,女性,25岁。因口服乐果40 ml入院。意识清醒,经洗胃和阿托品56 mg治疗后瞳孔散大、烦躁、皮肤潮红,心率136次/分,肺部仍有散在湿啰音,有尿潴留。该病人此时的情况应为

A. 阿托品化

B. 阿托品过量

C. 阿托品不足

D. 中毒性肺水肿

E. 低渗状态

11-184 病人,女性,37岁。因口服有机磷杀虫剂自杀,被发现后,急送医院。体格检查:昏迷状态,呼吸困难,皮肤湿冷,双侧瞳孔如针尖样大小。该病人入院后给予洗胃,洗胃液最好选用

A. 1∶5 000高锰酸钾溶液

B. 硫酸铜溶液

C. 2%碳酸氢钠溶液

D. 0.9%氯化钠溶液

E. 温清水

11-185 病人,女性,30岁。因口服乐果45 ml入院。意识清醒,经洗胃和阿托品60 mg治疗后瞳孔散大、烦躁、皮肤潮红,心率136次/分,肺部仍有散在

湿啰音,有尿潴留。如病人发生肺水肿,首要治疗措施是

A. 彻底洗胃

B. 毛花苷 C 静脉注射

C. 静脉注射阿托品

D. 吗啡静脉注射

E. 碘解磷定静脉注射

11-186 病人,男性,20 岁。因误服敌敌畏重度中毒 1 小时入院,经阿托品、氯解磷定等各项治疗 3 天后意识清醒,中毒症状缓解,体征消失,再口服阿托品维持治疗 6 天后,查全血胆碱酯酶活性仍处于 80% 左右。关于重度有机磷中毒的表现,下列组合中不正确的是

A. 大汗、流涎、呼吸衰竭、昏迷

B. 大汗、流涎、肌无力、心动过速

C. 大汗、流涎、肺水肿、脑水肿

D. 大汗、流涎、抽搐、血压升高

E. 大汗、流涎、昏迷、肺水肿

11-187 病人,女性,25 岁。因口服有机磷杀虫剂自杀,被发现后,急送医院。体格检查:昏迷状态,呼吸困难,皮肤湿冷,双侧瞳孔如针尖样大小。本病例最主要的可能死因是

A. 中毒性休克

B. 急性肾衰竭

C. 呼吸衰竭

D. 中毒性心肌炎

E. 脑水肿

11-188 病人,女性,23 岁。因失恋后情绪不佳,一心求死,某日晚上口服敌敌畏数十毫升后昏迷,家人发现急送医院。此时病人可出现下列哪项瞳孔改变

A. 大小正常　　B. 针尖大小

C. 两侧不等　　D. 较前扩大

E. 明显散大

11-189* 病人,女性,21 岁。饭后 1 小时突然出现头晕、恶心、呕吐、全身乏力。体格检查:血压 108/80 mmHg;口唇及全身皮肤发绀;呼吸困难,双肺呼吸音粗;心率 110 次/分,律齐;双下肢无水肿。下列实验室检查项目中最有诊断意义的是

A. 心电图

B. 胸部 CT

C. 胆碱酯酶测定

D. COHb 测定

E. 血高铁血红蛋白定量检查

11-190 病人,女性,32 岁。因口服百草枯(约 20 ml)3 小时入院。既往史无特殊。体格检查:体温 36.5℃,脉搏 86 次/分,呼吸 24 次/分,血压 100/80 mmHg;口唇无发绀;双肺呼吸音清,未闻及干、湿啰音;心率 86 次/分,律齐;腹部未见异常;双下肢无水肿。下列有关急性百草枯中毒的叙述中错误的是

A. 以渐进性极度呼吸困难为主要症状

B. 死亡的主要原因是循环衰竭

C. 经口中毒者有消化道症状

D. 肺损伤是最严重和最突出的改变

E. 非大量摄入时,服药后有一个相对无症状期

11-191 病人,女性,28 岁。因急性百草枯中毒后入院。既往体健。体格检查:体温 36.8℃,脉搏 90 次/分,呼吸 25 次/分,血压 110/70 mmHg;口唇无发绀;双肺无异常;心率 90 次/分,律齐;余未见异常。关于百草枯的预后,下列叙述中错误的是

A. 百草枯目前尚无特效解毒药

B. 预后与摄入的量关系不大

C. 多数轻型病人能够完全恢复

D. 暴发型病人极少有存活者

E. 中至重型病人可出现多系统受累表现

11-192 病人,男性,34 岁。因口服百草枯数十毫升 2 小时后入院。平素身体健康。体格检查:体温 36.7℃,脉搏 88 次/分,呼吸 23 次/分,血压 120/80 mmHg;口唇无发绀;双肺呼吸音清,未闻及干、湿啰音;心率 88 次/分,律齐,各瓣膜听诊区未闻及杂音;余未见异常。百草枯的治疗措施不包括

A. 及早应用自由基清除剂
B. 可用硫酸镁、甘露醇导泻
C. 吸氧
D. 血液透析、血液灌流、血浆置换
E. 皮肤污染者应立即脱去衣服,用肥皂水彻底清洗

11-193 病人,男性,15 岁。冬季一天清晨,被发现不省人事,室内煤炉取暖,门窗紧闭。送来急诊时面色潮红、口唇呈樱桃红色。该病人最可能是

A. 急性巴比妥中毒
B. 急性一氧化碳中毒
C. 急性有机磷中毒
D. 低血糖昏迷
E. 脑血管意外

11-194 病人,男性,60 岁。在家中浴室洗澡,2 小时后被发现已昏迷,呼吸不规则,有间歇性暂停。室内烧煤球炉取暖,门窗紧闭。现场急救的首要措施是立即

A. 吸入高浓度氧
B. 使呼吸道通畅
C. 口对口人工呼吸
D. 将病人搬离现场
E. 给予呼吸兴奋剂

11-195 病人,男性,22 岁。被发现意识不清 6 小时,屋内有火炉。体格检查:体温 36.2℃,血压 125/80 mmHg;意识不清;口唇呈樱桃红色;双肺呼吸音清,未闻及啰音;心率 89 次/分,律齐;双侧病理征均未引出。查血 COHb 浓度为 60%。诊断为急性一氧化碳中毒。病人入院后的治疗原则不包括

A. 迅速血液透析
B. 积极纠正缺氧
C. 防治脑水肿和感染
D. 促进脑细胞恢复
E. 保持呼吸道通畅

11-196 病人,女性,27 岁。早晨被发现意识不清仰面躺在床上,床旁有呕吐物,房间内用煤炉取暖,急送医院。体格检查:体温 36.5℃,脉搏 65 次/分,呼吸 25 次/分,血压 95/65 mmHg;昏迷状态;呼吸困难,面色潮红,口唇轻度发绀;双侧瞳孔等大等圆,双肺可闻及湿啰音,以右侧为著。查 SpO_2 85%。目前应立即采取的处理措施是

A. 无创通气
B. 吸氧、应用糖皮质激素
C. 立即高压氧舱治疗
D. 高浓度吸氧、强心、利尿
E. 气管插管、清理气道、机械通气

11-197* 病人,女性,18 岁。冬天在家用火炉取暖,因劳累而睡着,4 小时后被家人发现无法唤醒,急送医院就诊。体格检查:体温 36.4℃,血压 100/70 mmHg;意识不清;口唇呈樱桃红色;双肺呼吸音清,未闻及啰音,余未见异常。查血 COHb 浓度为 60%。诊断为急性一氧化碳中毒。急性重度一氧化碳中毒的临床表现有

A. 呼吸困难
B. 嗜睡
C. 各种反射存在
D. 睁眼昏迷
E. 体温降低

11-198 病人,女性,28 岁。被人发现昏迷且休克,居室内装有取暖火炉。体格检

查：体温36℃，血压112/68 mmHg；四肢厥冷；腱反射消失。心电图示Ⅰ度房室传导阻滞；尿糖（＋），尿蛋白（＋），血COHb浓度为54%。诊断后，首要的治疗方法是

A. 20%甘露醇250 ml快速静脉滴注
B. 冬眠疗法
C. 血液透析
D. 能量合剂
E. 氧气疗法

11-199 病人，男性，60岁。煤气中毒1天后来院。深昏迷、休克、尿少。血COHb浓度58%。此急性一氧化碳中毒的病情属

A. 轻度中毒　　B. 中度中毒
C. 重度中毒　　D. 极度中毒
E. 慢性中毒

11-200 病人，男性，50岁。昏倒在浴室中，被人发现送来急诊。体格检查：面色潮红，口唇呈樱桃红色。该病人最可能是

A. 脑出血
B. 心肌梗死
C. 一氧化碳中毒
D. 低血糖昏迷
E. 糖尿病酮症酸中毒

11-201 病人，女性，35岁。因急性一氧化碳中毒入院，治疗1周后症状消失出院。2个月后突然出现意识障碍。既往无高血压病及脑血管疾病病史。抢救一氧化碳中毒时纠正缺氧的方法不包括

A. 高流量给氧
B. 面罩加压给氧
C. 高浓度给氧
D. 翻身拍背吸痰
E. 高压氧舱治疗

11-202 病人，女性，52岁。煤气中毒3小时入院。体格检查：体温37.5℃，血压110/70 mmHg；浅昏迷；面色潮红，口唇呈樱桃红色；双肺呼吸音粗，未闻及啰音；心率120次/分，律齐；双侧病理征（－）。关于迟发脑病，下列叙述中错误的是

A. 精神意识障碍
B. 锥体外系神经障碍
C. 锥体系神经损害
D. 周围神经炎
E. 不会出现痴呆状态

11-203 病人，男性，23岁。煤气中毒1天后转送医院。体格检查：意识不清；瞳孔等大，对光反射减弱；体温、血压正常；心脏听诊无异常，双肺呼吸音粗；腹部未见异常；腱反射存在，病理反射（＋）。血常规无异常，血COHb浓度为0%。该病人血COHb浓度为0%可能的原因是

A. 有中枢缺氧症状
B. 实验室检查结果不准确
C. 心、肺无异常
D. 脱离现场已久
E. 健康史不全面

11-204 病人，女性，36岁。因急性一氧化碳中毒入院，治疗1周后症状消失出院。2个月后突然出现意识障碍。既往无高血压病及脑血管疾病病史。病人出现意识障碍，最有可能的诊断是

A. 脑出血　　B. 脑梗死
C. 肝性脑病　　D. 迟发脑病
E. 肺栓塞

11-205* 病人，男性，35岁。和朋友晚上聚会喝了点酒，凌晨2点回家后洗澡，第2天早晨7点，母亲发现他昏迷，送院急诊。体格检查：体温37℃，血压126/78 mmHg；意识不清；口唇呈樱桃红色，余未见异常。查血COHb

浓度为58%。诊断为急性一氧化碳中毒。促进该病人脑细胞恢复的药物,应除外下列哪种

A. ATP和辅酶A
B. 细胞色素C
C. 地塞米松
D. 大剂量维生素C
E. 胞二磷胆碱

11-206 病人,男性,26岁。饮酒后浅昏迷,双侧瞳孔等大等圆,对光反射存在,呕吐多次,呕吐物中可见大量咖啡色液体,血压80/50 mmHg。首要处理方法是

A. 立即洗胃
B. 血液透析
C. 建立静脉通路,快速补液
D. 置入胃管
E. 迅速使用止血药

11-207 病人,男性,29岁。因意识障碍2小时入院。既往体健。发病前曾大量饮酒,同饮者无此症状。体格检查:血压130/76 mmHg;意识障碍;口唇无发绀,呼出气体有乙醇味;双肺呼吸音粗,无啰音;心率118次/分,律齐;其他未见异常。病人入院后初步诊断为急性乙醇中毒。下列叙述中正确的是

A. 饮酒的中毒剂量与个体差异无关
B. 血液中乙醇的致死浓度个体差异很大
C. 饮酒死亡主要原因是呼吸肌麻痹
D. 乙醇可在肝脏和大肠完全吸收
E. 急性乙醇中毒时可出现高血糖

11-208 病人,男性,22岁。因意识障碍3小时入院。既往体健。发病前曾大量饮酒,同饮者无此症状。体格检查:血压110/72 mmHg;意识障碍;口唇无发绀,呼出气体有乙醇味。初步诊断为乙醇中毒。关于乙醇中毒临床表现,下列叙述中不正确的是

A. 中毒症状与饮酒量、种类及个体对乙醇的敏感性不同有关
B. 一般表现为先兴奋后抑制
C. 病情严重者常伴有瞳孔缩小
D. 乙醇中毒者呼出气体有明显乙醇气味
E. 乙醇中毒分3期:兴奋期、共济失调期、昏睡期

11-209 病人,男性,20岁。饮酒后浅昏迷,双侧瞳孔等大等圆,对光反射存在,呕吐多次,呕吐物中可见大量咖啡色液体,血压80/50 mmHg。病人出现躁动,可用的药物是

A. 吗啡
B. 盐酸异丙嗪
C. 小剂量地西泮
D. 氯丙嗪
E. 苯巴比妥类镇静药

11-210 病人,女性,25岁。因被人发现意识不清2小时入院。家人代述病史,入院前1天病人曾与丈夫发生过激烈争吵,房内地上见一"地西泮"药物空瓶。既往无其他特殊病史。体格检查:体温34.5℃,呼吸10次/分,脉搏160次/分,血压70/42 mmHg;意识不清;皮肤明显发绀;双侧瞳孔等大等圆,直径约2 mm,有眼震,对光反射存在;双肺呼吸浅慢,节律不规整,未闻及啰音;心率150次/分;腹平软,肠鸣音1~2次/分,肝、脾肋下未触及,移动性浊音(-);四肢腱反射亢进,病理征(+)。为明确诊断,以下检查中最重要的是

A. 血常规　　　B. 血生化
C. 尿、粪常规　D. 颅脑CT
E. 血、尿毒物分析

11-211* 病人,男性,21岁。因意识不清1小时入院。体格检查:体温35.8℃,脉

搏 62 次/分,呼吸 6 次/分,血压 80/50 mmHg;昏迷;皮肤干燥,左上肢可见新鲜针孔和旧的针孔痕迹;双侧瞳孔呈针尖样大小,头眼反射正常;口唇发绀;呼吸节律整齐,双肺呼吸音对称减弱,无干、湿啰音;心率 62 次/分,律齐;腹壁软,肝、脾肋下未触及;四肢肌肉强直,双侧病理征(一)。为进一步明确诊断可选择的检查是

A. 颅脑 CT 和 MRI 检查

B. 血、尿酮体检测

C. 血、尿阿片类药物检测

D. 全血胆碱酯酶活性测定

E. 血 COHb 浓度测定

11-212 病人,男性,32 岁。因意识不清 2 小时入院。体格检查:体温 36.8℃,脉搏 65 次/分,呼吸 7 次/分,血压 83/55 mmHg;昏迷;皮肤干燥,左上肢可见新鲜针孔和旧的针孔痕迹;双侧瞳孔呈针尖样大小,头眼反射正常;口唇发绀;呼吸节律整齐,双肺呼吸音对称减弱,无干、湿啰音;心率 68 次/分,律齐;腹壁软,肝、脾肋下未触及;四肢肌肉强直,双侧病理征(一)。病人最有可能的诊断是

A. 急性地西泮中毒

B. 急性阿片类药物中毒

C. 急性吩噻嗪类镇静药中毒

D. 急性有机磷杀虫剂中毒

E. 急性一氧化碳中毒

A3 型单项选择题(11-213~11-228)

(11-213~11-215 共用题干)

病人,女性,39 岁。因意识不清 3 小时入院。3 小时前,病人在清理沼气池时晕倒在地,意识不清。既往体健。体格检查:血压 120/75 mmHg;意识不清,呼之不应,呼出气体有臭鸡蛋味;双肺呼吸音清,未闻及干、湿啰音;心率 100 次/分,

律齐。颅脑 CT 检查未见异常。

11-213 最可能的诊断是

A. 急性氯气中毒

B. 急性氰化氢中毒

C. 急性硫化氢中毒

D. 急性一氧化碳中毒

E. 急性砷化氢中毒

11-214 可适当应用下列哪种药物进行解毒

A. 阿托品 B. 地塞米松

C. 亚甲蓝 D. 氟马西尼

E. 亚硝酸异戊酯

11-215 下列现场急救措施中不妥的是

A. 立即将病人撤离现场

B. 即刻做气管切开

C. 解开衣扣,保持气道通畅

D. 眼部损伤尽快用清水反复冲洗

E. 若呼吸停止,立即行人工呼吸

(11-216~11-217 共用题干)

病人,女性,52 岁。因口服氟乙酰胺 2 小时来诊。既往体健。体格检查:血压 130/70 mmHg;间断抽搐;双侧瞳孔缩小,对光反射灵敏;双肺呼吸音清,未闻及干、湿啰音;腹软,肝、脾肋下未触及;双下肢无水肿。毒物鉴定示氟乙酰胺中毒。

11-216* 氟乙酰胺的中毒机制为

A. 干扰泌尿系统的排泄功能

B. 抑制三羧酸循环

C. 酮酸代谢增强

D. 抑制胆碱酯酶

E. 抑制细胞色素氧化酶

11-217 氟乙酰胺中毒的特效解毒药为

A. 乙酰胺(解氟灵)

B. 维生素 K

C. 亚硝酸异戊酯

D. 二巯基丙磺酸钠

E. 甘油乙酸酯

(11-218~11-219 共用题干)

病人,女性,21 岁。午饭吃了较多的咸菜,45 分钟后突然出现头晕、恶心、呕吐、全身乏

力。体格检查：血压108/80 mmHg；口唇及全身皮肤发绀；呼吸困难，双肺呼吸音粗，心率110次/分，律齐，无杂音；双下肢无水肿。

11-218 最可能的诊断应考虑
A. 急性胃肠炎
B. 眩晕症
C. 亚硝酸盐中毒
D. 中暑
E. 休克

11-219* 护士的下列健康指导内容中错误的是
A. 蔬菜应妥善保存，防止腐烂，不吃腐烂的蔬菜
B. 吃剩的熟菜可在高温下长时间存放后再食用
C. 勿食大量刚腌的菜，腌菜时盐应多放，至少腌至15天以上再食用
D. 不要在短时间内吃大量叶菜类蔬菜，或先用开水浸5分钟，弃汤后再烹调
E. 肉制品中硝酸盐和亚硝酸盐用量要严格按国家卫生标准规定执行

(11-220～11-221共用题干)

病人，女性，18岁。因口服甲胺磷约20 ml入院。体格检查：血压100/76 mmHg；全身湿冷、意识障碍；双侧瞳孔如针尖样大小；呼吸微弱，双肺呼吸音清，双肺底可闻及少许湿啰音，心率120次/分。

11-220 甲胺磷的毒性分级属于下列哪类
A. 剧毒类　　B. 高毒类
C. 低毒类　　D. 无毒类
E. 中等毒类

11-221 该病人主要表现为下列哪类症状
A. 毒蕈碱样症状
B. 中间综合征
C. 烟碱样症状
D. 迟发性多发性神经病
E. 中枢神经系统症状

(11-222～11-223共用题干)

病人，女性，52岁。因口服氧化乐果15 ml入院。体格检查：血压110/75 mmHg；意识不清，呼出气体有大蒜味，流涎；双侧瞳孔如针尖样大小；双肺呼吸音粗，双肺底可闻及湿啰音；心率80次/分，律齐。胆碱酯酶活性为正常的28%。诊断为急性有机磷杀虫剂中毒。

11-222* 根据该病人的病情，应判断为哪度中毒
A. 轻度　　B. 极轻度
C. 中度　　D. 高危度
E. 重度

11-223 抢救有机磷杀虫剂中毒时，关于迅速清除毒物，下列叙述中正确的是
A. 洗胃越早、越彻底，效果越好
B. 昏迷、惊厥时应即刻催吐
C. 洗胃同时应静脉给予毛花苷C
D. 敌百虫可用2%碳酸氢钠溶液洗胃
E. 早期导泻效果显著

(11-224～11-225共用题干)

病人，女性，28岁。因口服百草枯（约20 ml）3小时入院。既往史无特殊。体格检查：体温36.5℃，脉搏85次/分，呼吸25次/分，血压100/70 mmHg；口唇无发绀；双肺呼吸音清，未闻及干、湿啰音；心率86次/分，律齐，各瓣膜听诊区未闻及杂音；腹部未见异常；双下肢无水肿。

11-224* 为明确诊断应立即进行检查的项目不包括
A. 血常规
B. 胸部CT或平片
C. 肝功能
D. 血胆碱酯酶
E. 肾功能

11-225 现场急救措施是
A. 给予洗胃　　B. 常规输液
C. 口服泥浆水　　D. 血液透析
E. 高流量给氧

(11-226～11-228 共用题干)

病人,男性,24 岁。因四肢无力、口唇黏膜呈樱桃红色、呼吸困难、运动失调和深昏迷,由家属急送医院就诊。

11-226 病人出现了什么情况
A. 急性一氧化碳中毒
B. 急性阿片类药物中毒
C. 急性巴比妥类药物中毒
D. 急性毒蕈中毒
E. 急性敌敌畏中毒

11-227 应给予病人的最佳治疗是
A. 应用纳洛酮
B. 行气管插管
C. 高压氧舱疗法
D. 使用呼吸兴奋剂
E. 纠正心律失常

11-228 评估该病人的病情严重程度,提示病情危重的为下列哪项
A. 四肢无力
B. 深昏迷
C. 呼吸困难
D. 口唇、黏膜呈樱桃红色
E. 运动失调

A4 型单项选择题(11-229～11-255)

(11-229～11-235 共用题干)

病人,男性,47 岁。开挖和整治沼泽地几分钟后出现呼吸骤停,被送往医院途中心跳停止,入院时已昏迷。既往体健。

11-229 估计该病人发生了什么中毒
A. 急性一氧化碳中毒
B. 急性硫化氢中毒
C. 急性二氧化硫中毒
D. 急性氰化物中毒
E. 急性五氧化二磷中毒

11-230 该类中毒最主要的临床特点是
A. 脑和呼吸系统损害
B. 脾和循环系统损害
C. 胃和泌尿系统损害
D. 肝和神经系统损害
E. 肾和血液系统损害

11-231* 关于该病人中毒的机制,下列叙述不正确的是
A. 硫化氢影响细胞的氧化还原过程
B. 硫化氢可使组织细胞内窒息缺氧
C. 当吸入硫化氢浓度过高时,可反射性地引起呼吸停止
D. 硫化氢可与呼吸链中细胞色素氧化酶起作用
E. 硫化氢可在体内蓄积

11-232 关于硫化氢中毒的叙述,下列正确的是
A. 急性中毒均由消化道摄入所致
B. 硫化氢是具有刺激性的无害气体
C. 硫化氢是具有窒息性的有害气体
D. 接触高浓度才会出现局部刺激症状
E. 轻度中毒时即可有抽搐和昏迷间断发作

11-233 送往医院前,现场的急救措施是
A. 高压氧舱治疗   B. CPR
C. 应用泼尼松   D. 血浆置换
E. 应用亚硝酸异戊酯

11-234 医院的急救药物是
A. 阿托品   B. 纳洛酮
C. 毛花苷 C   D. 依地酸钙钠
E. 亚硝酸异戊酯

11-235* 对该类中毒最主要的预防措施是
A. 佩戴过滤式防毒面具
B. 穿防静电工作服
C. 戴化学安全防护眼镜
D. 及时换洗工作服
E. 戴好防化学品手套

(11-236～11-240 共用题干)

病人,女性,23 岁。因口服敌百虫(约 100 ml)后出现口吐白沫、大小便失禁、昏迷、双侧瞳孔如针尖样大小、心跳减慢入院。

11-236 下列与敌百虫一样属于中等毒物的

有机磷杀虫剂是
A. 对硫磷　　B. 乐果
C. 敌敌畏　　D. 辛硫磷
E. 久效磷

11-237　有机磷毒物进入体内后迅速与体内的哪种酶结合
A. 肌酸激酶　　B. 蛋白酶
C. 胆碱酯酶　　D. 糖苷酶
E. 氨基转移酶

11-238*　有机磷杀虫剂中毒出现毒蕈碱样症状的主要机制是
A. 腺体分泌亢进、运动神经兴奋
B. 腺体分泌减退、平滑肌痉挛
C. 腺体分泌亢进、平滑肌痉挛
D. 腺体分泌亢进、平滑肌松弛
E. 运动神经兴奋、平滑肌痉挛

11-239　关于急性有机磷中毒分级,下列叙述中正确的是
A. 轻度中毒时,全血胆碱酯酶活性为正常的50%~30%
B. 轻度中毒可伴有昏迷、脑水肿、肺水肿等
C. 中度中毒时较为特征性的表现是肌束颤动
D. 重度中毒时特征性的表现为瞳孔明显扩大
E. 中度中毒时特征性的表现为恶心、呕吐、腹痛、腹泻

11-240　为该病人洗胃时,最好使用下列哪种洗胃液
A. 清水
B. 肥皂水
C. 碳酸氢钠溶液
D. 高锰酸钾溶液
E. 液状石蜡

(11-241~11-245 共用题干)

病人,女性,52岁。煤气中毒2小时入院。体格检查:体温37.5℃,血压110/70 mmHg;浅昏迷;面色潮红、口唇呈樱桃红色;双肺呼吸音粗,未闻及啰音;心率120次/分,律齐;双侧病理征(一)。

11-241　估计该病人是什么中毒
A. 急性乙醇中毒
B. 急性有机磷杀虫剂中毒
C. 急性百草枯中毒
D. 急性一氧化碳中毒
E. 急性镇静催眠药中毒

11-242　做什么实验室检测可以确诊
A. COHb
B. 乳酸脱氢酶
C. 氧合血红蛋白
D. 丙氨酸氨基转移酶
E. 磷酸肌酸酶

11-243　抢救措施中,高压氧舱治疗的时间大多为
A. 每次5~10分钟,每天1次
B. 每次30~60分钟,每天1次
C. 每次1~2小时,每天1~2次
D. 每次2~3小时,每天1~2次
E. 每次3~4小时,每天1次

11-244　关于急性一氧化碳中毒的预后,下列叙述中正确的是
A. 轻度中毒可完全恢复
B. 昏迷时间过长者多提示预后严重
C. 出现脑CT异常者恢复较慢
D. 重度一氧化碳中毒者不可恢复
E. 昏迷时间过长者,部分病人也能恢复

11-245*　关于对急性一氧化碳中毒病人的健康教育,下列哪项是要重点突出的
A. 加强预防一氧化碳中毒的宣教
B. 佩戴特制的防毒面具
C. 室内装置报警设备
D. 叮嘱家属照顾好病人
E. 让家属做好病人的肢体功能锻炼

(11-246~11-250 共用题干)

病人,男性,23岁。因意识障碍数小时入院。既往体健,本次发病前曾大量饮酒。体格

检查:体温35.7℃,血压130/76 mmHg;昏迷;瞳孔散大,口唇无发绀,呼出气体有乙醇味;双肺呼吸音粗,无啰音;心率120次/分,律齐,余未见异常。

11-246 估计该病人是什么中毒
A. 急性一氧化碳中毒
B. 急性乙醇中毒
C. 急性氰化物中毒
D. 急性汽油中毒
E. 急性苯中毒

11-247 给病人查血乙醇浓度,估计为多少
A. >50 mg/dl　　B. >100 mg/dl
C. >150 mg/dl　D. >200 mg/dl
E. >250 mg/dl

11-248 给病人检查血生化和血糖,一般不会出现下列哪项
A. 高血糖　　B. 低血镁
C. 低血糖　　D. 低血钙
E. 低血钾

11-249* 给病人使用纳洛酮的主要目的是
A. 维护心功能
B. 抑制兴奋和保护大脑
C. 镇静和催眠
D. 兴奋呼吸和催醒
E. 促进毒物排泄

11-250 下列重症乙醇中毒病人的抢救措施中错误的是
A. 注意保暖,维持正常体温
B. 加速乙醇在体内的氧化
C. 应用纳洛酮
D. 轻度中毒者可应用血液透析治疗
E. 兴奋躁狂病人可应用地西泮镇静

(11-251~11-255 共用题干)
病人,女性,48岁。因1小时前口服氰化钾自杀,出现惊厥、角弓反张、大小便失禁、意识模糊被送入院。既往史无特殊。体格检查:体温36.5℃,脉搏118次/分,呼吸24次/分,血压139/95 mmHg;意识模糊,阵发性痉挛;口唇鲜红色;双肺呼吸音清,未闻及干、湿啰音;心率118次/分,律齐;双下肢无水肿。

11-251 对该病人首先应诊断什么中毒
A. 急性氰化物中毒
B. 急性乐果中毒
C. 急性铅中毒
D. 急性苯巴比妥中毒
E. 急性河豚中毒

11-252 有关急性氰化物中毒的机制,下列叙述中错误的是
A. 血液中的含氧量减少
B. 组织细胞不能利用氧
C. 阻断氧化过程中的电子传递
D. 动、静脉血氧差降低
E. 口服致死量为0.06 g

11-253* 急性氰化物中毒后病人呕吐物中可有什么气味
A. 大蒜味　　B. 烂苹果味
C. 肝臭味　　D. 苦杏仁味
E. 臭鸡蛋味

11-254 该病人表现为氰化物中毒的哪期
A. 前驱期　　B. 麻痹期
C. 惊厥期　　D. 恢复期
E. 呼吸困难期

11-255* 对于急性氰化物中毒的救治措施,下列叙述中不正确的是
A. 让病人迅速脱离中毒现场,脱去污染的衣物
B. 口服中毒应立即用5%硫代硫酸钠溶液或0.02%高锰酸钾溶液洗胃
C. 皮肤或眼污染时用大量清水冲洗
D. 立即将亚硝酸异戊酯放在手帕中压碎给病人吸入
E. 立即将亚硝酸钠(6~12 mg/kg)加入葡萄糖溶液快速静脉注射

名词解释题(11-256~11-285)

11-256 毒物
11-257 脂溶性毒物

11-258	急性中毒
11-259	中毒性脑病
11-260	毒物检测
11-261	催吐
11-262	洗胃
11-263	导泻
11-264	血液净化
11-265	铅中毒
11-266	高铁血红蛋白血症
11-267	吸附剂
11-268	毒蕈碱样症状
11-269	烟碱样症状
11-270	阿托品化
11-271	阿托品中毒
11-272	胆碱酯酶复活剂
11-273	迟发性多发性神经病
11-274	中间综合征
11-275	百草枯
11-276	白陶土悬液
11-277	碳氧血红蛋白（COHb）
11-278	迟发脑病
11-279	横纹肌溶解症
11-280	选择性脑部亚低温治疗
11-281	饮酒驾车
11-282	醉酒驾车
11-283	安眠药中毒
11-284	阿片类药物中毒三联征
11-285	脑疝三联征

简述问答题(11-286～11-305)

11-286 简述急性中毒病人尿液检查的临床意义。

11-287 简述常见急性中毒的常用解毒剂。

11-288 简述急性中毒的救治原则。

11-289 简述护士为急性中毒病人进行洗胃的护理注意事项。

11-290 简述急性有机磷杀虫剂中毒发生肺水肿的治疗措施。

11-291 有机磷杀虫剂中毒洗胃时应采取哪种体位？为什么？

11-292 有机磷杀虫剂进入人体的主要途径有哪些？

11-293 简述百草枯的毒理和致毒机制。

11-294 百草枯在使用时有哪些注意事项？

11-295 简述急性百草枯中毒的现场一般急救方法。

11-296 简述急性一氧化碳中毒的诊断要点和进一步确诊的依据。

11-297 简述一氧化碳中毒的鉴别诊断。

11-298 怎样做好一氧化碳中毒病人的心理护理？

11-299 各类酒的乙醇含量是多少？成人的乙醇中毒量和致死量为多少？

11-300 急性乙醇中毒的现场救护措施有哪些？

11-301 为什么咖啡和浓茶不适合解酒？食用哪些水果解酒较好？

11-302 常用的镇静催眠药可分为几类？

11-303 简述镇静催眠药戒断综合征的临床表现及治疗原则。

11-304 如何对阿片类药物中毒的病人进行观察与解救？

11-305 纳洛酮可用于哪些中毒急救？其解毒机制是什么？

综合应用题(11-306～11-310)

11-306 某公司12名职员中午同去一家餐厅吃午饭,回单位后先后出现恶心、呕吐、头晕、胸闷、气促、心悸等症状。急诊体格检查发现病人口唇发绀、心率缓慢。抽血化验时发现血液呈褐色,医生初步诊断为急性中毒。

请解答:

（1）估计病人哪些指标会明显升高？

（2）病人可能为哪种毒物中毒？可用哪种特效解毒剂？

（3）护士怎样观察病情？

11-307 病人,女性,51岁。今天独自在家吃午饭时吃了一大碗鸡毛菜,不久便口唇发麻,恶心、呕吐5次,头晕、头痛,躺下休息后不见好转,气促明显、视物模糊、不断流涎,来院急诊。

体格检查:体温38.6℃,脉搏114次/分,呼吸26次/分,血压120/80 mmHg;神志清楚;双侧瞳孔缩小,视物模糊、流涎;心律齐、心率114次/分,双肺未见异常,神经系统未见异常。

实验室检查:血液胆碱酯酶活性62%。

请解答:

(1) 估计病人是哪种毒物中毒?病情判断结果如何?

(2) 该病人用哪种洗胃液好?为什么?

(3) 如何做好该类毒物中毒病人的护理?

11-308 病人,女性,25岁。因和单位同事发生争吵,口服百草枯30 ml后出现恶心、呕吐,口腔和食管烧灼感。朋友陪同来院急诊,既往体健。

体格检查:体温36.6℃,脉搏98次/分,呼吸20次/分,血压116/76 mmHg;神志清楚,精神尚好;皮肤颜色正常;余未见异常。

实验室检查:SpO_2 98%。

请解答:

(1) 简述中毒现场的急救处理。

(2) 在急诊科应给予的急救措施有哪些?

(3) 如何配合医生进行检测与随访?

11-309 病人,男性,48岁。昨晚在单位加班,到晚上11点才回家,在浴室洗澡睡着了,凌晨3点被家人发现,意识模糊,送至医院急诊科。

体格检查:体温37.6℃,脉搏96次/分,呼吸12次/分,血压120/74 mmHg;浅昏迷;口唇呈樱桃红色;肺部听诊有湿啰音;瞳孔对光反射、角膜反射迟钝。

实验室检查:血液COHb36%。

请解答:

(1) 列出病人的医疗诊断和最突出的护理诊断。

(2) 哪种急救措施是最有效的?护士应做好哪些准备?

11-310 病人,女性,36岁。今天上午与爱人发生矛盾后,将半瓶地西泮一口吞下。1小时后婆婆发现媳妇昏倒在地上,旁边有地西泮空瓶,急送医院救治。医生初步诊断为镇静催眠药中毒。

请解答:

(1) 请简述病人中毒机制。

(2) 病人出现哪些指标提示病情危重?

(3) 应采取哪些急救与护理措施?

答案与解析

选择题

A1型单项选择题

11-1 A	11-2 B	11-3 B	11-4 E	11-37 D	11-38 D	11-39 C	11-40 A
11-5 C	11-6 B	11-7 E	11-8 E	11-41 B	11-42 A	11-43 C	11-44 D
11-9 E	11-10 E	11-11 C	11-12 B	11-45 D	11-46 C	11-47 B	11-48 D
11-13 D	11-14 A	11-15 D	11-16 C	11-49 C	11-50 E	11-51 A	11-52 B
11-17 E	11-18 D	11-19 C	11-20 D	11-53 C	11-54 A	11-55 E	11-56 A
11-21 C	11-22 B	11-23 D	11-24 E	11-57 B	11-58 C	11-59 B	11-60 E
11-25 A	11-26 D	11-27 C	11-28 B	11-61 A	11-62 D	11-63 B	11-64 E
11-29 E	11-30 A	11-31 C	11-32 C	11-65 E	11-66 B	11-67 A	11-68 D
11-33 C	11-34 A	11-35 E	11-36 B	11-69 C	11-70 E	11-71 A	11-72 E
				11-73 E	11-74 C	11-75 A	11-76 A
				11-77 A	11-78 B	11-79 C	11-80 E
				11-81 C	11-82 A	11-83 B	11-84 D

11-85 D	11-86 A	11-87 C	11-88 B
11-89 E	11-90 E	11-91 B	11-92 E
11-93 E	11-94 E	11-95 C	11-96 A
11-97 B	11-98 B	11-99 E	11-100 C
11-101 E	11-102 B	11-103 C	11-104 C
11-105 A	11-106 D	11-107 E	11-108 C
11-109 E	11-110 A	11-111 E	11-112 E
11-113 E	11-114 C	11-115 D	11-116 C
11-117 A	11-118 A	11-119 E	11-120 D
11-121 D	11-122 C	11-123 C	11-124 D
11-125 A	11-126 C	11-127 D	11-128 A
11-129 D	11-130 C	11-131 D	11-132 E
11-133 D	11-134 E	11-135 C	11-136 A
11-137 D	11-138 C	11-139 C	11-140 B
11-141 B	11-142 D	11-143 E	11-144 B
11-145 C	11-146 C	11-147 A	11-148 B
11-149 A	11-150 D	11-151 C	11-152 D
11-153 A	11-154 C	11-155 D	11-156 E
11-157 E	11-158 E	11-159 A	11-160 B
11-161 A	11-162 A		

A2 型单项选择题

11-163 B	11-164 E	11-165 B	11-166 E
11-167 A	11-168 D	11-169 C	11-170 E
11-171 A	11-172 B	11-173 C	11-174 A
11-175 C	11-176 C	11-177 C	11-178 D
11-179 D	11-180 C	11-181 D	11-182 A
11-183 B	11-184 E	11-185 C	11-186 B
11-187 C	11-188 B	11-189 E	11-190 B
11-191 B	11-192 C	11-193 B	11-194 D
11-195 A	11-196 A	11-197 D	11-198 E
11-199 C	11-200 C	11-201 D	11-202 E
11-203 D	11-204 D	11-205 C	11-206 C
11-207 C	11-208 C	11-209 C	11-210 E
11-211 C	11-212 B		

A3 型单项选择题

11-213 C	11-214 E	11-215 B	11-216 B
11-217 A	11-218 C	11-219 B	11-220 B
11-221 A	11-222 E	11-223 A	11-224 D
11-225 C	11-226 A	11-227 C	11-228 B

A4 型单项选择题

11-229 D	11-230 A	11-231 E	11-232 C
11-233 B	11-234 E	11-235 A	11-236 B
11-237 C	11-238 C	11-239 A	11-240 A
11-241 D	11-242 A	11-243 C	11-244 C
11-245 A	11-246 B	11-247 E	11-248 A
11-249 C	11-250 C	11-251 A	11-252 A
11-253 D	11-254 C	11-255 E	

部分选择题解析

11-1 解析: 急性中毒的机制主要是对局部的刺激腐蚀作用,可引起组织细胞缺氧,抑制酶的活性,干扰细胞膜或细胞器的生理功能,具有麻醉作用,还可产生与受体的竞争性结合。

11-5 解析: 与吗啡合用时更易发生中毒的药物有苯二氮䓬类镇静催眠药、单胺氧化酶抑制药、三环类抗抑郁药和乙醇,因为有协同作用。

11-8 解析: 砷化氢有剧毒,是强烈的溶血性毒物。砷化氢引起溶血的机制尚不完全清楚,一般认为血液中 90%～95% 的砷化氢与血红蛋白结合,形成砷-血红蛋白复合物,通过谷胱甘肽氧化酶的作用,使还原型谷胱甘肽氧化为氧化型谷胱甘肽,红细胞内还原型谷胱甘肽下降,导致红细胞膜钠-钾泵作用破坏,红细胞膜破裂,出现急性溶血和黄疸。

11-10 解析: 急性氰化物中毒时的特点:病人口唇、皮肤及静脉血呈鲜红色。

11-14 解析: 亚硝酸盐中毒的发病机制主要是其与血红蛋白作用,使正常的二价铁被氧化成三价铁,形成高铁血红蛋白。高铁血红蛋白能抑制正常的血红蛋白携带氧和释放氧的功能,因而致使组织缺氧,特别是中枢神经系统对缺氧更为敏感。

11-29 解析: 日常生活中接触过多汽油、羟化物、松节油,吸入各种碳氢化合物,以及长期吸烟都可使我们机体产生抗肺泡和肾小球基底膜

第十一章 急性中毒

抗体,攻击肾小球与肺,从而导致肺出血-肾炎综合征。

11-35 解析: 清除进入人体尚未吸收的毒物时,若病人处于昏迷、惊厥状态不应催吐。有食管静脉曲张的病人禁忌洗胃,否则会引起曲张静脉破裂,导致出血。毒物溅入眼内,应立即用清水冲洗。导泻时,一般不用油类泻药,以免促进脂溶性毒物吸收。洗胃液每次注入不宜超过500 ml,以免引起胃扩张和液体反流。

11-52 解析: 轻度有机磷杀虫剂中毒时,其全血胆碱酯酶活性为50%~70%。中度有机磷杀虫剂中毒时,其全血胆碱酯酶活性为30%~50%。重度有机磷杀虫剂中毒时,其全血胆碱酯酶活性为30%以下。

11-56 解析: 急性有机磷杀虫剂中毒出现毒蕈碱样症状最早,主要是副交感神经末梢兴奋所致,表现为平滑肌痉挛和腺体分泌增加。临床表现有恶心、呕吐、腹痛、多汗、流泪、流涕、流涎、腹泻、尿频、大小便失禁、心跳减慢和瞳孔缩小;支气管痉挛和分泌物增加、咳嗽、气急;严重病人出现肺水肿。阿托品有阻断乙酰胆碱对副交感神经和中枢神经系统毒蕈碱受体的作用,对缓解毒蕈碱样症状和对抗呼吸中枢抑制有效。

11-61 解析: 敌百虫中毒时不能用碳酸氢钠溶液洗胃,因敌百虫在碱性环境下会变成毒性更强的敌敌畏。

11-62 解析: 因急性有机磷杀虫剂中毒病人大量应用阿托品后,会导致呼吸道黏膜干燥、糜烂、分泌物不易排出。此时可采用加温湿化法,使氧气湿化瓶内的水温保持在60~70℃,以促进痰液排出。

11-64 解析: 有机磷杀虫剂中毒出现中间综合征时,治疗呼吸肌麻痹用氯解磷定突击量效果较好。氯解磷定不仅可以减少中间综合征的发生,而且对出现呼吸机麻痹者还可缩短机械通气时间,大大提高中间综合征治愈率,对中间综合征具有明确的防治作用。

11-74 解析: 百草枯经消化道、皮肤和呼吸道吸收,毒性累及全身多个脏器,严重时可导致MODS。肺是主要靶器官,可导致"百草枯肺",早期表现为急性肺损伤或急性呼吸窘迫综合征,后期出现肺泡内和肺间质纤维化,是百草枯中毒致死的主要原因,病死率高达50%~70%。

11-75 解析: 百草枯中毒所致急性肺损伤的机制可能与肺泡Ⅱ型细胞具有聚胺转运体而使百草枯在肺内选择性聚集,产生活性氧类物质、激活免疫系统和释放炎性递质等有关。

11-81 解析: 在百草枯中毒治疗中,具有抗氧自由基作用的药物是谷胱甘肽、维生素C、维生素E、茶多酚等。

11-83 解析: 百草枯中毒机制是细胞的过氧化和氧自由基的毒性作用,故氧疗应十分谨慎,一般认为早期应限制吸氧,只有在$PaO_2 < 40$ mmHg时,才考虑>21%浓度给氧,绝不可无原则高浓度给氧。

11-86 解析: 对急性百草枯中毒病人的现场急救措施:立即用15%白陶土溶液或20%活性炭悬液灌入,并刺激咽喉部催吐。若无白陶土,也可服用普通黏土经过纱布过滤后的泥浆水。

11-93 解析: 一氧化碳与血红蛋白的亲和力比氧与血红蛋白的亲和力高200~300倍,所以一氧化碳极易与血红蛋白结合,形成COHb,使血红蛋白丧失携氧的能力,造成组织缺氧。对全身的组织细胞均有毒性作用,尤其对大脑皮质的影响最为严重。

11-103 解析: 确诊一氧化碳中毒最主要的依据是血液中有无碳氧血红蛋白,血中碳氧血红蛋白呈阳性反应。轻度中毒,血液碳氧血红蛋白浓度为10%~30%;中度中毒,血液碳氧血红蛋白浓度为30%~40%;重度中毒,血液碳氧血红蛋白浓度可高达50%。

11-112 解析: 亚甲蓝是高铁血红蛋白血症的解毒药,主要用于治疗亚硝酸盐、苯胺、硝基苯等中毒。对急性一氧化碳中毒治疗无效。

11-120 解析: 乙醇主要经过呼吸道和胃肠吸收,皮肤也可部分吸收。喝了酒后,最先吸收乙醇的是胃,但是它只能吸收5%,剩下的95%是小肠吸收的。

11-134 解析:急性乙醇中毒出现烦躁不安时,禁忌使用氯丙嗪、吗啡、苯巴比妥类镇静药,以免引起呼吸抑制。

11-145 解析:水合氯醛中毒的主要征象为昏睡,甚至昏迷;脉弱,血压和体温降低;呼吸微弱、缓慢,或有节律不整;心动过缓或其他心律失常;皮肤、黏膜发绀或苍白;瞳孔缩小(后期扩大),对光反射减弱或消失;肌肉松弛,腱反射消失等。部分病人出现肺水肿和脑水肿,严重时可导致呼吸或循环衰竭。

11-146 解析:格鲁米特中毒的临床表现为头痛、眩晕、嗜睡、面肌痉挛、言语不清、腱反射消失、呼吸变慢、血压降低。严重时可发生昏迷,瞳孔散大,肠道及膀胱平滑肌张力降低。

11-148 解析:过量的甲丙氨酯中毒可引起言语含糊不清、共济失调、谵妄。重者血压下降、心律不齐、呼吸抑制、体温升高、昏迷、癫痫样发作,久服停药可致惊厥(戒断反应)。

11-149 解析:血液透析必须要使用抗凝剂,防止血液在体外循环时发生凝血,这是血液透析顺利进行的保证。而格鲁米特与抗凝药同时用时,抗凝效果减弱,这是由于本品能诱导肝微粒体酶,加快抗凝药的代谢。

11-153 解析:不能用酒送服安眠药,因乙醇会让大脑皮层快速兴奋,这与安眠药镇静大脑的作用背道而驰,抵消了安眠药的镇静催眠效果。过量的乙醇还有激发安眠药中毒的可能。乙醇对中枢神经初为兴奋作用,后为抑制作用。而安眠药对中枢神经有抑制作用,酒后服用安眠药,可产生双重抑制,使人反应迟钝、昏睡,甚至昏迷不醒,呼吸及循环中枢也会受到抑制,出现呼吸变慢、血压下降、休克,甚至呼吸停止而死亡。

11-161 解析:目前大部分阿片类药物的毒性作用主要是通过受体介导,这种受体包括MOP(μ-阿片受体)、DOP(δ-阿片受体)、KOP(κ-阿片受体)、NOP(阿片受体样受体)和ORL-1(类阿片样受体)。主要是MOP。

11-162 解析:阿片类药物包括阿片、吗啡、可待因、复方樟脑酊和罂粟碱等,以吗啡为代表。吗啡对中枢神经系统的作用为先兴奋,后抑制,以抑制为主,首先抑制大脑皮层的高级中枢,继之影响延髓,抑制呼吸中枢和兴奋催吐化学感受区。吗啡能兴奋脊髓,提高平滑肌及括约肌张力,减低肠蠕动。大剂量吗啡可抑制延髓血管运动中枢,使周围血管扩张,导致低血压和心动过缓。麻痹期时有昏迷,针尖样瞳孔、对光反射消失,呼吸抑制三大征象。一般不会出现显著的共济失调。

11-163 解析:急性硫化氢中毒是在短期内吸入较大量硫化氢气体后引起的以中枢神经系统、呼吸系统为主的多器官损害的全身性疾病。硫化氢是具有刺激性和窒息性的有害气体,具有臭鸡蛋味。该病人有接触史,头晕、呼吸困难3小时,且呼出气体有臭鸡蛋味,符合此中毒表现。

11-167 解析:急性氰化物中毒表现可分为4期:①前驱期。吸入者有眼和上呼吸道刺激症状,视物模糊;口服中毒者有恶心、呕吐、腹泻等消化道症状。②呼吸困难期。胸部紧缩感、呼吸困难,并有头痛、心悸、心跳加快,皮肤、黏膜呈鲜红色。③惊厥期。出现强直性或阵发性痉挛,甚至角弓反张,大小便失禁。④麻痹期。若不及时抢救,病人全身肌肉松弛,各种反射消失,昏迷,血压骤降、呼吸浅而不规律,很快呼吸先于心跳停止而死亡。

11-171 解析:亚硝酸盐中毒的表现为胸闷、呼吸困难、呼吸急促、头晕、头痛、心悸;皮肤、黏膜发绀,呈典型的蓝灰(或蓝褐、蓝黑)色等。中毒严重者还可出现恶心、呕吐、心率变慢、心律不齐、烦躁不安、血压降低、肺水肿、休克、惊厥或抽搐、昏迷,最后可因呼吸、循环衰竭而死亡。

11-178 解析:该病人口服敌敌畏30 ml后1小时即入院,来院及时;根据临床表现,诊断也正确;经洗胃及应用阿托品与碘解磷定治疗8小时后,病人神志清醒,说明抢救也很及时;随即将阿托品与碘解磷定减量,12小时后停用上述药物,继而呼吸停止,导致本病例病情突然恶化的根本原因是维持用药时间不够。

11-189 解析: 该病人饭后1小时突然出现头晕、恶心、呕吐、全身乏力。体格检查:血压108/80 mmHg,口唇及全身皮肤发绀,呼吸困难,双肺呼吸音粗,心率110次/分,律齐。说明可能是亚硝酸盐中毒引起的高铁血红蛋白血症。

11-197 解析: 一氧化碳中毒的临床表现:①轻度。血液中COHb为10%~20%,表现为中毒的早期症状,如头痛、眩晕、心悸、恶心、呕吐、四肢无力,甚至出现短暂的昏厥,一般神志尚清醒,不留后遗症。②中度。血液中COHb占30%~40%,在轻度症状的基础上,可出现虚脱或浅昏迷,皮肤和黏膜呈现煤气中毒特有的樱桃红色。③重度。血液中COHb常在50%以上,病人呈现深度昏迷(睁眼昏迷),各种反射消失,大小便失禁,四肢厥冷,血压下降,呼吸急促,会很快死亡。

11-205 解析: 促进脑细胞恢复的药物一般有维生素B_1、三磷酸腺苷、辅酶A、细胞色素C、大剂量维生素C、神经节苷脂钠、胞磷胆碱钠、乙酰谷酰胺、脑蛋白水解物(脑活素)等。

11-211 解析: 该病人的临床表现符合阿片类药物中毒的4期症状,尤其是昏迷、针尖样瞳孔、呼吸抑制三大征象。但为了进一步确诊,需要从血、尿和胃内容物检测出阿片类药物。

11-216 解析: 氟乙酰胺可经消化道、呼吸道及皮肤接触进入人体。氟乙酰胺经脱氨后形成氟醋酸,后者与三磷酸腺苷和辅酶结合,在草酰乙酸作用下形成氟柠檬酸。氟柠檬酸与柠檬酸的化学结构相似,拮抗乌头酸酶,使柠檬酸不能发生代谢,中断了三羧酸循环,称之为"致死代谢合成"。同时,因柠檬酸堆积,丙酮酸代谢受阻,使机体各器官发生细胞的变性、坏死。

11-219 解析: 护士的健康指导内容:①防止错把亚硝酸盐当食盐或食用碱;②蔬菜应妥善保存,防止腐烂,不吃腐烂蔬菜;③吃剩的熟菜不可在高温下存放长时间后再食用;④勿食大量刚腌的菜,腌菜时盐应多放,至少腌至15天以上再食用;⑤不要在短时间内吃大量叶菜类蔬菜,或先用开水浸5分钟,弃汤后再烹调;⑥肉制品中硝酸盐和亚硝酸盐用量要严格按国家卫生标准执行,不可多加;⑦苦井水勿用于煮粥,尤其勿存放过夜。

11-222 解析: 有机磷杀虫剂中毒的病情严重程度评估与判断:①轻度中毒。有头晕、头痛、恶心、呕吐、多汗、胸闷、视物模糊、无力、瞳孔缩小症状。胆碱酯酶活性一般在50%~70%。②中度中毒。除上述症状外,还有肌纤维颤动、瞳孔明显缩小、轻度呼吸困难、流涎、腹痛、步态蹒跚、意识清楚。胆碱酯酶活性一般在30%~50%。③重度中毒。除上述症状外,出现昏迷、肺水肿、呼吸麻痹、脑水肿。胆碱酯酶活性一般在30%以下。根据该病人的胆碱酯酶活性为正常的28%,应判断为重度。

11-224 解析: 百草枯中毒的诊断可通过一些检查来确认,如出现肺损伤改变,可通过胸部CT或平片显示。低氧血症、代谢性酸中毒、呼吸性碱中毒等,可做动脉血气分析来证实。做心电图可明确心动过速或过缓、心律失常、Q-T间期延长、ST段下移等诊断。血常规检查可了解白细胞计数升高、红细胞和血红蛋白下降、血小板减少等表现。血、尿百草枯含量测定升高,为直接诊断依据。肝、肾衰竭时,其功能可减退。血胆碱酯酶测定主要是诊断急性有机磷杀虫剂中毒。

11-231 解析: 急性硫化氢中毒均由呼吸道吸入所致。硫化氢进入人体后,在一定的剂量范围内,小部分可以原形随呼出气排出,大部分则被氧化生成无毒的硫化物、硫代硫酸钠及硫酸盐等排出体外,在体内无蓄积作用。主要的中毒机制是硫化氢影响细胞的氧化还原过程,可使组织细胞内窒息缺氧,当吸入硫化氢浓度过高时,反射性引起呼吸停止,可与呼吸链中细胞色素氧化酶起作用。

11-235 解析: 硫化氢中毒的预防措施。①呼吸系统防护:空气中浓度超标时,佩戴过滤式防毒面具(半面罩)。紧急事件抢救或撤离时,建议佩带氧气呼吸器或空气呼吸器。②眼睛防护:戴化学安全防护眼镜。③身体防护:穿防静电工作服。④手防护:戴防化学品手套。⑤其他:工作现场严禁吸烟、用餐和饮水。工作毕,淋浴更衣。及时换洗工作服。作业人员应学会自救、互救。进入限制性空间或其他高浓度区作业时,须有人监护。最主要的预防措施是佩戴过滤式防毒面具,因硫化氢是具有刺激性和窒息性的无色气体。

11-238 解析: 有机磷杀虫剂中毒出现毒蕈碱样症状的主要机制是副交感神经末梢兴奋所致的平滑肌痉挛和腺体分泌增加。

11-245 解析: 对急性一氧化碳中毒病人的健康教育,如佩戴特制的防毒面具、室内装置报警设备、叮嘱家属照顾好病人、让家属做好病人的肢体功能锻炼,确实很重要,但关键是要突出预防一氧化碳中毒的宣教,目的是不要让人们中毒。

11-249 解析: 纳洛酮为阿片受体的特异性拮抗剂,治疗急性乙醇中毒有良好疗效,与β-内啡肽竞争阿片受体,阻断了β-内啡肽所介导的心、肺、脑功能抑制,促进心、肺、脑功能恢复。也能抑制中性粒细胞和超氧阴离子,清除自由基。还可逆转乙醇对肝脏烟酰胺腺嘌呤二核苷酸氧化代谢障碍和减轻脂质过氧化反应,防止自由基损伤,从而发挥强有力的催醒及解除乙醇对呼吸、循环的抑制作用。

11-253 解析: 急性氰化物中毒后病人呕吐物中可有苦杏仁味,急性有机磷杀虫剂中毒时可有大蒜味,急性硫化氢中毒时可有臭鸡蛋味,糖尿病酮症酸中毒时可有烂苹果味,肝性脑病时可有肝臭味。

11-255 解析: 急性氰化物中毒的救治措施:①让病人迅速脱离中毒现场,脱去污染的衣物;②口服中毒应立即用5%硫代硫酸钠溶液或0.02%高锰酸钾溶液洗胃;③皮肤或眼污染时用大量清水冲洗;④即刻将亚硝酸异戊酯放在手帕中压碎给病人吸入;⑤迅速采用亚硝酸盐-硫代硫酸钠疗法。

名词解释题

11-256 毒物是指在一定条件下,较小剂量就能够对生物体产生损害或使生物体出现异常反应的外源性化学物质。毒物包括固体、液体和气体形态。

11-257 脂溶性毒物是指可穿透皮肤脂质层被生物体吸收的毒物,如有机磷杀虫剂、苯类等。

11-258 急性中毒是指毒物短时间内经皮肤、黏膜、呼吸道、消化道等途径进入人体,使机体受损并发生器官功能障碍。急性中毒起病急骤,症状严重,病情变化迅速,不及时治疗常危及生命。

11-259 中毒性脑病是指短期内大量接触损害中枢神经系统的毒物,引起中枢神经系统功能和器质性病变,出现各种不同的临床表现。脑病理变化可有弥漫性充血、水肿、点状出血、神经细胞变性和坏死、神经纤维脱髓鞘等,病变由大脑皮质向下扩展,如有广泛损害可出现脑萎缩。

11-260 毒物检测主要是指运用分析化学的原理和方法,对投毒、贩毒及其他涉及法律问题的中毒案件中的有关物质进行检验。它是刑事化验的一种,通过检验,确定被害者或受害者是否中毒或中毒致死,毒物的种类、性质、含量、来源,为公安、司法机关在分析中毒原因、澄清案件性质(他杀、自杀或意外事故)、查获罪犯等方面提供科学依据。

11-261 催吐是指使用各种方法,引导和促进呕吐的行为。常用的方法是使用手指按压舌根,并碰触扁桃体,使机体产生反射,并发生呕吐反应。或用双手挤压胃部以下位置,或轻拍背部对应于胃的位置等引起呕吐。神志清醒且有知觉的人,通过催吐的方法可以排出胃内有毒的物质。

11-262 洗胃是指将一定成分的液体灌入胃腔内,混合胃内容物后再抽出,如此反复多次。

其目的是为了清除胃内未被吸收的毒物或清洁胃腔,临床上用于胃部手术、检查前准备。对于急性中毒,如短时间内吞服有机磷、无机磷、生物碱、巴比妥类药物等,洗胃是一项重要的抢救措施。

11-263 经口进入的毒物可能经胃而进入小肠和大肠,特别是服毒时间超过8小时,或者服毒时间虽短但催吐和洗胃不彻底的病人要进行导泻,通过使用泻药等方法使进入肠道的毒物迅速排出,避免和减少在肠内吸收。

11-264 血液净化是指把病人的血液引出身体外,通过净化装置,除去其中某些致病物质,净化血液,达到治疗疾病的目的。血液净化的方法包括:血液透析、血液滤过、血液灌流、血浆置换、免疫吸附等。

11-265 铅是广泛存在的工业污染物,当铅通过呼吸道、肠道和皮肤进入人体,影响人体神经系统、心血管系统、骨骼系统、生殖系统和免疫系统的功能,引起胃肠道、肝、肾和脑的疾病时,即为铅中毒。

11-266 血红蛋白分子的辅基血红素中的亚铁被氧化成三价铁,血红蛋白即成为高铁血红蛋白,同时失去携氧能力。正常红细胞能利用烟酰胺腺嘌呤二核苷酸,在细胞色素B_5还原酶催化下,使高铁血红蛋白还原成血红蛋白。一旦高铁血红蛋白在血中增高,称高铁血红蛋白血症。中毒性高铁血红蛋白血症较常见,有接触某些药物或毒物(如亚硝酸盐、非那西汀、普鲁卡因、苯胺等)的病史,婴儿腹泻也是常见的诱因。先天性高铁血红蛋白血症较罕见,主要因细胞色素B_5还原酶缺乏所致。

11-267 吸附剂又称吸收剂,它可使活性成分附着在其颗粒表面,使液态微量化合物添加剂变为固态化合物,有利于实施均匀混合,是一种能够有效地从气体或液体中吸附其中某些成分的固体物质。特点:具有大的比表面积、适宜的孔结构及表面结构;对吸附质有强烈的吸附能力;一般不与吸附质和介质发生化学反应;制造方便、容易再生;有极好的吸附和机械特性。

11-268 毒蕈碱样症状又称M样作用,是有机磷杀虫剂中毒的主要表现。表现为体内多种腺体分泌增加和平滑肌收缩所产生的症状和体征,如多汗,流涎,流泪,肺部干、湿啰音,呼吸困难,恶心,呕吐,腹痛,腹泻,肠鸣音亢进,尿频、尿急,大小便失禁,瞳孔缩小,视物模糊,血压下降等。

11-269 烟碱样症状又称N样作用,主要表现为肌束震颤、肌力减退、肌痉挛、肌麻痹(包括呼吸肌麻痹)等,是因为有机磷杀虫剂抑制胆碱酯酶引起乙酰胆碱蓄积和毒物直接作用于烟碱受体,引起骨骼肌兴奋。

11-270 阿托品化是指抢救有机磷杀虫剂中毒时,使用阿托品剂量适量的5种表现:①瞳孔散大;②口干、皮肤干燥;③面部潮红;④心率加快;⑤肺部啰音消失。

11-271 阿托品中毒是指食用过量的含阿托品类生物碱的植物的根、茎、果或服用其制剂而引起的中毒。中毒主要表现为瞳孔明显散大,直径常超过5mm;颜面及皮肤潮红;明显躁动,甚至狂躁、抽搐及谵语;心动过速(≥120次/分);体温可明显升高(>39℃)。

11-272 胆碱酯酶复活剂是一类能使失活的胆碱酯酶恢复活性,从而使胆碱酯酶水解的药物。目前常用的有氯解磷定、碘解磷定,都属于肟类化合物,两者疗效相同,但氯解磷定水溶性较碘解磷定大,可静脉滴注、肌内注射或口服,使用方便。其他复活剂还有双复磷、双解磷,两者的解毒作用较碘解磷定、氯解磷定强,起效快、作用持久,但不良反应多。复合制剂有解磷注射液,它是由阿托品、贝那替秦、氯解磷定组成的复方注射液。阿托品、贝那替秦为抗胆碱能药,氯解磷定为胆碱酯酶复活剂,故该剂具有较强的中枢和外周作用。

11-273 迟发性多发性神经病是指急性有机磷杀虫剂中毒病人经急救症状好转甚至消失,经2~3周潜伏期又突然再次出现症状,主要累及运动和感觉系统,表现为下肢瘫痪、四肢肌肉萎缩等症状。

11-274　中间综合征是指急性有机磷杀虫剂中毒所引起的一组以肌无力为突出表现的综合征。因其发生时间介于胆碱能危象与迟发性神经病之间，故被称为中间综合征。在急性中毒后1～4天突然发生死亡。死亡前可先有颈部、上肢和呼吸肌麻痹，累及脑神经者出现眼睑下垂、眼外展神经麻痹和面瘫。

11-275　百草枯是一种快速灭生性除草剂，具有触杀作用和一定内吸作用。能迅速被植物绿色组织吸收，使其枯死；对非绿色组织没有作用。在土壤中迅速与土壤结合而钝化，对植物根部及多年生地下茎及宿根无效。百草枯对人毒性极大，且无特效解毒药，口服中毒死亡率极高。

11-276　白陶土，又名高岭土、瓷土，为白色、浅黄色泥土样物质或白色粉末，加水湿润后，有类似黏土的气味，颜色加深，称之为白陶土悬液。在水、稀酸或氢氧化钠溶液中几乎不溶。

11-277　碳氧血红蛋白（COHb）是由一氧化碳与血红蛋白结合而形成。一氧化碳与血红蛋白的结合力比氧与血红蛋白的结合力大200～300倍，COHb的解离速度只有氧血红蛋白的1/3 600。因此一氧化碳与血红蛋白结合生成COHb，不仅减少了红细胞的携氧能力，而且抑制、减慢氧合血红蛋白的解离和氧的释放。

11-278　迟发脑病是指一氧化碳中毒病人经抢救，在急性中毒症状恢复后，经过数天或数周表现正常或接近正常的"假愈期"后再次出现以急性痴呆为主的一组神经精神症状。或者部分急性一氧化碳中毒病人在急性期意识障碍恢复正常后，经过一段时间的假愈期，突然出现以痴呆、精神和锥体外系症状为主的脑功能障碍。一般发生在急性中毒后的2个月内。

11-279　横纹肌溶解症即横纹肌溶解综合征，是指一系列影响横纹肌细胞膜、膜通道及其能量供应的多种遗传性或获得性疾病导致的横纹肌损伤、细胞膜完整性改变、细胞内容物（如肌红蛋白、肌酸激酶、小分子物质等）漏出，多伴有急性肾衰竭及代谢紊乱。

11-280　选择性脑部亚低温治疗是指通过对颅脑进行选择性降温，使颅脑温度迅速下降至亚低温水平（33～35℃），肛温37.5℃左右。它是一种以物理方法将病人的体温降低到预期水平而达到治疗疾病目的的方法。对昏迷病人主张早期使用，昏迷未清醒的病人亚低温持续治疗3～5天，应特别注意复温过程不宜过快。

11-281　饮酒驾车是指车辆驾驶人员血液中的乙醇含量大于或等于20 mg/dl、小于80 mg/dl的驾驶行为。

11-282　醉酒驾车是指车辆驾驶人员血液中的乙醇含量大于或等于80 mg/dl的驾驶行为。

11-283　安眠药中毒即镇静催眠药中毒。镇静催眠药对中枢神经系统有抑制作用，具有安定、松弛横纹肌及抗惊厥效应，过量则可致中毒，抑制呼吸中枢与心血管中枢，导致呼吸衰竭和循环衰竭。

11-284　阿片类药物中毒三联征是指昏迷、呼吸抑制、针尖样瞳孔。

11-285　脑疝三联征是指头痛、呕吐、视神经乳头水肿。

简述问答题

11-286　急性中毒病人尿液检查的临床意义：①蓝色尿见于亚甲蓝药物中毒；②绿色尿见于麝香草酚中毒；③灰色尿见于酚或甲酚中毒；④橘黄色尿见于氨基比林等中毒；⑤结晶尿见于扑痫酮、磺胺等中毒；⑥肉眼血尿见于影响凝血功能的毒物中毒；⑦镜下血尿或蛋白尿见于升汞、生鱼胆等中毒。

11-287　常见急性中毒的常用解毒剂：①铅中毒的解毒剂是依地酸钙钠；②砷、汞、金、锑中毒的解毒剂是二巯基丙醇；③亚硝酸盐中毒的解毒剂是亚甲蓝；④氰化物解毒剂是亚硝酸盐-硫代硫酸钠；⑤有机磷杀虫剂中毒解毒剂是阿托品、碘解磷定；⑥阿片类、麻醉镇痛药、乙醇中毒的解毒剂是纳洛酮；⑦苯二氮䓬类药物中毒的解毒剂是氟马西尼；⑧乌头碱类药物急性中毒的解毒剂是抗胆碱药（阿托品）。

11-288 急性中毒的救治原则:立即终止接触毒物,清除尚未吸收的毒物,促进已吸收的毒物排出,应用特效解毒剂,对症治疗。

11-289 为急性中毒病人进行洗胃的护理注意事项:①严格掌握洗胃的适应证和禁忌证,服用强酸、强碱等腐蚀性毒物者、食管胃底静脉曲张者不宜洗胃,惊厥或昏迷者洗胃需慎重。②洗胃适用于口服毒物1小时以内者;但对于吸收缓慢、胃蠕动功能减弱或消失者,洗胃时间可延至服毒后4~6小时。③插胃管时应避免误入气管;洗胃液一般用温开水,也可根据不同毒物选择不同的解毒物质。④每次向胃内注入200~300 ml温水,并反复灌洗直至洗出液清亮且无异味为止。洗胃液总量一般需达2~5 L。⑤拔胃管时,应先将胃管尾部夹住,防止拔胃管过程中管内液体反流入气管内。⑥洗胃前做好各项准备工作,洗胃过程中要严密观察病情,首次抽吸物应留取标本做毒物鉴定。

11-290 急性有机磷杀虫剂中毒发生肺水肿的急救措施:由于有机磷杀虫剂中毒可致气管平滑肌痉挛、腺体分泌增加,进而引发肺水肿,救治的关键为静脉滴注阿托品,能解除平滑肌痉挛、抑制腺体分泌,缓解迷走神经对心脏的抑制,使心跳加快、瞳孔散大、血压升高、呼吸兴奋。

11-291 有机磷杀虫剂中毒洗胃时应采取左侧卧位。原因是当病人左侧卧位时,胃底处在最低位,蠕动又非常弱,加之幽门保护性痉挛收缩,使毒物储存于胃底,即提高了幽门位置,关起"门"来洗胃,又有利于胃管在胃部的抽吸,减少了毒物通过幽门进入肠道而继续吸收;同时,左侧卧位又起到体位引流的作用,防止呕吐物误吸进气管和肺的情况发生。

11-292 有机磷杀虫剂进入人体的主要途径:①经口进入,误服或主动口服(见于轻生者),口服毒物后多在10分钟至2小时内发病。②经皮肤及黏膜进入,多见于热天喷洒农药时。有机磷落到皮肤上,由于皮肤出汗及毛孔扩张,加之有机磷杀虫剂多为脂溶性,容易通过皮肤及黏膜吸收进入体内。经皮肤吸收发生的中毒,一般在接触有机磷杀虫剂后数小时至6天内发病。③经呼吸道进入,空气中的有机磷随呼吸进入体内,在数分钟到数十分钟即可发病。

11-293 百草枯的毒理:对皮肤、黏膜有刺激和腐蚀作用,全身中毒可引起多系统损害,尤以肺损害较严重,可引起肺充血、出血、水肿、透明膜形成和变性、增生、纤维化等改变。此外尚可致肝、肾损害,并累及循环、神经、血液、胃肠道和膀胱等系统和器官。致毒机制目前尚未阐明,多数学者认为百草枯是一种电子受体,可被肺Ⅰ型和Ⅱ型细胞主动转运而摄取到细胞内,作用于细胞的氧化还原反应,在细胞内活化产生的氧自由基是致毒作用的基础,所形成的过量氧自由基(O_2^-)及过氧化氢(H_2O_2)等可引起肺、肝及其他许多组织器官细胞膜脂质过氧化,从而造成多系统组织器官的损害。

11-294 百草枯在使用时的注意事项:①百草枯为灭生性除草剂,在园林及作物生长期使用,切忌污染作物,以免产生药害。②配药、喷药时要有防护措施,戴橡胶手套、口罩,穿工作服。如药液溅入眼睛或皮肤上,要马上进行冲洗。③使用时不要让药液飘移到果树或其他作物上,在菜田使用一定要在没有蔬菜时。④喷洒要均匀,可在药液中加入0.1%洗衣粉以提高药液的附着力。施药后30分钟遇雨时基本能保证药效。

11-295 急性百草枯中毒现场一般急救的方法:立即让病人脱离现场,然后用流动水冲洗被污染的皮肤,如没有自来水可改用肥皂水冲洗15分钟;对口服百草枯中毒者应立即给予催吐并洗胃等处理。

11-296 急性一氧化碳中毒的诊断要点:①一氧化碳接触史和突然昏迷、皮肤和黏膜樱桃红色等临床表现;②根据中毒时间的长短,判断病情严重程度。

急性一氧化碳中毒的进一步确诊的依据:①血中COHb呈阳性反应。轻度中毒血液COHb浓度为10%~30%,中度中毒血液

COHb 浓度为 30%～40%，重度中毒血液 COHb 浓度可高达 50%。②血气分析示血氧分压、血氧饱和度降低。③部分病人的脑电图和头颅 CT 或心电图检查异常。

11-297　一氧化碳中毒的鉴别诊断：①急性脑血管疾病，意识障碍，有神经系统病理体征，CT 检查可见异常。②脑炎、脑膜炎，发热、头痛、呕吐，有脑膜刺激征或神经系统病理体征，脑脊液和 CT 检查可见异常。③糖尿病酮症酸中毒、高渗性昏迷，有糖尿病病史或血、尿糖升高，血 pH 异常，尿酮体阳性等。④其他中毒，全身性疾病引起的昏迷，相关的临床表现和辅助检查异常。

11-298　一氧化碳中毒病人的心理护理：①一氧化碳中毒多突发，病人及家属惊慌失措，同时害怕产生后遗症，医护人员应沉着冷静抢救病人，告知病人及家属轻度中毒可不留后遗症；②对神志清醒的病人应做好心理疏导，增强抗病信心，做好功能锻炼；③对蓄意自杀的病人，也应做好心理支持，同情和理解病人，防范其再次自杀。

11-299　各类酒的乙醇含量：啤酒含乙醇 3%～5%；黄酒含乙醇 16%～20%；果酒含乙醇 16%～28%；葡萄酒含乙醇 18%～23%；白酒含乙醇 40%～65%；低度白酒含乙醇 24%～38%。成人的乙醇中毒量为每次 75～80 ml，致死量为每次 250～500 ml。

11-300　急性乙醇中毒的现场救护措施：①对轻度中毒者，首先要制止其继续饮酒；其次可用梨、荸荠、西瓜之类的水果解酒；也可以用刺激咽喉的办法，引起呕吐反射，将酒等胃内容物尽快呕吐出来，已出现昏睡的病人不适宜用此方法。然后安排病人卧床休息，注意保暖，避免呕吐物阻塞呼吸道；观察呼吸和脉搏的情况，一般可自行康复。如果卧床休息后，病人还有脉搏加快、呼吸减慢、皮肤湿冷、烦躁的现象，则应马上送医院救治。②严重的急性乙醇中毒者会出现烦躁、昏睡、脱水、抽搐、休克、呼吸微弱等症状，应该迅速送医院急救。

11-301　咖啡和浓茶不适合解酒的理由：浓茶（含茶碱）和咖啡能兴奋神经中枢，有醒酒的作用。但由于咖啡和茶碱都有利尿作用，可能加重急性乙醇中毒时机体的失水，而且有可能使乙醇在转化成乙醛后，来不及再分解就从肾脏排出，对肾脏有毒性作用。另外，咖啡和茶碱有兴奋心脏、加快心率的作用，与乙醇兴奋心脏的作用相加，可加重心脏的负担；咖啡和茶碱还有可能加重乙醇对胃黏膜的刺激。可以饮用果汁、绿豆汤，生吃梨子、西瓜、荸荠、橘子等水果来解酒。

11-302　常用的镇静催眠药分为以下 4 类：①苯二氮䓬类（长效），如地西泮（安定）、硝西泮（硝基安定）、氟西泮（氟安定）、氯氮䓬（利眠宁）、氟硝西泮（氟硝西泮）、艾司唑仑（舒乐安定）、阿普唑仑（佳静安定）、三唑仑（海乐神）。②巴比妥类，如巴比妥、苯巴比妥、戊巴比妥、异戊巴比妥、司可巴比妥、硫喷妥钠。③非巴比妥、非苯二氮䓬类，如水合氯醛。④吩噻嗪类，如奋乃静、氯丙嗪。

11-303　镇静催眠药戒断综合征的临床表现：长期服用大剂量镇静催眠药的病人突然停药或迅速减少药量时，可发生戒断综合征，主要表现为自主神经兴奋性增高和轻、重症神经精神异常。治疗原则是用足量镇静催眠药控制戒断症状，稳定后，逐渐减少药量以至停药。具体方法是将原短效药换成长效药，如地西泮或苯巴比妥，也可用原来一类药换成另一类药。

11-304　阿片类药物中毒的观察：①阿片类药物中毒病人的三大征象为昏迷、针尖样瞳孔、呼吸抑制。②实验室检查。血、尿或胃内容物毒物分析检出阿片类药物。

解救方法：①口服中毒者，尽快给予催吐或洗胃（1∶5 000 高锰酸钾溶液）。②保持呼吸道通畅，吸氧。③酌情使用呼吸兴奋剂，维持呼吸功能；必要时应用呼吸机辅助呼吸。④应用纳洛酮或纳洛芬（烯丙吗啡）。⑤输液、利尿，促进药物排泄。⑥必要时行血液净化治疗。⑦对症支持治疗。

11-305 纳洛酮可治疗:①阿片类药物及其他麻醉性镇痛药(如哌替啶、阿法罗定、美沙酮、芬太尼、二氢埃托啡、依托尼秦等)的中毒;②镇静催眠药中毒;③急性乙醇中毒。

解毒机制:纳洛酮为阿片受体拮抗剂,治疗阿片类药物及其他麻醉性镇痛药中毒的作用机制是拮抗这类药物的呼吸抑制作用,并使病人苏醒。治疗急性乙醇中毒的机制是兴奋呼吸中枢,通过胆碱能作用而激活生理性觉醒系统使病人清醒,起到催醒作用。治疗镇静催眠药中毒的机制是逆转对中枢神经、呼吸、循环的抑制效应。

综合应用题

11-306 (1)病人的高铁血红蛋白会明显升高。

(2)病人可能为亚硝酸盐中毒。可用亚甲蓝解毒。

(3)病情观察:①生命体征、神志、瞳孔、血氧饱和度的变化,及时发现并处理脑水肿、酸碱失衡等各种并发症;②密切观察皮肤色泽、湿润度、弹性的变化,若有溃疡、破损时应及时处理,防治感染;③密切观察病人的尿量、尿的颜色和性状,每天用餐和饮水量、口渴情况、出汗情况、呕吐物和排泄物的量和颜色,详细记录出入水量;④加强心电监护,仔细观察心率、心律变化,以便及早发现心脏损害并及时进行处理;⑤准确留取血标本,注意追查血气分析、血清电解质、血糖、肝肾功能等结果,以便及时对症处理;⑥严密观察使用亚甲蓝后病人皮肤、黏膜、口唇、指(趾)甲颜色的变化,注意在静脉注射时要速度缓慢。

11-307 (1)估计病人是有机磷杀虫剂中毒。病情判断结果为轻度。

(2)该病人可用清水或0.9%生理盐水洗胃。因为洗胃当时还不能确定有机磷杀虫剂的种类。

(3)护理要点:①卧床休息,取平卧位,头侧向一边,防止呕吐物吸入。②保持呼吸道通畅,必要时吸氧或应用人工呼吸机。③保持静脉通畅,心功能良好者加速静脉补液,促进毒物排泄,必要时可采用换血疗法。④密切观察神志、瞳孔、面色、皮肤、尿量、体温、脉搏、呼吸、血压、呼吸道分泌物、肺部啰音等变化;出现昏迷、呼吸、循环、肾衰竭时应协助医生积极采取有效的抢救措施,昏迷按昏迷护理常规。⑤严格交接班制度,注意有机磷杀虫剂中毒反跳症状,如出现胸闷、食欲缺乏、出汗、唾液分泌明显增加,应及时处理。⑥加强饮食管理,给清淡、易消化饮食,有机磷中毒忌食油脂食物,注意保暖,防止受凉。⑦使用特殊解毒剂,要密切观察药物疗效和不良反应。⑧做好心理护理,对服毒者加强防护,有专人陪护;加强安全护理措施,防止坠床或再次自杀。

11-308 (1)现场的急救处理:即刻给予催吐并口服白陶土悬液,或者就地取材用泥浆水100~200 ml口服。

(2)在急诊科应给予的急救措施:①阻断毒物吸收,主要措施有催吐、洗胃与吸附、导泻、清洗等。②促进毒物排出,补液利尿和血液净化。③药物治疗,主要是防治靶器官肺的损伤,常用药物包括糖皮质激素、免疫抑制剂、抗氧化剂等。④支持对症治疗,氧疗及机械通气、抗生素的应用、营养支持、对症处理和其他治疗。

(3)配合医生进行检测与随访:病人就诊时立即抽血送检百草枯浓度,以后每3天监测1次,如已无百草枯,可停止检测。每天测尿百草枯半定量,晨起尿检,每天1次,直到阴性。同时查血、尿常规,肝、肾功能,心肌标记物,动脉血气分析和X线胸片(或肺CT)等,应在就诊后12小时内完成,必要时随时监测,直到病情好转。

11-309 (1)医疗诊断:急性一氧化碳中毒。最突出的护理诊断:急性意识障碍。

(2)最有效的急救措施是高压氧舱治疗。护士的准备工作:①接到急诊高压氧治疗通知后,护士立即向出诊医生了解病情,全面评估病情,包括神志及生命体征、中毒程度、检查结果、有无留置管道、做好记录。②迅速检查操作台各种仪表、设备、氧源、气源、对讲机、监控屏等,并根据当时气温调节好室温及舱温。③准备好入舱车床、约束带及小毛巾、棉质服、垃圾桶、塑料袋和热开水等,并备好急救药品、物品、设备、仪器。④及时更换统一的干燥全棉质服装并保暖。⑤简明扼要地对病人及陪护做进舱前宣教和注意事项介绍,让病人及陪护了解"高压氧治疗须知"后签名。介绍高压氧治疗的基本过程,解除病人紧张、恐惧、疑虑心理,使其更好地配合治疗。

11-310 （1）中毒机制:大剂量安定可使中枢神经系统及心血管抑制,由于肌肉松弛而引起呼吸障碍,心血管及呼吸抑制可发生呼吸停顿、低血压、心脏停搏。

（2）提示病情危重的指标:昏迷、气道阻塞、呼吸衰竭、休克、急性肾衰竭、合并感染（如肺炎）等。

（3）急救措施:①去除毒物。凡6小时以内入院者一律彻底洗胃,以温开水为宜。神志清楚能合作者可口服洗胃,对不合作或昏迷病人要插管洗胃,洗胃后可用硫酸镁导泻,以减少毒物的吸收。②解毒剂的应用。迅速开通静脉通路,静脉输注5％或10％葡萄糖溶液或5％葡萄糖盐水,并用利尿剂静脉注射利尿排毒。每5~10分钟静脉推注纳洛酮0.4~0.8mg,直至呼吸抑制解除或病人恢复清醒。若病人深度昏迷,呼吸浅表或不规则,适量注射中枢兴奋剂可有帮助。③对症支持治疗。在治疗过程中要特别注意保持呼吸道通畅,防止肺水肿、脑水肿和呼吸衰竭,预防感染。④血液透析和治疗并发症（肺炎、肝功能损害、急性肾衰竭等）。

护理措施:①立即洗胃。对吞服大量地西泮中毒者,应立即给予及时有效的洗胃,常用的洗胃液有清水、0.9％氯化钠溶液、碳酸氢钠溶液、高锰酸钾溶液。注意观察洗胃液的颜色、气味及液量,直至无色无味为止。②根据医嘱给予解毒剂,密切观察用药后的不良反应。在洗胃的同时即建立静脉通路。③严密观察病情,每5~10分钟测血压、体温、呼吸、脉搏1次,观察瞳孔及神志变化并做好记录。④密切护患关系,做好心理护理,使病人积极地配合治疗,悔恨自己的过失行为,珍惜生命,热爱生活。

（王　骏）

第十二章

常见危急值

✳ 选择题(12-1～12-29)

✎ A1型单项选择题(12-1～12-15)

12-1 临床上血清钾浓度达到下列哪种数值，可能与心律失常有关
A. 3.0 mmol/L　B. 4.5 mmol/L
C. 5.1 mmol/L　D. 6.0 mmol/L
E. 7.2 mmol/L

12-2 以下超声科的诊断需要进行危急值报告的是
A. 大量心包积液合并心脏压塞
B. 少量心包积液
C. 下壁节段性心室壁运动异常
D. 二尖瓣轻度狭窄
E. 风湿性心脏瓣膜病变

12-3 以下外周血血红蛋白检验结果需要报告危急值的是
A. 80 g/L　B. 120 g/L
C. 60 g/L　D. 210 g/L
E. 180 g/L

12-4 以下血气分析pH检验结果需要报告危急值的是
A. 7.1　B. 7.2
C. 7.3　D. 7.4
E. 7.5

12-5 以下凝血酶原时间检验结果需要报告危急值的是
A. 10 s　B. 15 s
C. 30 s　D. 20 s
E. 5 s

12-6 以下血糖检验结果需要报告危急值的是
A. 12.5 mmol/L　B. 21.8 mmol/L
C. 2.1 mmol/L　D. 7.8 mmol/L
E. 11.8 mmol/L

12-7 临床上白细胞计数达到下列哪项数值，提示可能为白血病或其他血液系统恶性疾病
A. $3×10^9$/L　B. $10×10^9$/L
C. $15×10^9$/L　D. $23×10^9$/L
E. $32×10^9$/L

12-8 以下影像学检查结果无需报告危急值的是
A. 黄体破裂出血
B. 少量自发性气胸
C. 纵隔摆动
D. 大量心包积液合并心脏压塞
E. 外伤性膈疝

12-9 以下血清钙检验结果需要报告危急值的是
A. 1.5 mmol/L　B. 1.8 mmol/L
C. 2.6 mmol/L　D. 3.0 mmol/L
E. 3.3 mmol/L

12-10 以下血清钠检验结果需要报告危急值的是
A. 150 mmol/L　B. 140 mmol/L
C. 130 mmol/L　D. 120 mmol/L
E. 110 mmol/L

12-11 临床上血清钠检验结果达到下列哪项数值，提示出现脑水肿，表现为头痛、

嗜睡,最终出现抽搐、昏迷和呼吸困难

  A. 135 mmol/L   B. 125 mmol/L
  C. 145 mmol/L   D. 115 mmol/L
  E. 155 mmol/L

12-12 以下血小板计数检验结果需要报告危急值的是

  A. 15×10^9/L   B. 51×10^9/L
  C. 150×10^9/L   D. 510×10^9/L
  E. 950×10^9/L

12-13 以下部分活化凝血活酶时间检验结果需要报告危急值的是

  A. 15 s   B. 25 s
  C. 35 s   D. 45 s
  E. 55 s

12-14 以下血气分析 PaO_2 检验结果需要报告危急值的是

  A. 50 mmHg   B. 80 mmHg
  C. 110 mmHg   D. 140 mmHg
  E. 170 mmHg

12-15 以下血肌酐检验结果需要报告危急值的是

  A. 20 μmol/L   B. 120 μmol/L
  C. 250 μmol/L   D. 460 μmol/L
  E. 680 μmol/L

A2型单项选择题(12-16~12-21)

12-16* 病人,女性,71岁。因反复憋喘10余年,加重3天入院,初步诊断为COPD,急查血气分析示 PaO_2 60 mmHg、$PaCO_2$ 92 mmHg。护士应采取的护理措施中应除外

  A. 注意安全,防止坠床
  B. 保持呼吸道通畅,防止误吸
  C. 提高吸入氧浓度至8 L/min
  D. 遵医嘱应用解痉、平喘、化痰、抗感染药物
  E. 必要时遵医嘱应用无创/有创呼吸机辅助通气

12-17* 病人,男性,69岁。因胸闷、憋喘进行性加重3小时入院。体格检查:血压211/112 mmHg,心率106次/分;神志清楚,大汗;双肺满布湿啰音。医嘱给予利尿剂等药物。检验科报告危急值:脑钠肽(BNP)3 981 ng/L。护士应采取的护理措施中应除外

  A. 即刻卧床休息,不能平卧者可采取半卧位或端坐位
  B. 协助病人床旁排尿
  C. 立即开通静脉通路,遵医嘱应用抢救药物
  D. 注意安全,防止坠床
  E. 按危急值报告流程立即通知主管医生

12-18* 病人,男性,60岁。因少尿3天入院,初步诊断为急性肾衰竭。查血肌酐1 600 μg/L。护士应采取的护理措施中应除外

  A. 监测生命体征,记录24小时液体出入量
  B. 开放静脉通路,快速大量输液治疗
  C. 防治高钾血症
  D. 防治代谢性酸中毒
  E. 遵医嘱停止应用肾毒性药物

12-19* 病人,男性,65岁。主诉四肢乏力12小时,加重伴呼吸困难2小时。查血示血清钾 2.04 mmol/L、血清钠140 mmol/L、血红蛋白120 g/L。病人突然出现室性心动过速,可能的病因是

  A. 心肌梗死   B. 低钾血症
  C. Ⅱ型呼吸衰竭   D. 贫血
  E. 冠心病

12-20 病人,男性,63岁。患急性重症胰腺炎,行保守治疗。第12天出现少尿,24小时尿量为200 ml,血清钾5.64 mmol/L,心率123次/分,血压96/58 mmHg,呼吸25次/分,体温38.9℃。以下对该病人的治疗中错误

的是

A. 控制液体输入

B. 控制感染

C. 密切观察生命体征的变化

D. 10%氯化钾 20 ml 加入补液静脉滴注

E. 记录 24 小时液体出入量

12-21* 病人,女性,60 岁。行胆总管切开取石+T 管引流。术后肛门排气后给予拔除胃管,今天为术后第 4 天,病人出现腹胀、恶心、呕吐。体格检查:全腹膨胀,无反跳痛及肌紧张。查血示血清钠 135 mmol/L,血清钾 2.4 mmol/L,白细胞计数 $9.0×10^9$/L。医生判断病人可能出现了肠麻痹,其诱因是

A. 低血钾   B. 高血钾

C. 低血钠   D. 高血钠

E. 切口感染

A3 型单项选择题(12-22～12-24)

(12-22～12-24 共用题干)

病人,女性,52 岁。因痔疮收治入院,完善各项术前准备后行内痔切除术,术后持续发热,呼吸窘迫,肛周换药可见脓性分泌物,给予抗感染等对症治疗,未见好转,病情加重转入 ICU 治疗。体格检查:体温 39.6℃,脉搏 148 次/分,血压 69/42 mmHg,呼吸 39 次/分;面色苍白,大汗淋漓,不能平卧。

12-22* 此时查病人的白细胞计数,可能出现的数值是

A. $1.8×10^9$/L   B. $3.6×10^9$/L

C. $9.8×10^9$/L   D. $18.5×10^9$/L

E. $30×10^9$/L

12-23 根据病情,判断病人最可能的诊断是

A. 脓毒性休克

B. 低血糖休克

C. 呼吸窘迫综合征

D. 心源性休克

E. 高热

12-24* 以下护士的护理措施中错误的是

A. 给予病人保护性隔离

B. 控制感染

C. 快速建立静脉通路,及时补液

D. 指导病人取平卧位

E. 保持呼吸道通畅,给予氧气吸入

A4 型单项选择题(12-25～12-29)

(12-25～12-29 共用题干)

病人,女性,30 岁。因突然意识不清 2 小时被送入医院。体格检查:体温 37℃,心率 126 次/分,呼吸 18 次/分,血压 108/67 mmHg;双侧瞳孔等大等圆,对光反射迟钝;四肢湿冷;呼吸平稳,呼气中有烂苹果气味。实验室检查:血糖 47 mmol/L、白细胞计数 $18×10^9$/L、血红蛋白 162 g/L;血清钠 118 mmol/L、血清钾 2.45 mmol/L、血清氯 89 mmol/L;尿酮体(+++)、尿糖(+++);血气分析 pH 6.87、$PaCO_2$ 13 mmHg、PaO_2 170 mmHg。

12-25* 最符合该病人诊断的是

A. 心律失常

B. 呼吸窘迫综合征

C. 糖尿病酮症酸中毒

D. 低钾血症

E. 呼吸性酸中毒

12-26 以上各项实验室检查报告中,需上报危急值的除外下列哪项

A. 血糖   B. 血清钾

C. 血清钠   D. 血气 pH

E. 血白细胞计数

12-27* 护士以下护理措施中错误的是

A. 协助医生给予气管切开,保持病人呼吸道通畅

B. 给予心电、血压、氧饱和度监护

C. 开通 2 条以上静脉通路,补液并维持水、电解质和酸碱平衡

D. 控制血糖

E. 记录病人液体出入量

12-28* 经治疗病人神志清醒,突发全身冷汗,

主诉头晕、心慌。病人最可能出现

  A. 高血压　　　　B. 低血钾

  C. 低血糖　　　　D. 低血钠

  E. 心律失常

12-29　此时,病人最可能出现的指标是

  A. 血压 190/100 mmHg

  B. 血清钾 1.89 mmol/L

  C. 血清钠 124 mmol/L

  D. 血红蛋白 80 g/L

  E. 血糖 2.8 mmol/L

❋ 名词解释题(12-30)

12-30　危急值

❋ 简述问答题(12-31～12-43)

12-31　简述检验危急值报告流程。

12-32　简述发生大量心包积液合并心脏压塞的即刻护理措施。

12-33　简述血小板计数危急值的临床意义及即刻护理措施。

12-34　简述血红蛋白危急值的临床意义及即刻护理措施。

12-35　简述凝血酶原时间危急值的临床意义及即刻护理措施。

12-36　简述血清钾危急值的临床意义及即刻护理措施。

12-37　简述血清钠危急值的即刻护理措施。

12-38　简述血清钙危急值的临床意义。

12-39　简述血糖危急值的即刻护理措施。

12-40　简述血气分析 pH 危急值的临床意义及即刻护理措施。

12-41　简述血气分析 PaO_2 危急值的临床意义及即刻护理措施。

12-42　简述血气分析 $PaCO_2$ 危急值的临床意义及即刻护理措施。

12-43　简述宫外孕或黄体破裂出血的即刻护理措施。

❋ 综合应用题(12-44～12-46)

12-44　病人,男性,29 岁。发现淋巴瘤 1 年余,乏力 1 周。病人于 1 周前化疗后出现乏力,偶有头痛,无发热、盗汗,以 T 细胞淋巴瘤收治入院。血常规:白细胞计数 $1.1×10^9/L$,中性粒细胞百分比 0.82,淋巴细胞百分比 0.17,嗜酸性粒细胞百分比 0.02,嗜碱性粒细胞百分比 0.01,红细胞计数 $3.65×10^{12}/L$,血红蛋白 117.0 g/L,血小板计数 $84×10^9/L$。

  请解答:

  (1) 以上血常规报告中,哪项需要检验科报危急值?

  (2) 病人此时可能存在哪些与此危急值相关的风险?

  (3) 护士接到危急值报告后,应采取哪些即刻护理措施?

12-45　病人,女性,73 岁。发现胸膜恶性肿瘤 6 个月余,乏力、食欲缺乏加重 3 天,门诊以胸膜恶性肿瘤收治入院。入院时病人乏力,食欲缺乏,腰背疼痛,无恶心、呕吐。咳嗽、咳痰,痰易咳出。大便 3 日未解,睡眠一般。

  体格检查:口唇指甲无发绀,双眼睑无水肿;心率 80 次/分,律齐,各瓣膜区未闻及病理性杂音,双肺呼吸音粗且闻及湿啰音;全腹平,未见肠型及蠕动波,全腹软,无压痛、反跳痛,肝、脾肋下未及,叩诊呈鼓音,肝、肾区无叩痛,移动性浊音阴性;双下肢无水肿。

  于 2019 年 5 月 17 日行胸腔恶性肿瘤化疗栓塞术,术后生命体征平稳。2019 年 5 月 20 日接到检验科报危急值:活化部分凝血活酶时间 88.7 秒。

  请解答:

  (1) 病人此时可能存在哪些与危急值"活化部分凝血活酶时间 88.7 秒"相关的风险?

  (2) 护士接到危急值报告后,应采取哪些即刻护理措施?

12-46　病人,男性,45 岁。因车祸致左胸外伤收治入急诊科。病人主诉胸部剧烈疼痛、难以

第十二章 常见危急值

忍受,呼吸困难,面色发绀。急诊胸片示心脏纵隔向健侧移位;膈肌水平上出现新异影像,如气泡;左侧第5、6肋骨骨折。临床诊断为外伤性膈疝、左侧肋骨骨折。

请解答:

护士应采取哪些即刻护理措施?

答案与解析

选择题

A1型单项选择题

12-1 E 12-2 A 12-3 D 12-4 A
12-5 E 12-6 C 12-7 E 12-8 B
12-9 A 12-10 E 12-11 D 12-12 A
12-13 A 12-14 E 12-15 E

A2型单项选择题

12-16 C 12-17 B 12-18 B 12-19 B
12-20 D 12-21 A

A3型单项选择题

12-22 A 12-23 A 12-24 D

A4型单项选择题

12-25 C 12-26 E 12-27 A 12-28 C
12-29 E

部分选择题解析

12-16 解析:$PaCO_2$ 92 mmHg 常见于阻塞性肺疾病Ⅱ型呼吸衰竭,应给予低流量、低浓度吸氧,可以使体内的氧气供给状态得到保障,避免呼吸行为过度受到刺激,同时也可以使缺氧及二氧化碳潴留情况得到有效的缓解。

12-17 解析:BNP出现危急值的护理措施:安排病人即刻卧床休息,协助病人在床上进行大小便。

12-18 解析:血肌酐出现危急值的即刻护理措施:限制液体量及滴速,而非大量快速补液。

12-19和12-21 解析:血清钾<2.8 mmol/L 易于发生地高辛中毒、麻痹性肠梗阻、定向力障碍、嗜睡,甚至昏迷,随时可因室性心动过速、心室颤动等致命性快速性心律失常以及呼吸肌麻痹而死亡。

12-22 解析:术后肛周换药可见脓性分泌物提示切口感染,合并呼吸窘迫及生命体征异常提示可有致命性感染,由此可判断病人白细胞计数$<2\times10^9$/L。

12-24 解析:休克病人应取中凹卧位,而非平卧位。

12-25 解析:根据血糖 47 mmol/L、呼气中有烂苹果气味可判断病人出现糖尿病酮症酸中毒。

12-27 解析:昏迷病人保持呼吸道通畅,必要时可行气管切开,现病人呼吸平稳,故 A 是错误的。

12-28 解析:全身发冷汗、头晕、心慌都是低血糖的表现。

名词解释题

12-30 危急值是指危及生命的极度异常的检验、检查结果,表明病人可能正处于生命危险状态,若医生及时得到其信息,迅速给予病人有效的治疗,就可能挽救病人生命,否则就有失去最佳抢救机会或出现严重后果的可能。

简述问答题

12-31 检验结果完成,检验人员复核是否是危急值,如不是危急值,将结果发到电子病历即可;如是危急值,应立即开始报告流程。①网络消息发送给护理单元,10分钟内护理单元对网络消息给予确认,否则检验人员将再次电话报告给护理单元,护理单元准确记录、复诵确认后立即通知主管医生,由医生处置。②网络消息发送给开单医生,10分钟内开单医生对网络消息给予确认,否则检验人员将再次电话报告开单医生,由医生处置。③强制在医生 EMR 系统提示警告,在开单医生手机发送短信,由医生阅读确认。如医生处电话未接通,对于门诊病人,则打电话给门诊办公室;急诊病人及住院病人,则打电话给护理单元。由门诊办公室或护理单元联系临床科主任处置。

12-32 大量心包积液合并心脏压塞的即刻护理措施:给病人吸氧,取端坐位,限制体力活动,给予心电、血压、氧饱和度监护,除颤监护仪备用,做好急诊心包穿刺置管引流术前准备及心理护理。

12-33 血小板计数危急值的临床意义:血小板计数$<31\times10^9/L$提示病人有严重的自发性出血倾向,可导致颅内出血、消化道大出血等危及生命的并发症。血小板计数$>999\times10^9/L$提示病人极易出现血栓并有生命危险,见于原发性血小板增多症、慢性粒细胞白血病、感染、创伤及脾切除术后等。

即刻护理措施:血小板计数$<31\times10^9/L$时,病人卧床休息,避免劳累及创伤,避免情绪激动,严密监测其生命体征,严格控制其血压。若出血时间≥15分钟,和(或)已有出血,应立即给予增加血小板治疗,同时查明导致血小板降低的原因,针对病因治疗。血小板计数$>999\times10^9/L$时,对病人进行心电、血压、氧饱和度监护,针对不同的血栓性并发症采取相应护理措施。若此种血小板增多属于非一过性的,应给予抗血小板药物治疗,并针对导致血小板增高的原发病进行治疗。

12-34 血红蛋白危急值的临床意义:血红蛋白<50 g/L 常见于急性大量失血或严重贫血,随时有休克、多脏器功能障碍的可能。血红蛋白>200 g/L 常见于真性或继发性红细胞增多症,可有血栓形成和梗死。血栓形成最常见于四肢、肠系膜、脑及冠状动脉,严重时出现瘫痪症状,亦可有出血倾向。

即刻护理措施:血红蛋白<50 g/L 者,需严密监测其生命体征,记录液体出入量,密切观察活动性出血、溶血、心力衰竭等病情变化。急性失血时应给予输血,但对于溶血性贫血及充血性心力衰竭者,输血须慎重。血红蛋白>200 g/L 者,遵医嘱立即做好放血治疗准备,严密监测其生命体征。

12-35 凝血酶原时间危急值的临床意义:凝血酶原时间<8秒,血栓性疾病发生风险高,见于先天性凝血因子V增多、口服避孕药、高凝状态(DIC 早期、急性心肌梗死等)、血栓性疾病(脑血栓形成、急性血栓性静脉炎)、多发性骨髓瘤、洋地黄中毒、乙醚麻醉后等。凝血酶原时间>30秒,见于先天性或继发性凝血因子缺乏或服用华法林,可有严重的出血倾向。

即刻护理措施:凝血酶原时间<8秒,嘱病人卧床休息,监测其生命体征,去除病因,遵医嘱抗血小板、抗凝治疗。凝血酶原时间>30秒,立即暂停应用华法林、肝素及其他抗血小板、抗凝药物,卧床休息,严密监测活动性出血征象,避免劳累及创伤,避免情绪激动,严格控制血压。遵医嘱调整用药,根据病因对症处理,必要时可输相应的凝血因子、冷冻血浆、血小板等。

12-36 血清钾危急值的临床意义:血清钾<2.8 mmol/L,易于发生地高辛中毒、肌肉缺血性坏死和横纹肌溶解、麻痹性肠梗阻、定向力障碍、嗜睡,甚至昏迷,随时可因室性心动过速、心室颤动等致命性快速性心律失常以及呼吸肌麻痹死亡。血清钾>6.2 mmol/L,随时可出现呼吸肌麻痹、严重缓慢性心律失常或引起心室颤动和心搏骤停死亡。

即刻护理措施:血清钾<2.8 mmol/L,卧床休息,心电监护,复查心电图,除颤监护仪备用,即刻暂停排钾利尿药,开通静脉通路,遵医嘱调整用药,予补钾(口服、静脉、保留灌肠等途径),纠正低镁血症,对造成低钾血症的病因积极处理。血清钾>6.2 mmol/L,立即停止含钾药物及食物,心电监护,复查心电图,除颤监护仪备用,开通静脉通路,选择应用葡萄糖酸钙、碳酸氢钠、葡萄糖和胰岛素、呋塞米、离子交换树脂等药物,以及准备血液透析等治疗。

12-37 血清钠危急值的即刻护理措施:血清钠<120 mmol/L,卧床休息,防止坠床,昏迷病人保持呼吸道通畅,伴有抽搐者应用抗痉挛药物。高容量性低钠血症者,限制入水,输注高渗盐水,须注意纠正低钠血症速度不可过快,以免发生中央脑桥性脱髓鞘。治疗过程常需合并使用呋塞米,避免因输入高渗盐水而引发细胞外液增多。正常容量性低钠血症者,限制入水,利尿,严重时亦可输注高渗盐水。低容量性低钠血症者,补充等渗盐水,低血压者可补充白蛋白、血浆等。血清钠>160 mmol/L,卧床休息,防误吸、防坠床、防外伤,昏迷病人保持呼吸道通畅,严密注意每天出入水量平衡及监测电解质变化;暂停含钠药物,控制钠摄入和不适当的钠摄入,遵医嘱调整用药;积极治疗原发病。

12-38 血清钙危急值的临床意义:血清钙<1.6 mmol/L,出现全身性痉挛的危险性极高,如喉痉挛、腕或足痉挛、支气管痉挛、癫痫发作,甚至呼吸暂停;出现传导阻滞,心律失常,甚至心室颤动。慢性低钙可引起病理性骨折。血清钙>3.5 mmol/L,出现高血钙危象的可能性极大,若未及时有效治疗可导致病人死亡;抑郁、神志不清,甚至昏迷;易出现心律失常及洋地黄中毒;甲状旁腺功能亢进,可有病理性骨折。

12-39 血糖危急值的即刻护理措施:血糖<2.5 mmol/L,立即暂停应用胰岛素,遵医嘱调整用药;卧床,吸氧,昏迷病人需保持呼吸道通畅,心电、血压、氧饱和度监护,防坠床、防外伤、防误吸,开通静脉通路,抽血化验;根据病情按医嘱给予葡萄糖、胰高血糖素、糖皮质激素、甘露醇等药物治疗。血糖>22.2 mmol/L,昏迷病人保持呼吸道通畅,心电、血压、氧饱和度监护,开通2条以上静脉通路,记录液体出入量,控制血糖,补液并维持水和电解质及酸碱平衡,去除诱因,治疗并发症。

12-40 血气分析pH危急值的临床意义:pH<7.2,为严重失代偿性代谢性或呼吸性酸中毒;人可生存的最高酸度为pH 6.9。pH>7.55,为严重失代偿性代谢性或呼吸性碱中毒;人可生存的最高碱度为pH 7.7。

即刻护理措施:pH<7.2,心电、血压、氧饱和度监护,保持呼吸道通畅,床旁心电图分析,记录液体出入量,开通静脉通路,暂停可加重代谢性或呼吸性酸中毒的药物,去除引起酸中毒的病因和诱因,遵医嘱应用药物,维持水和电解质及酸碱平衡,遵医嘱抽取动脉血复查血气分析,必要时遵医嘱应用呼吸机辅助通气以纠正呼吸性酸中毒或血液透析治疗以纠正代谢性酸中毒。pH>7.55,心电、血压、氧饱和度监护,床旁心电图分析,记录液体出入量,开通静脉通路,去除引起碱中毒的病因和诱因,遵医嘱应用药物,维持水和电解质及酸碱平衡,遵医嘱抽取动脉血复查血气分析。

12-41 血气分析PaO_2危急值的临床意义:PaO_2<45 mmHg,严重缺氧,随时可能出现呼吸、心搏骤停,死亡率高;PaO_2<20 mmHg时,脑细胞不能再从血液中摄取氧,有氧代谢停止,生命难以维持。PaO_2>145 mmHg,长时间易致氧中毒。

即刻护理措施:PaO_2<45 mmHg,保持呼吸道通畅,吸氧,防治误吸,协助病人排痰并留取痰液标本行病原菌培养及(或)病理学检查,必要时应用呼吸机辅助通气,心电、血压、氧饱和度监护,吸引器、抢救车、除颤监护仪备用,去除低氧血症的病因及诱因,暂停可能加重缺氧的药物,遵医嘱应用抢救药物。PaO_2>145 mmHg,根据病情暂停吸氧或降低吸氧浓度,应用呼吸机辅助通气者,遵医嘱调整呼吸机参数,逐步降低并维持正常氧分压。

12-42 血气分析$PaCO_2$危急值的临床意义:$PaCO_2$<20 mmHg,低碳酸血症使心输出量减少,氧运输障碍,氧离曲线左移,脑血流量减少,导致抽搐及颅内压下降。$PaCO_2$>70 mmHg,呼吸抑制,颅内压增加,急性期病人可由嗜睡转入昏迷状态,常见于慢性阻塞性肺疾病Ⅱ型呼吸衰竭病人。

即刻护理措施：$PaCO_2 < 20$ mmHg，监测生命体征，去除可能的致代谢性酸中毒因素，癔症病人可选择性应用镇静/抗精神病药物，心理护理，减少二氧化碳呼出等。$PaCO_2 > 70$ mmHg，保持呼吸道通畅，防止误吸，促进排痰，留取痰液标本行病原菌培养及（或）病理学检查，防止坠床；遵医嘱应用解痉、平喘、化痰、抗感染药物，必要时应用无创/有创呼吸机辅助通气。

12-43 宫外孕或黄体破裂出血的即刻护理措施：嘱病人卧床，开通2条以上静脉通路，严密监测生命体征，及时发现休克早期表现，纠正休克，记录24小时液体出入量，抽血并遵医嘱完善各项化验及术前检查、备血，争取尽早手术。

综合应用题

12-44 （1）白细胞计数 $1.1×10^9/L$，需要报危急值。

（2）病人可能存在与白细胞危急值相关的风险，有引发严重、反复致命性感染的可能，甚至可引发败血症。

（3）护士给予即刻护理措施：给予病人保护性隔离，即刻通知医生停用或禁用有骨髓抑制作用的药物，预防和控制感染，并针对不同发病机制按医嘱给予免疫抑制剂、促进骨髓造血药物等。

12-45 （1）病人可能存在与"部分活化凝血活酶时间88.7秒"相关的风险，如严重的出血倾向，可发生大出血。

（2）护士给予即刻护理措施：立即暂停应用肝素及其他抗血小板、抗凝药物，卧床休息，严密监测活动性出血征象，避免劳累及创伤，避免情绪激动，严格控制血压，遵医嘱调整用药，积极处理原发病，必要时可输相应的凝血因子、冷冻血浆、血小板等。

12-46 护士应采取的即刻护理措施：严密监测生命体征，评估病人呼吸及循环功能，保持呼吸道通畅，必要时给予氧气吸入；建立2条以上静脉通路，遵医嘱应用抗生素及抢救药物，纠正休克；完善术前检查、备血等准备工作，争取尽早手术治疗；必要时配合医生行胸腔穿刺闭式引流或经胸壁穿刺胸腔减压，及时发现呼吸、心搏骤停，并立即实施心肺复苏等抢救措施。

（曹 婷）

第十三章

危重症病人评估与系统功能监测

❋ 选择题(13-1~13-70)

✎ A1 型单项选择题(13-1~13-40)

13-1 下列关于中心静脉压(CVP)的描述中错误的是
   A. CVP 是反映左心功能的指标
   B. CVP 监测主要适用于各种创伤、休克等危重病人
   C. CVP 的正常值是 5~12 cmH₂O
   D. CVP 主要反映右心前负荷
   E. 常用的监测途径有右颈内静脉、锁骨下静脉和颈外静脉

13-2 下列尿比重指标中,提示病人尿崩症的是
   A. 1.021   B. 1.015
   C. 1.018   D. 1.008
   E. 1.025

13-3 某大面积烧伤病人血压 70/55 mmHg,CVP 2 cmH₂O。该病人存在
   A. 左心功能不全
   B. 右心功能不全
   C. 容量血管过度扩张
   D. 血容量相对不足
   E. 血容量绝对不足

13-4 下列哪项不是中心静脉置管常见的并发症
   A. 局部出血   B. 血、气胸
   C. 空气栓塞   D. 神经损伤
   E. 心律失常

13-5 下列 GCS 的评分中,哪项提示病人的昏迷程度属于中度
   A. 15 分   B. 13 分
   C. 11 分   D. 8 分
   E. 3 分

13-6 下列关于 GCS 的描述,错误的是
   A. GCS 的评分内容包括运动能力、语言能力、睁眼能力
   B. 总分为 15 分,分值越高,提示意识状态越好
   C. 3~8 分为重度障碍
   D. 0~2 分为昏迷状态
   E. GCS 是 ICU 最常使用的昏迷评估方法

13-7 下列关于急性生理与慢性健康评分Ⅱ(APACHE-Ⅱ)的描述,正确的是
   A. APACHE-Ⅱ是目前针对危重病人病情危重程度评估的唯一工具
   B. APACHE-Ⅱ由急性生理评分、慢性健康状况评分、年龄评分组成
   C. APACHE-Ⅱ由急性生理评分、GCS、慢性健康状况评分组成
   D. APACHE-Ⅱ评估指标主观,适合动态观察病情发展
   E. APACHE-Ⅱ评分范围为 0~71 分,得分越低,病人病情危重程度越高

13-8 当病人存在以下哪种病情时,一般不需要进行慢性健康状况评分
   A. 肝硬化及明确的门静脉高压
   B. 慢性阻塞性、梗阻性或血管性肺疾

病导致活动重度受限

C. 接受长期透析治疗

D. 因治疗影响机体对感染的抵抗力

E. 轻度慢性支气管炎

13-9 下列哪项危重症营养风险评分（NUTRIC评分），说明病人存在营养风险

A. ≥3 分   B. ≤5 分

C. 0 分   D. ≥5 分

E. ≤3 分

13-10 目前评估 ICU 成年病人镇静深度最可靠的评估工具是

A. Ramsay 评分   B. RASS 评分

C. NUTRIC 评分   D. GCS 评分

E. CAM-ICU 评分

13-11 RASS 的评分范围为

A. −5～+5 分   B. −5～+4 分

C. −4～+5 分   D. −4～+4 分

E. −3～+5 分

13-12* 下列关于标准心电导联电极放置位置的描述中错误的是

A. V_1 导联电极放置于胸骨右缘第 4 肋间

B. V_2 导联电极放置于胸骨左缘第 4 肋间

C. V_3 导联电极放置于 V_2 和 V_4 的中点

D. V_4 导联电极放置于左侧锁骨中线与第 4 肋间的相交处

E. V_5 导联电极放置于左侧腋前线与 V_4 同一水平

13-13 CVP 监测时，简易测压装置的零点应置于

A. 第 5 肋间腋中线水平

B. 第 5 肋间腋前线水平

C. 第 4 肋间腋中线水平

D. 第 4 肋间腋前线水平

E. 第 4 肋间腋后线水平

13-14 以下属于正常成人呼吸频率的是

A. 25 次/分   B. 20 次/分

C. 40 次/分   D. 12 次/分

E. 8 次/分

13-15 潮气量的正常值平均约为

A. 5 ml/kg   B. 10 ml/kg

C. 15 ml/kg   D. 20 ml/kg

E. 25 ml/kg

13-16 下列分钟通气量的数值中，提示通气过度的是

A. 3 L/min   B. 6 L/min

C. 9 L/min   D. 12 L/min

E. 15 L/min

13-17 下列各项监测中可以直接反映脑供氧情况的是

A. 颅内压（ICP）监测

B. 脑电图监测

C. 脑血流监测

D. 脑氧供需平衡监测

E. 神经系统体征动态监测

13-18 ICP 的正常值为

A. 10 mmHg   B. 15 mmHg

C. 20 mmHg   D. 25 mmHg

E. 30 mmHg

13-19* 下列关于 $P_{ET}CO_2$ 的描述中，错误的是

A. $P_{ET}CO_2$ 的正常值为 45～55 mmHg

B. 可根据 $P_{ET}CO_2$ 的检测结果来判断病人的通气功能状况

C. 低血压、休克及心力衰竭时，随着肺血流量减少 $P_{ET}CO_2$ 也降低

D. 呼吸心跳停止时，$P_{ET}CO_2$ 迅速降为零

E. 气管内导管阻塞时，$P_{ET}CO_2$ 可升高

13-20 下列哪项是反映肾小球滤过功能的重要指标

A. 血尿素氮   B. 尿量

C. 内生肌酐清除率   D. 尿比重

E. 尿常规检查

13-21 胃肠黏膜内 pH（pHi）值的正常范围为

A. 7.25～7.35   B. 7.30～7.40

C. 7.35~7.45   D. 7.40~7.50

E. 7.45~7.55

13-22 脑电波θ波主要见于

A. 浅睡眠状态

B. 深睡眠状态

C. 安静闭眼状态

D. 情绪激动状态

E. 昏迷状态

13-23 下列肝功能监测方法中简单且方便的是

A. 血清酶学监测

B. 血清胆红素监测

C. 血清蛋白监测

D. 精神症状与意识状态监测

E. 黄疸监测

13-24 下列哪项ICP数值提示ICP轻度升高

A. >15 mmHg

B. 15~20 mmHg

C. 21~30 mmHg

D. 31~40 mmHg

E. <40 mmHg

13-25 下列哪项是最常见、最直接反映肾功能改变的指标

A. 血尿素氮

B. 尿量

C. 内生肌酐清除率

D. 尿比重

E. 尿常规检查

13-26 下列哪项指标反映肾小管浓缩功能

A. 血尿素氮

B. 尿/血渗透压比值

C. 内生肌酐清除率

D. 尿比重

E. 尿常规检查

13-27 与肾功能监护不密切的是下列哪项指标

A. 血尿素氮

B. 尿/血渗透压比值

C. 尿蛋白定量分析

D. 血肌酐

E. 尿量

13-28 内生肌酐清除率的正常值是

A. 45~80 ml/min

B. 60~90 ml/min

C. 80~120 ml/min

D. 90~130 ml/min

E. 45 ml/min 以下

13-29 下列哪项动脉血氧分压数值提示重度缺氧

A. 20~40 mmHg

B. 40~60 mmHg

C. 60~80 mmHg

D. 80~100 mmHg

E. 100 mmHg 以上

13-30 动脉血氧饱和度的正常值是

A. 81%~85%   B. 86%~90%

C. 91%~95%   D. 96%~100%

E. 100%

13-31 $PaCO_2$ 的正常值是

A. 15~25 mmHg

B. 25~35 mmHg

C. 35~45 mmHg

D. 45~55 mmHg

E. 55~65 mmHg

13-32 诊断心肌损害、心肌缺血最可靠、最实用的方法是

A. 心脏CT检查

B. 心脏X线检查

C. 心电图检查

D. 心肌酶谱检查

E. 心脏超声检查

13-33 下列关于心电图监测的描述中错误是

A. 心电示波监测是ICU最常用的心电图监测方法

B. 动态心电图可进行持续7天的动态心电图监测

C. 动态心电图不能用于危重症病人连续、实时的心电图监测

D. 心电图监测可判断起搏功能

E. 18导联心电图是用心电图机进行描记而获得的即时心电图

13-34 下列关于无创动脉血压监测的描述,错误的是

A. 自动间断测压法是临床应用最为广泛的一种动脉血压监测方法

B. 自动无创伤性测压法省时省力,容易掌握

C. 是无创伤性操作,重复性好

D. 无创动脉血压监测能间接判断是否有心律失常

E. 手动测压法不能连续监测动脉血压及设定报警界限

13-35 无尿是指24小时尿量

A. 0 ml　　　　B. <17 ml

C. <100 ml　　D. <170 ml

E. <400 ml

13-36* Swan-Ganz漂浮导管的最佳留置时间为

A. 3～5天　　　B. 5～7天

C. 24小时　　　D. 72小时

E. 视病人情况而定

13-37* 下列不适用于Swan-Ganz导管监测的是

A. 严重的凝血障碍疾病及严重的血小板减少症的诊断与治疗

B. 心肌病变、心脏压塞的鉴别诊断

C. 休克的诊断与治疗监测

D. 判断改善血流动力学治疗的疗效

E. 急性肺水肿的鉴别诊断

13-38 下列关于经皮$PaCO_2$监测的描述,错误的是

A. 经皮$PaCO_2$监测不受肺部疾病的影响

B. 可能会导致皮肤烫伤

C. 操作复杂,但价格便宜

D. 当通气突然改变时,测得的$PaCO_2$变化较$P_{ET}CO_2$有较长的滞后

E. 临床上不常应用

13-39 下列哪项不是影响ICP的因素

A. 渗透性利尿药

B. 动脉血氧分压

C. 血压

D. CVP

E. 心率

13-40 下列关于脑室内测压的描述,错误的是

A. 测压准确可靠

B. 有颅内感染的危险,一般置管不超过3天

C. 可经导管放出适量脑脊液以降低ICP

D. 可经导管注入药物

E. 根据脑室容量压力反应了解脑室的顺应性

✎ A2型单项选择题(13-41～13-55)

13-41* 病人,女性,54岁。患食管癌,既往有慢性支气管炎病史15年余、糖尿病史5年,落实各项术前准备,计划于次日行食管癌根治术。因心脏病发作出现心力衰竭,转入外科ICU后做了如下处理。哪项不必要进行

A. 血氧饱和度监测

B. 血糖监测

C. 心电图监测

D. 肢体活动功能监测

E. 无创动脉血压监测

13-42 病人,男性,29岁。因车祸致胸腹联合多发伤,入院后测得心率119次/分,呼吸41次/分,血压76/47 mmHg,遵医嘱给予快速补液增加血容量纠正休克,并监测CVP。选择静脉时,首选的静脉是

A. 右侧颈内静脉

B. 右侧锁骨下静脉

C. 右侧颈外静脉

D. 右侧股静脉
E. 无相对禁忌证,都可以选择

13-43 病人,女性,58岁。在家中不慎跌倒致右侧多发性肋骨骨折伴气胸。在进行血氧饱和度监测时,影响数值的因素除外下列哪项
A. 病人贫血,血红蛋白低
B. 血氧探头的放置位置
C. 病人皮肤白皙
D. 病人戴有假指甲
E. 测量血氧饱和度与监测无创血压为同侧上肢

13-44* 病人,男性,60岁。诊断为肾衰竭,血气分析结果:pH 7.32,HCO_3^- 18 mmol/L,$PaCO_2$ 35 mmHg。由此判断,该病人可能发生了
A. 呼吸性酸中毒
B. 代谢性酸中毒
C. 混合型酸碱失衡
D. 呼吸性碱中毒
E. 代谢性碱中毒

13-45 病人,女性,30岁。反复呕吐,诊断为幽门梗阻。血气分析结果:pH 7.45,HCO_3^- 33 mmol/L,$PaCO_2$ 45 mmHg,由此判断,该病人可能发生了
A. 呼吸性酸中毒
B. 代谢性酸中毒
C. 混合型酸碱失衡
D. 呼吸性碱中毒
E. 代谢性碱中毒

13-46* 病人,女性,58岁。主诉胸闷、头晕,呼吸浅而慢。血气分析结果:pH 7.42,HCO_3^- 25 mmol/L,$PaCO_2$ 26 mmHg。由此判断,该病人可能发生了
A. 呼吸性酸中毒
B. 代谢性酸中毒
C. 混合型酸碱失衡
D. 呼吸性碱中毒
E. 代谢性碱中毒

13-47 病人,女性,66岁。呼吸困难、换气不足、气促、发绀。血气分析结果:pH 7.34,HCO_3^- 30 mmol/L,$PaCO_2$ 58 mmHg。由此判断,该病人可能发生了
A. 呼吸性酸中毒
B. 代谢性酸中毒
C. 混合型酸碱失衡
D. 呼吸性碱中毒
E. 代谢性碱中毒

13-48* 病人,男性,48岁。因"右侧多发性肋骨骨折、血气胸、失血性休克"急诊入院。入院后积极纠正休克,同时在全身麻醉下行"右侧肋骨内固定术+胸腔闭式引流术"。术后保留经口气管插管,入 ICU 监护治疗。病人面部表情痛苦,紧咬气管插管,不听指令,试图爬起离开床,被动运动时有抵抗,呼吸机频繁报警,人机对抗。该病人重症监护疼痛观察工具(COPT)评分为
A. 8分 B. 7分
C. 6分 D. 5分
E. 4分

13-49* 病人,男性,69岁。临床诊断为慢性支气管炎、Ⅱ型呼吸衰竭,经口气管插管+呼吸机辅助通气后,转入 ICU 治疗。病人烦躁不安,紧咬气管插管,不听指令,试图爬起离开床,呼吸机频繁报警,人机对抗,遵医嘱予以咪达唑仑微量泵入镇静。现病人昏昏欲睡,没有完全清醒,面部表情自然、放松,人机协调,通气顺畅,无报警,唤醒后可维持清醒状态10秒。现给予该病人 Richmond 烦躁-镇静评分(RASS),正确的是
A. +2分 B. +1分
C. 0分   D. -1分
E. -2分

13-50* 病人,男性,69岁。临床诊断为食管癌,入院完善各项术前准备工作后,入

院第 4 天在全身麻醉下行食管癌根治术,术后转入 ICU。今为术后第 2 天,病人未有器官功能不全,APACHE Ⅱ 评分为 15 分,SOFA 评分为 2 分,IL-6 为 300 pg/ml。护士给予病人危重症营养风险评分(NUTRIC),正确的是

A. 13 分　　　　　B. 12 分

C. 9 分　　　　　D. 6 分

E. 3 分

13-51* 病人,女性,85 岁。因头部摔伤后出现恶心、呕吐,伴有头痛,来院急诊。血氧饱和度 96%,血压 135/71 mmHg,心率 97 次/分。头颅 CT 示脑内挫裂伤、颅内血肿。神经外科会诊后考虑手术风险大,家属表示理解,拒绝手术治疗,为进一步治疗收入重症医学科。病人目前稍有烦躁不安,有糖尿病病史,药物控制良好,血糖维持在正常范围内。近期食欲可,大小便正常,体重无明显变化,BMI 24,皮肤清洁干燥。护士给予病人 Waterlow 压疮危险因素评估,正确的是

A. 21 分　　　　　B. 18 分

C. 13 分　　　　　D. 10 分

E. 5 分

13-52 病人,男性,59 岁。行风湿性心脏病二尖瓣、主动脉瓣置换术后,遵医嘱经右侧颈内静脉置漂浮导管。以下不能经此导管直接测得的监护参数是

A. RAP　　　　　B. RVP

C. PAP　　　　　D. PAWP

E. PVRI

13-53 病人,男性,58 岁。因恶心、呕吐,上腹部隐痛不适 2 个月,全身皮肤发黄 1 周就诊。体格检查:全身黄染明显,胆囊肿大可扪及,腹水征(一)。为明确黄疸性质,应首选的辅助检查是

A. ERCP　　　　　B. 肝功能

C. 血常规　　　　D. 血淀粉酶

E. 肝炎病毒

13-54 病人,男性,38 岁。不慎摔倒致头部外伤,昏迷 2 小时,曾呕吐数次,被送入医院急诊。诊断为脑挫裂伤。现血压 160/84 mmHg,心率 64 次/分,呼吸 14 次/分。降低 ICP 的主要措施是

A. 床头抬高 15~30 cm

B. 吸氧,保持呼吸道通畅

C. 按时使用甘露醇

D. 手术治疗

E. 使用降压药控制血压

13-55* 病人,女性,52 岁。头痛 3 个月,加重 1 周,伴左侧肢体无力、呕吐。现病人意识清楚,眼底视神经乳头水肿。护士给病人测量 ICP,最可能测得的数值是

A. 3 mmHg　　　　B. 6 mmHg

C. 9 mmHg　　　　D. 12 mmHg

E. 16 mmHg

A3 型单项选择题(13-56~13-62)

(13-56~13-58 共用题干)

病人,男性,75 岁。因车祸致颅脑外伤,收治入 ICU。病人处于熟睡状态,较响的言语刺激可唤醒,唤醒后不能进行应答,胡言乱语,肢体刺痛后屈曲。

13-56* 正确的 GCS 评分为

A. 13 分　　　　　B. 11 分

C. 9 分　　　　　D. 6 分

E. 3 分

13-57* 判断病人的昏迷程度为

A. 清醒状态　　　B. 轻度障碍

C. 中度障碍　　　D. 重度障碍

E. 昏迷状态

13-58* 如果病人出现脑疝症状,应首先采取的措施是

A. 保持呼吸道通畅,给予吸氧

B. 注意保暖

C. 给予中凹卧位

D. 快速静脉滴注甘露醇
E. 立即手术治疗

(13-59~13-60 共用题干)

病人,女性,59 岁。冠心病病史 15 年余,今在全麻、低温体外循环下行冠脉搭桥术,术中置入桡动脉压监测管,术后进入 ICU 治疗。

13-59 对病人进行桡动脉监测,最大的优点是
A. 能够准确反映每个心动周期动脉血压
B. 术后无并发症
C. 操作安全、简单
D. 能持续测量血压变化
E. 可随意设置血压的报警界限

13-60 ICU 护士对病人进行动态监测及护理,针对桡动脉压监测,下列错误的护理是
A. 置管时间不宜过长,一般不超过 7 天
B. 严格无菌操作,尽可能减少动脉损伤
C. 定时用肝素稀释液加压冲洗测压管道系统
D. 定时观察动脉穿刺部位,观察是否有出血、红肿
E. 可经桡动脉穿刺管输入药物

(13-61~13-62 共用题干)

病人,男性,52 岁。因与人打架致头部外伤,当即出现头痛、呕吐,随即昏迷。送往医院途中病人短暂清醒,到达医院后 GCS 评分为 5 分。

13-61 病人到达医院后,意识状态的分级是
A. 嗜睡   B. 昏迷
C. 清醒   D. 朦胧
E. 昏睡

13-62* 护士观察病人瞳孔时,发现一侧瞳孔散大,提示病人最有可能发生
A. 脑震荡   B. 脑挫裂伤
C. 脑疝   D. 颅内血肿
E. 视网膜神经受损

A4 型单项选择题(13-63~13-70)

(13-63~13-70 共用题干)

病人,男性,46 岁。因酒后骑车撞伤致胸腹联合伤。病人神志淡漠,呼之无反应,刺痛可睁眼,唤醒后不能进行应答,胡言乱语,肢体刺痛后躲避。现测得心率 126 次/分,呼吸 36 次/分,血压 76/47 mmHg。

13-63 需要快速补液并监测 CVP,选择静脉时,首选静脉是
A. 右侧颈外静脉
B. 右侧锁骨下静脉
C. 右侧颈内静脉
D. 右侧股静脉
E. 右侧贵要静脉

13-64 在中心静脉穿刺置管时,不可能出现的并发症是
A. 局部出血、血肿
B. 血胸、气胸
C. 心律失常
D. 动脉或神经损伤
E. 局部感染

13-65* 中心静脉穿刺置管后,测得 CVP 为 4 cmH_2O,每小时尿量为 14ml,该病人可能出现
A. 感染性休克
B. 心源性休克
C. 神经源性休克
D. 过敏性休克
E. 低血容量性休克

13-66* 中心静脉穿刺置管后,测得 CVP 为 4 cmH_2O,每小时尿量为 14ml,则提示该病人
A. 血容量不足,禁止大量使用血管扩张药物
B. 有效循环血容量不足,需快速、充分补液以纠正休克
C. 容量血管收缩,血容量相对不足
D. 心、肾功能不全,限制补液
E. 心肌收缩无力,血容量不足,应适

当补液,注意心功能的改善

13-67 护士给予正确的GCS评分为
A. 13分 B. 11分
C. 9分   D. 6分
E. 3分

13-68 根据GCS评分,现病人的昏迷程度为
A. 清醒状态 B. 轻度障碍
C. 中度障碍 D. 重度障碍
E. 昏迷状态

13-69 医生即刻给予病人全麻下剖腹探查术。术后第3天,病人出现高热,体温到达39.0℃,观察中心静脉穿刺处有发红,少量渗液。首先应考虑的是
A. 手术热
B. 腹腔感染
C. 切口感染
D. 中心静脉导管感染
E. 术后并发症

13-70 下列采取的措施正确的是
A. 给予物理降温,继续观察
B. 拔除中心静脉导管,并做细菌培养
C. 加大抗生素剂量
D. 给予中心静脉穿刺处消毒,更换敷料
E. 更换切口敷料

名词解释题(13-71~13-87)

13-71 危重症病人的系统功能评估与监测
13-72 中心静脉压监测
13-73 无创监测
13-74 有创血流动力学监测
13-75 血流动力学监测
13-76 有创动脉血压监测
13-77 潮气量
13-78 每分通气量
13-79 生理无效腔容积
13-80 肺泡通气量
13-81 心血管系统功能监测
13-82 呼吸系统功能监测
13-83 呼气末二氧化碳监测
13-84 脉搏血氧饱和度监测
13-85 呼吸力学监测
13-86 肺动脉压监测
13-87 经皮二氧化碳分压监测

简述问答题(13-88~13-106)

13-88 简述危重症病人系统功能监测的主要内容。
13-89 GCS评分的具体评估内容有哪些?
13-90 病人在什么情况下才能进行慢性健康状况评分?
13-91 简述心电图监测的意义。
13-92 简述有创动脉血压监测的测压途径及并发症的防治。
13-93 简述有创压力监测在护理中的重点。
13-94 简述CVP监测的临床意义及并发症的防治。
13-95 常见的异常呼吸类型有哪些?
13-96 简述呼气末二氧化碳分压监测的临床意义。
13-97 简述脉搏血氧饱和度监测的临床意义。
13-98 呼吸系统功能监测包括哪些项目?
13-99 简述颅内压的监测方法。
13-100 简述脑电图监测在危重症监护中的应用。
13-101 简述胃肠黏膜内pH监测的临床意义。
13-102 简述危重症病人肝功能监测的常见内容。
13-103 简述静脉血栓栓塞风险评估及干预方案。
13-104 简述标准心电导联电极放置位置。
13-105 简述呼吸压力监测所包含的内容。
13-106 简述神经系统体征动态检查。

第十三章 危重症病人评估与系统功能监测

✱ 综合应用题(13-107～13-110)

13-107 病人,男性,77岁。因反复心悸、胸闷20余年伴气促,加重1周入院。入院诊断:风湿性心脏病、二尖瓣脱垂、心房颤动。在全身麻醉下行二尖瓣换瓣术+三尖瓣成形术,术后返回ICU。现病人生命体征平稳,体温36.1℃,心率86次/分,呼吸18次/分,血压98/57 mmHg;右侧颈部深静脉置管,应用微量泵给予舒芬太尼和咪达唑仑镇静、镇痛;经口气管插管,呼吸机辅助通气,通气通畅,无报警;病人双眼紧闭,皱眉,呼唤无反应,压眶能睁眼、能躲避,被动运动时有抵抗。

请解答:
(1) 护士应对该病人进行哪些护理评估?
(2) 护士可运用哪些评估工具协助评估病人?

13-108 病人,男性,52岁。因高空作业时不慎从3m多高处坠落致头部外伤、全身多处软组织损伤急诊入院。入院诊断:左侧硬膜外血肿、脑挫裂伤、左侧多发肋骨骨折。入院后即刻在全身麻醉下行开颅血肿清除术+左侧肋骨内固定术,术后转入ICU。现病人体温36.0℃,心率103次/分,呼吸23次/分,血压141/79 mmHg;可自主睁眼,不能进行正常对话、只能发声,对肢体刺激有屈曲动作。术后予以脱水、降颅压、抗感染等对症治疗。术后第2天,病人极度烦躁,不配合治疗,有暴力行为,遵医嘱给予咪达唑仑镇静治疗,经镇静后病人仍有焦虑不安的表现,身体有轻微的移动。

请解答:
(1) 病人术后入ICU时,责任护士使用GCS对其意识进行评分,该病人的评分为多少?意识障碍属于哪个程度?
(2) 利用RASS评分表分别对病人应用镇静药前后进行评分,病人分别得多少分?

13-109 病人,男性,78岁。有慢性咳喘史20余年。1周前感冒后病情加重,夜间咳嗽频繁,呼吸困难。体格检查:神志淡漠,嗜睡,口唇发绀,面色潮红;血压169/95 mmHg,呼吸32次/分,脉搏124次/分;无颈静脉怒张。

请问:
(1) 针对病人目前的情况,护士需做好哪些呼吸系统功能监测?
(2) 护士做血气分析时,可能影响血气分析结果的因素有哪些?

13-110 病人,男性,40岁。头痛1个月余,进行性加重1周,伴右侧肢体活动不便,头颅CT示左额叶胶质瘤。体格检查:神志清楚;双侧瞳孔等大等圆,对光反射灵敏;血压198/106 mmHg,心率60次/分。呼吸平稳,SpO_2 98%,ICP 32 mmHg。

请解答:
(1) 病人的颅内压是否增高?为哪种程度?
(2) 可能导致病人颅内压增高的因素有哪些?

答案与解析

选择题

A1型单项选择题

13-1	A	13-2	D	13-3	E	13-4	E
13-5	C	13-6	D	13-7	B	13-8	E
13-9	D	13-10	B	13-11	B	13-12	D
13-13	C	13-14	D	13-15	B	13-16	E
13-17	D	13-18	A	13-19	A	13-20	C
13-21	C	13-22	A	13-23	D	13-24	B
13-25	B	13-26	C	13-27	C	13-28	C
13-29	A	13-30	C	13-31	C	13-32	C
13-33	C	13-34	D	13-35	C	13-36	D
13-37	A	13-38	C	13-39	E	13-40	B

A2 型单项选择题

13-41 D 13-42 A 13-43 C 13-44 B
13-45 E 13-46 D 13-47 A 13-48 B
13-49 D 13-50 E 13-51 C 13-52 E
13-53 B 13-54 C 13-55 E

A3 型单项选择题

13-56 C 13-57 C 13-58 D 13-59 A
13-60 E 13-61 B 13-62 C

A4 型单项选择题

13-63 C 13-64 C 13-65 E 13-66 B
13-67 C 13-68 C 13-69 D 13-70 B

部分选择题解析

13-12 解析：标准心电导联电极放置位置：V_1 导联电极放置于胸骨右缘第 4 肋间，V_2 导联放置于胸骨左缘第 4 肋间，V_3 导联电极位于 V_2 导联与 V_4 导联位置的中点，V_5 导联位于左侧腋前线与 V_4 导联同一水平，V_4 导联放置于左侧锁骨中线与第 5 肋间相交处。

13-19 解析：$P_{ET}CO_2$ 的正常值是 35～45 mmHg。

13-36 解析：一般 Swan-Ganz 导管留置时间为 3～5 天，导管留置的最佳时间为 48～72 小时，如出现血栓性静脉炎或有栓塞时应立即拔除导管。

13-37 解析：选项 B、C、D、E 都属于 Swan-Ganz 导管监测的适应证。血流动力学监测没有绝对禁忌证，但对存在严重的凝血疾病、严重的血小板减少症、右心人工瓣膜、穿刺局部的组织感染或穿刺局部的血管病变严重、窦性心律和肺动脉高压的病人应慎重使用。

13-41 解析：病人有慢性支气管炎病史 15 年余，现又发生心衰，属于心血管系统疾病，血氧饱和度监测、心电图监测、无创动脉血压监测都是属于心血管系统功能监测的项目，都是必需的，且病人有糖尿病病史，所以血糖监测也是必需的。

13-44 解析：pH 7.32、$PaCO_2$ 35 mmHg 都在正常范围内。动脉血中 HCO_3^- 的含量正常值为 25±3 mmol/L，数值下降表示代谢性酸中毒，数值升高则表示代谢性碱中毒。

13-46 解析：pH 7.32、HCO_3^- 25 mmol/L 都在正常范围内。$PaCO_2$ 是指溶解在动脉血中的二氧化碳所产生的压力，是反映通气状态和酸碱平衡的重要指标，其正常值为 35～45 mmHg。$PaCO_2$ 数值下降表示通气过度，提示呼气性碱中毒；升高则表示通气不足，提示呼气性酸中毒。

13-48 解析：CPOT 评分分 4 项指标：面部表情、身体活动、四肢肌肉紧张度、机械通气顺应性（插管病人）或发声（无插管病人）。该病人面部表情痛苦、紧咬气管插管，得 2 分；病人不听指令、试图爬离床，得 2 分；被动运动时有抵抗，说明肌肉紧张、僵硬，得 1 分；呼吸机频繁报警、人机对抗，得 2 分。最终该病人 COPT 评分为 7 分。

13-49 解析：现病人昏昏欲睡，没有完全清醒，唤醒后可维持清醒状态 10 秒，Richmond 烦躁-镇静评分（RASS）评分为－1 分。

13-50 解析：NUTRIC 分 6 项指标：年龄（岁）、APACHE Ⅱ 评分、SOFA 评分、引发器官功能不全（个）、入 ICU 前的住院天数、白细胞介素-6（IL-6）。现病人年龄 69 岁，得 1 分；APACHE Ⅱ 评分为 15 分，得 1 分；SOFA 评分为 2 分，得 0 分；未有引发器官功能不全，得 0 分；IL-6 为 300 pg/ml，得 0 分；病人入 ICU 前的住院天数为 3 天，得 1 分。最终该病人 NUTRIC 评分为 3 分。

13-51 解析：使用 Waterlow 压疮危险因素评估表。病人女性，得 2 分；85 岁，得 5 分；BMI 24，得 0 分；近期食欲可，体重无明显变化，得 0 分；皮肤清洁干燥，得 1 分；大小便正常，得 0 分；目前稍有烦躁不安，得 1 分；有糖尿病病史，药物控制良好，血糖维持在正常范围内，得 4 分。最终护士给予病人 Waterlow 压疮危险因素评估得分为 13 分。

13-55 解析：头痛、呕吐、视神经乳头水肿是颅内压增高的三主征,由此可诊断该病人颅内压增高。当颅内压>15 mmHg 称为颅内压增高。

13-56~57 解析: 危重症病人昏迷的评估使用 GCS 评分,其评估内容包括运动能力、语言能力、睁眼能力,通过3个方面的完成状况来判断病人的昏迷程度。病人处于熟睡状态,较响的言语刺激可唤醒,得3分;唤醒后不能进行应答,胡言乱语,得3分;肢体刺痛后屈曲,得3分。最终病人 GCS 评分为9分。GCS 总分为15分,分值越高,提示意识状态越好,13~14分为轻度障碍,9~13分为中度障碍,3~8分为重度障碍(昏迷)。该病人 GCS 评分为9分,因此昏迷程度为中度障碍。

13-58 解析: 当病人发生脑疝时,应立即使用脱水降颅内压药物(20% 甘露醇)进行治疗,密切观察病人的病情变化,重点观察病人的意识、瞳孔、肢体活动,同时应急诊对病人行头颅 CT 检查,帮助判断造成脑疝的主要原因,随后对症处理。

13-62 解析: 神经系统的体征主要包括意识状态、眼部体征、神经反射、肌张力及运动功能等。眼部主要观察瞳孔变化及眼球位置的变化,正常人瞳孔等大等圆,对光反射灵敏。一侧瞳孔散大,常提示病人可能发生脑疝。

13-65~66 解析: 中心静脉压正常值为 5~12 cmH$_2$O,<5 cmH$_2$O 表示右心房充盈不良或血容量不足。病人每小时尿量为 14ml,属于少尿,且神志淡漠、呼之无反应,由此可判断病人处于休克状态,结合中心静脉压值,得知该病人发生了低血容量性休克。低血容量休克的处理原则:有效循环血容量不足,需快速、充分补液以纠正休克。

名词解释题

13-71 危重症病人的系统功能评估与监测是指应用评估技术与监测手段,对危重症病人心血管系统、呼吸系统、神经系统、消化系统、泌尿系统进行动态评估,以便及时有效地反映病人全身功能状态、精神心理反应与疾病严重程度,及时发现病情变化与预测转归等。

13-72 中心静脉压监测是指监测胸腔内上、下腔静脉的压力,严格地说是监测腔静脉与右心房交界处的压力,反映右心前负荷,主要用于各种严重创伤、休克、急性循环衰竭等危重病人。

13-73 无创监测是指应用非机械性损伤的方法来获得各种心血管系统的功能指标,使用安全方便,并发症少,目前已被广泛用于各种急危重症或生命体征不平稳的病人。

13-74 有创血流动力学监测是指经体表插入导管或监测探头至心脏或血管腔内,以精准测定心血管系统的各项功能指标,操作相对复杂,有发生并发症的危险,临床应用时需掌握好适应证。

13-75 血流动力学监测是指根据物理学定律,结合病理和生理学概念,对心血管系统中血液运动的规律进行定量、动态、连续的测量和分析,得到的数据不仅为判断危重病人病情提供资料,而且能及时反映病人的治疗效果,从而使病人得到及时、正确、合理的救治。

13-76 有创动脉血压监测是指动脉穿刺置管后通过压力测量仪进行实时的动脉内测压,能够准确反映每个心动周期动脉收缩压、舒张压和平均动脉压的变化数值与波形,是一种常用的有创血流动力学监测方法。

13-77 潮气量是指平静呼吸时一次吸入或呼出的气体量。

13-78 每分通气量是指静息状态下,每分钟呼出或吸入的气体量,是肺通气功能最常用的测定指标之一。

13-79 生理无效腔容积是指解剖无效腔与肺泡无效腔的容积之和。

13-80 肺泡通气量是指静息状态下每分钟吸入气量中能到达肺泡进行气体交换的有效通气量。

13-81 心血管系统功能监测是指监测反映心血管系统功能状况,包括心脏、血管、血液、组织氧的供应与消耗及心脏电生理等方面的功能指标,为临床危重症病人的病情观察、救治与护理工作提供重要依据。

13-82 呼吸系统功能监测是指对病人的呼吸运动、呼吸容量状态、呼吸力学、呼出气体分析及动脉血气分析等方面进行监测评估,了解危重症病人通气与换气功能的动态变化,便于病情观察、调整治疗方案和对呼吸治疗的有效性做出合理评价。

13-83 呼气末二氧化碳监测包括呼气末二氧化碳分压、呼气末二氧化碳浓度、呼出气体二氧化碳波形及其趋势图监测,属于无创监测,可反映肺通气功能状态和计算二氧化碳的产生量。另外,也可反映循环功能、肺血流情况等。

13-84 脉搏血氧饱和度监测是指通过动脉搏动的波动分析来测定血液在一定氧分压下氧合血红蛋白占全部血红蛋白的百分比,属于无创监测。

13-85 呼吸力学监测是指对与呼吸相关的压力、阻力、顺应性及呼吸做功等参数的监测,是诊断与确定呼吸治疗的重要手段。

13-86 肺动脉压监测又称漂浮导管监测或Swan-Ganz导管监测,是能够提供较多生理参数的心血管系统监测方法。

13-87 经皮二氧化碳分压监测是呼气末二氧化碳监测以外对二氧化碳分压进行监测的一种无创方法,主要通过运用固态二氧化碳电极或结合二氧化碳电极测定渗透到皮肤表面的二氧化碳来预测二氧化碳分压,该方法不受肺部疾病的影响。

简述问答题

13-88 危重症病人系统功能监测是利用先进的、精密的医疗设备对危重症病人进行心血管系统、呼吸系统、神经系统、消化系统、内分泌系统、肾功能、动脉血气分析、水及电解质与酸碱平衡状况等进行动态监测,并根据所得监测数据进行综合分析,从而有效反映出危重症病人脏器功能和内环境状况,为临床诊断、预防、治疗及护理提供科学依据。

13-89 GCS评分的具体评估内容有3个方面:①运动能力(遵嘱运动、刺痛定位、刺痛躲避、刺痛屈曲、刺痛伸直、刺痛无反应);②语言能力(正常交谈、回答错误、胡言乱语、只能发声、不能发声);③睁眼能力(自主睁眼、呼唤睁眼、刺痛睁眼、刺痛无反应)。

13-90 只有当病人存在以下慢性病时才能进行慢性健康状况评分:①肝硬化及明确的门静脉高压;②美国纽约心脏病学会心功能Ⅳ级;③慢性阻塞性、梗阻性或血管性肺疾病导致活动重度受限;④接受长期透析治疗;⑤因治疗影响机体对感染的抵抗力。

13-91 心电图监测的意义:①持续观察心电活动;②持续监测心率、心律变化,监测有无心律失常;③观察心电波形变化,诊断心肌损害、心肌缺血及电解质紊乱;④监测药物对心脏的影响,并作为指导用药的依据;⑤判断起搏器的功能。

13-92 有创动脉血压监测的测压途径:桡动脉因其表浅、易于固定及穿刺成功率高而为首选途径,但穿刺前需做Allen试验以判断尺动脉的循环是否良好,若Allen试验阳性则不宜选用桡动脉穿刺。除桡动脉外,还可以选择肱动脉、腋动脉、尺动脉、足背动脉或股动脉途径。

有创动脉血压监测的并发症:最常见的并发症是血栓形成或栓塞,严重时可引起肢体缺血、坏死;除此之外,还可能发生出血、感染和动静脉瘘等。预防并发症的措施:选择的动脉穿刺针不宜太粗,操作时注意严格无菌技术,尽可能减少动脉损伤;穿刺置管时间不宜过长,一般不超过7天;定时用肝素稀释液加压冲洗测压管道系统。

13-93 有创压力监测的护理重点:①严密观察。观察各种压力变化并准确记录各种监测数据;观察导管及传感器内是否有回血、气泡,是否通畅等,并及时处理;注意检查压力传感器位置是否在零点,每次体位改变应调整零点。②伤口护理。严密观察穿刺部位伤口,注意局部渗血,及时更换伤口敷料。③预防堵管。保持监测导管通畅。使用肝素盐水间断推注或0.9%氯化钠溶液连续滴注冲洗监测管道。④妥善固定监测管道,预防脱管。⑤预防感染。注意无菌技术操作,及时更换监测套管及换能器等。

13-94 CVP监测的临床意义：<5 cmH_2O表示右心房充盈不良或循环血容量不足；>15 cmH_2O表示右心功能不良或循环血容量超负荷。CVP监测对了解循环血量和右心功能具有十分重要的意义,可作为指导临床治疗的重要参考。但当病人出现左心功能不全时,单纯监测CVP则失去意义。

CVP监测并发症的防治：熟悉解剖结构及严格遵守操作规程可避免出现气栓、血栓、气胸、血胸、神经损伤等并发症；穿刺时注意无菌操作,置管期间加强观察与护理,以减少感染；穿刺时若误入动脉应局部压迫止血,防止发生出血和血肿。

13-95 常见的异常呼吸类型：①哮喘性呼吸,发生在哮喘、肺气肿及其他喉部以下有阻塞者,其呼气时间较吸气时间明显延长,并有哮鸣音。心源性哮喘是哮喘性呼吸困难的一种,以左心室病变引起者为多,表现为阵发性端坐呼吸,呼吸困难常在夜间及劳累后出现,可持续数分钟到数小时之久。②紧促式呼吸,呼吸运动浅促而带有弹性,多见于胸膜炎、胸腔肿瘤、肋骨骨折、胸背部剧烈扭伤、颈胸椎疾病引起疼痛者。③深浅不规则呼吸,常以深浅不规则的方式进行呼吸,多见于周围循环衰竭、脑膜炎或各种因素引起意识丧失者。④叹息样呼吸,呼吸呈叹息样,多见于神经质、过度疲劳等病人,有时亦可见于周围循环衰竭者。⑤蝉鸣样呼吸,因会厌部发生部分阻塞,空气吸入发生困难使病人在吸气时发生高音调啼鸣声。吸气时病人的肋间及上腹部软组织内陷。⑥鼾声呼吸,在病人呼吸期间可闻及大水泡音,主要是上呼吸道有大量分泌物潴留,当空气进出气管时形成。多见于昏迷或咳嗽反射无力者。⑦点头式呼吸,因胸锁乳突肌收缩所致,在吸气时下颌向上移

动,而在呼气时下颌重返原位,类似点头样,多见于垂危病人。⑧潮式呼吸,是一种交替出现的阵发性的急促深呼吸及此后出现的一段呼吸暂停。

13-96 呼气末二氧化碳分压监测的临床意义：①判断通气功能。呼气末二氧化碳分压正常值是35~45 mmHg,在无明显心肺疾病的病人中,呼气末二氧化碳分压高低常与动脉血二氧化碳分压数值相近,因此,可以根据呼气末二氧化碳分压的监测结果来判断病人的通气功能状况,并可据此调节通气量,避免通气过度或通气不足。②反映循环功能。低血压、低血容量、休克及心力衰竭时,随着肺血流量减少,呼气末二氧化碳分压也降低,呼吸心跳停止时,呼气末二氧化碳分压迅速降为零,复苏后逐步回升。③判断人工气道的位置与通畅情况。通过呼气末二氧化碳分压监测可以帮助判断气管插管是否在气管内及判断气管-食管导管(ETC)的正确位置。气管插管移位误入食管时,呼气末二氧化碳分压会突然降低接近于零；ETC双腔导管中随呼吸呼气末二氧化碳分压有明显变化的应为气管腔开口。另外,通过呼吸末二氧化碳分压监测可了解气管与气管内导管的通畅情况,发生阻塞时,呼吸末二氧化碳分压与气道压力均升高。

13-97 脉搏血氧饱和度监测的临床意义：血氧饱和度正常值为96%~100%,临床上血氧饱和度与动脉血氧饱和度有显著的相关性,常用于监测呼吸暂停、发绀和缺氧的严重程度。血氧饱和度<90%时常提示有低氧血症。但一氧化碳中毒时由于碳氧血红蛋白与氧合血红蛋白的吸收光谱非常近似,可能会因正常的血氧饱和度监测结果而掩盖严重的低氧血症,因此,一氧化碳中毒时不能以血氧饱和度监测结果来判断是否存在低氧血症。

13-98 呼吸系统功能监测包括：呼吸运动监测(呼吸频率、呼吸幅度、呼吸节律、呼吸周期的吸呼比率、异常呼吸)；呼吸容量监测(潮气量、每分通气量、生理无效腔容积、肺泡通气量)；呼

气末二氧化碳监测(呼气末二氧化碳分压、呼气末二氧化碳浓度、呼出气体二氧化碳波形及其趋势图监测);脉搏血氧饱和度监测;呼吸力学监测(呼吸压力监测、气道阻力监测、顺应性监测);动脉血气分析监测(动脉血氧分压、动脉血氧饱和度、动脉血氧含量、动脉血二氧化碳分压、二氧化碳总量)。

13-99 颅内压的监测方法:①脑室内测压,在无菌条件下进行颅骨钻孔,将头端多孔的硅胶管插入侧脑室,经三通管连接传感器和监护仪进行颅内压监测。②脑膜下测压,在无菌条件下颅骨钻孔,打开硬膜,拧入特制的中空螺栓与蛛网膜紧贴,螺栓内注入液体,外接监护仪进行颅内压监测。③硬膜外测压,是将传感器直接置于硬膜与颅骨之间进行颅内压监测的方法。

13-100 脑电图监测在危重症监护中的应用:①脑缺血、缺氧的监测,脑电图对脑缺血、缺氧十分敏感。缺血、缺氧早期,出现短阵的脑电图快波,当脑血流继续减少,脑电图波幅开始逐渐降低,频率逐渐减慢,最后呈等电位线。②昏迷病人的监测,脑电图是昏迷病人脑功能监测的重要指标,可协助判断病情及预后。昏迷时脑电图一般常呈现δ波,若恢复到θ波或α波,表明病情有所改善;若病情恶化,δ波将逐渐转为平坦波形。

13-101 胃肠黏膜内pH(pHi)监测的临床意义:胃pHi值的正常范围为7.35~7.45。①休克病人器官灌注状态评估:当机体遭受创伤、失血及感染等因素发生休克后,组织细胞氧供不足,ATP的合成小于其分解而产生大量的氢离子,存在于胃黏膜内,引起胃pHi值下降,严重时可引发胃肠功能障碍直至并发MODS。组织细胞缺氧程度越严重,pHi值下降越明显。因此,胃pHi监测提供了部分器官组织氧合充分与否的判定依据。胃肠道是休克时缺血发生最早、最明显的脏器,同时也是复苏后逆转最晚的脏器。休克早期单纯从临床表现与全身性的氧输送指标进行观察常难以发现局部或隐藏的器官低灌注状态。通过胃pHi监测能够早期预警,指导治疗,纠正缺血、缺氧的状态,预防MODS发生。②危重症病人预后评估。胃pHi监测被认为是更为敏感和可靠的评估危重症病人预后的重要指标之一。全身监测指标已完全恢复正常,而胃pHi仍低的状态称为隐性代偿性休克,是导致胃肠黏膜屏障受损害,造成细菌和内毒素移位,进而诱发严重的脓毒症和MODS的主要原因。通过对循环衰竭的危重症病人的研究表明,胃pHi低值病人较胃pHi正常者的死亡率明显增高。纠正胃pHi可以改善复苏的预后,因此,监测复苏病人胃pHi的变化,并及时纠正胃pHi具有重要的临床意义。

13-102 危重症病人肝功能监测的常见内容:①精神症状与意识状态监测。肝功能失代偿时因代谢异常引发肝性脑病,病人会有精神症状及意识障碍表现。②黄疸监测。黄疸是肝功能障碍的主要表现之一,具有出现早、进展快等特点。③血清酶学监测。常用的血清酶学监测指标主要有丙氨酸氨基转移酶、天门冬氨酸氨基转移酶、碱性磷酸酶等。④血清胆红素监测。高胆红素血症主要反映肝代谢功能障碍,与血清总胆红素升高直接相关,常见于肝细胞损伤及胆汁淤积等。⑤血氨监测。血氨的正常值18~72 μmol/L,肝代谢功能严重受损时,血氨升高,易引发肝性脑病。⑥凝血功能监测。常用指标有凝血活酶时间及国际标准化比值、活化部分凝血活酶时间、凝血酶时间及纤维蛋白原等。⑦血清蛋白监测。常用指标为血清球蛋白和血清白蛋白。

13-103 静脉血栓栓塞风险评估及干预方案:①0~1分,低危,尽早活动;②2分,中危,药物预防或物理预防;③3~4分,高危,药物预防和(或)物理预防;④≥5分,极高危,药物预防和物理预防;⑤>9分,有肺栓塞危险;⑥>11分,有易栓症危险。

13-104 标准心电导联电极放置位置:①标准肢体导联。属于双电极导联,Ⅰ导联为左上肢(＋),右上肢(－);Ⅱ导联为左下肢(＋),右上肢(－);Ⅲ导联为左下肢(＋),左上肢(－)。

②加压肢体导联。属于单极导联,aVR、aVL与aVF导联探查电极分别置于右腕部、左腕部及左足部。③胸导联。属于单极导联,V_1导联电极放置于胸骨右缘第4肋间,V_2导联放置于胸骨左缘第4肋间,V_4导联放置于左侧锁骨中线与第5肋间相交处,V_3导联电极位于V_2导联与V_4导联的中点,V_5导联位于左侧腋前线与V_4导联同一水平,V_6导联位于左腋中线与V_4、V_5导联同一水平,V_7导联位于左腋后线与第5肋间相交处,V_8导联位于左肩胛线与第5肋间相交处,V_9导联位于第5肋间同水平脊柱左缘,V_{4R}导联位于右锁骨中线与第5肋间相交处,V_{3R}导联在V_1导联与V_{4R}导联的中点,V_{5R}导联位于右腋后线与第5肋间相交处。

13-105 呼吸压力监测:①经肺压,是指气道开口压与胸膜腔压之间的差值,反映了在相应的肺容量时需要克服肺的阻力大小,也是产生相应的肺容量变化消耗于肺的驱动压力。②经胸壁压,是指胸膜腔压与体表压力的差值,反映了在相应的容量时胸廓的阻力,也是产生相应的胸廓容量变化所需消耗的驱动力。③经呼吸系统压,是指呼吸运动过程中所需要克服的整体压力,是经肺压与经胸壁压的总和。④气道压,是指气道开口处的压力,在呼吸运动的动态变化过程中,常用峰压、平台压与平均气道压等指标来描述气道压力变化,是机械通气时最常用的监测指标。⑤最大吸气压力,是反映呼吸肌吸气量的指标。⑥最大呼气压力,是反映呼吸肌呼气力量的指标。⑦呼吸末正压(PEEP),正常情况下呼气末肺容量处于功能残气量时,肺和胸壁的弹性回缩力大小相等,而力的方向相反。

13-106 神经系统体征主要包括意识状态、眼部体征、神经反射、肌张力及运动功能等。①意识状态:是神经系统功能监测时最常用、最简单、最直接的观察项目,可直接反映大脑皮层及其联系系统的功能状况。一般将意识障碍分为嗜睡、昏睡、浅昏迷与深昏迷4个级别。②眼部体征:主要观察瞳孔变化及眼球位置的变化。③神经反射:主要包括正常的生理反射及异常的病理反射两部分。④体位与肌张力:去大脑强直是四肢可呈现伸展体位,有时可呈角弓反张姿势。两侧大脑皮层受累时可见去皮质强直状态。⑤运动功能:主要观察病人的自主活动能力,判断是否存在瘫痪及瘫痪的类型。

综合应用题

13-107 (1)护士给予病人的护理评估:病情危重程度的评估、意识障碍的评估、疼痛评估、营养风险的评估、镇静的评估、深静脉血栓风险的评估、压疮风险的评估。

(2)评估工具:急性生理与慢性健康评分Ⅱ(APACHE-Ⅱ)、格拉斯哥昏迷评分(GCS)、重症监护疼痛观察工具(CPOT)、危重症营养风险评分(NUTRIC 评分)、Richmond 烦躁-镇静评分(RASS)、静脉血栓栓塞(VTE)风险评估、Waterlow 压疮危险因素评分。

13-108 (1)病人的 GCS 评分为9分(病人可自主睁眼得4分,不能进行正常对话,只能发声得2分,对肢体刺激有屈曲动作得3分)。意识障碍属于中度障碍(13~14分为轻度障碍、9~12分为中度障碍、3~8分为重度障碍)。

(2)病人运用镇静药前,有暴力行为,Richmond 烦躁-镇静评分为+4分;运用镇静药后,病人仍有焦虑不安的表现,身体有轻微的移动,Richmond 烦躁-镇静评分为+1分。

13-109 (1)针对病人目前情况,护士应做的呼吸系统功能监测:①呼吸运动监测,监测病人的呼吸频率、呼吸幅度、呼吸节律、呼吸周期的呼吸比率,是否出现异常呼吸。②脉搏血氧饱和度监测。③动脉血气分析监测,动脉血氧分压、动脉血氧饱和度、动脉血氧含量、动脉血二氧化碳分压、二氧化碳总量等。④呼吸容量监测,监测病人的潮气量、每分通气量、肺泡通气量等,了解病人的有效通气量。

(2)做血气分析时,可能影响血气分析结果的因素:①心理因素。病人在抽血样时恐惧、烦躁不安、精神紧张或因害怕疼痛屏气,都会影响二氧化碳分压的结果。②采血量及肝素的浓度。肝素浓度是准确血气分析结果的核心保证,国际生化联合会推荐血气标本中肝素的最终浓度为 50 u/ml。③采血部位与进针角度。动脉采血部位应选择侧支循环丰富、外周浅表易扪及、大小合适、进针时疼痛少的动脉。桡动脉为最合适的穿刺部位。④血标本有气泡。气泡会影响血气的 pH、二氧化碳分压、氧分压的检测结果,理想的血气标本空气气泡应低于 5‰。⑤采血时机。时机要合适,病人在吸氧情况下会明显影响动脉血气分析结果。要正确了解病人是否出现呼吸衰竭,病情允许的情况下停止吸氧 30 分钟后采血进行血气分析。⑥标本送检时间。应及时送检,二氧化碳分压、氧分压和乳酸的检测必须在 15 分钟内完成;对于检测乳酸的标本,检测前必须在冰箱(冰水)中保存。

13-110 (1) 颅内压(ICP)＞15 mmHg 称为颅内压增高,该病人 ICP32 mmHg,所以该病人有颅内高压。颅内压分为 4 级,ICP21～40 mmHg 时为颅内压中度升高。

(2) 导致病人颅内压增高的因素:①病人患有胶质瘤,胶质瘤会引起颅内压增高。②血压。平均动脉压在 50～150 mmHg 波动时,由于脑血管的自动调节机制,颅内压可维持不变,超过一定的限度,颅内压将随血压的升高或降低而呈平行改变。③二氧化碳分压增高时 pH 值下降,脑血流和脑血容量增加,颅内压升高。④氧分压低于 50 mmHg 时,脑血流量明显增加,颅内压会升高。⑤中心静脉压升高可使静脉回流障碍,颅内压升高。⑥使脑血流量增加的药物也可使颅内压增高。

(曹 婷)

第十四章

多器官功能障碍综合征

选择题(14-1~14-50)

A1 型单项选择题(14-1~14-30)

14-1* 全身炎症反应综合征(SIRS)的发病机制是
A. 炎性介质释放
B. 炎症反应与抗炎反应严重失衡
C. 炎症细胞增生
D. 炎性细胞激活
E. 免疫抑制

14-2 SIRS 的感染因素包括
A. 严重创伤 B. 细菌
C. 烧伤 D. 胰腺炎
E. 中毒

14-3 SIRS 的感染因素是指
A. 创伤 B. 中毒
C. 烧伤 D. 胰腺炎
E. 肺炎

14-4* SIRS 常见的并发症是
A. 休克
B. 脑卒中
C. 多器官功能障碍综合征(MODS)
D. 昏迷
E. 肾衰竭

14-5* SIRS 的发展阶段包括:①局部反应期;②严重全身反应期;③免疫功能紊乱期;④全身严重反应始动期;⑤过度免疫抑制期。根据疾病发展进程,排序正确的是
A. ①④⑤③② B. ①②③⑤④
C. ①④②⑤③ D. ①⑤③④②
E. ④①②③⑤

14-6 关于 SIRS 的临床表现,下列说法中不正确的是
A. 心率增快
B. 呼吸增快
C. 负氮平衡
D. C 反应蛋白降低
E. 高代谢状态

14-7* 以下不属于 SIRS 的临床诊断依据的是
A. 体温>38℃或<36℃
B. 心率>90 次/分
C. 呼吸>20 次/分
D. 白细胞计数<4×10^9/L
E. 血小板计数>150×10^9/L

14-8 下列病人中,发生 SIRS 可能性最大的是
A. 运动员,胫、腓骨骨折
B. 小学生,化脓性中耳炎
C. 老年人,重症肺炎
D. 中年妇女,双手Ⅱ度烫伤
E. 青年人,阑尾炎切除术后

14-9* 对 SIRS 病人实施即刻护理的措施不包括
A. 保持呼吸道通畅,给氧
B. 建立静脉通路
C. 对高热病人进行物理降温
D. 必要时监测血流动力学
E. 严密观察和记录病人液体出入量

14-10 下列选项中,不属于 SIRS 发展过程

的是
A. 炎症反应期
B. 全身炎症反应始动期
C. 全身炎症反应失控期
D. 过度免疫抑制期
E. 免疫功能紊乱期

14-11 SIRS病人高代谢状态表现为
A. 正氮平衡
B. 蛋白分解降低
C. 低血糖
D. 高氧耗
E. 低血压

14-12* SIRS病人发生代偿性抗炎反应综合征(CARS)后,应采用
A. 炎症介质拮抗剂治疗
B. 抗感染治疗
C. 免疫刺激治疗
D. 亚低温治疗
E. 放射治疗

14-13* 脓毒症的病因主要是
A. 感染　　　　B. 创伤
C. 糖尿病　　　D. 休克
E. 中毒

14-14 引起脓毒症的主要病菌是
A. 革兰阳性菌
B. 革兰阴性杆菌
C. 金黄色葡萄球菌
D. 念珠球菌
E. 真菌

14-15* 为脓毒症病人进行液体复苏时,最初6小时内的CVP达到目标是
A. 1～3 mmHg
B. 3～5 mmHg
C. 5～8 mmHg
D. 8～12 mmHg
E. 12～15 mmHg

14-16* 下列对脓毒症病人即刻护理措施中不正确的是
A. 尽快建立至少2条静脉通路

B. 立即开始进行液体复苏,并密切监测病人的尿量、心率、血压和CVP等
C. 保持呼吸道通畅,合理氧疗,必要时建立人工气道进行机械通气
D. 留置尿管,监测每小时尿量
E. 对高热病人进行药物降温,对体温不升者加强保暖

14-17* 对于脓毒症的发病机制,下列描述正确的是
A. 免疫功能受到抑制
B. 血管通透性降低
C. 组织低灌注导致代谢性碱中毒
D. 蛋白分解降低
E. 凝血系统活化

14-18* 用于初步判断脓毒症的快速 SOFA 包括
A. 平均动脉压<60 mmHg,呼吸≥22 次/分,GCS 评分<15 分
B. 血小板计数<150×10^9/L,收缩压≤100 mmHg,胆红素>200 μmol/L
C. 平均动脉压<50 mmHg,尿量<500 ml/d,PaO$_2$/FiO$_2$≥400
D. 氧分压/吸氧分数(PaO$_2$/FiO$_2$)≥400,血小板计数<150×10^9/L,尿量<500 ml/d
E. 收缩压≤100 mmHg,呼吸≥22 次/分,GCS 评分<15 分

14-19 脓毒症的感染因素不包括
A. 革兰阴性杆菌
B. 凝固酶阴性葡萄球菌
C. 金黄色葡萄球菌
D. 肠球菌
E. 产气荚膜梭菌

14-20* MODS通常最先累及的器官是
A. 心　　　　B. 肝
C. 脑　　　　D. 肺
E. 肾

14-21 MODS最常见的病因是
A. 营养不良

B. 严重创伤和感染
C. 输液过多
D. 免疫力低下
E. 吸氧浓度过高

14-22 以下对 MODS 的描述中正确的是
A. 凡有 2 个或 2 个以上的重要器官功能衰竭即是 MODS
B. 功能障碍的器官与原发病损有或无直接关系
C. 全身性炎症反应只表现为感染而与损伤无关
D. 肠道细菌/内毒素移位可触发 SIRS,但不会导致 MODS
E. 肝脏是首发损害器官

14-23 脓毒症病人救治过程中,紧急生理支持时评估病人不包括
A. 气道　　　　B. 呼吸
C. 循环系统　　D. 运动系统
E. 神经系统

14-24* 以下关于 MODS 的描述中正确的是
A. 急性致病因素导致的 MODS 器官功能障碍是可逆的
B. 发病前器官功能都已出现不同程度受损
C. 病理改变以细胞增生为主
D. 病理损害与功能障碍程度一致
E. 病情发展较慢

14-25* MODS 的病程一般为
A. 1～7 天　　　B. 7～14 天
C. 14～21 天　　D. 21～28 天
E. 28～35 天

14-26 MODS 一般经历的 4 个时期为
A. 休克、复苏、高分解代谢和器官功能障碍
B. 感染、休克、高分解代谢和器官功能障碍
C. 休克、复苏、高分解代谢和器官功能障碍
D. 感染、复苏、高分解代谢和器官功能障碍
E. 休克、感染、高分解代谢和器官功能障碍

14-27* 下列 MODS 的发病机制中不包括哪项
A. 全身炎症反应失控
B. 肠道细菌移位
C. 组织缺血-再灌注损伤
D. 基因调控
E. 细胞程序化凋亡

14-28 对脓毒症病人进行液体复苏的目标是在最初的 6 小时内达到
A. CVP 20 mmHg
B. 平均动脉压≥80 mmHg
C. 尿量≥0.5 ml/(kg·h)
D. 混合静脉氧饱和度(SvO_2 或 $ScvO_2$)≥90%
E. 心率≤100 次/分

14-29* 以下病人中,最有可能发生 MODS 的是
A. 病人,27 岁。系统性红斑狼疮。因车祸造成桡骨骨折入院
B. 病人,48 岁。COPD。因支气管炎入院
C. 病人,60 岁。冠心病。因不稳定型心绞痛入院
D. 病人,82 岁。2 型糖尿病。因酮症酸中毒入院
E. 病人,男性,30 岁。既往体健,因肾盂肾炎入院

14-30* 监测脓毒症病人肾功能,不包括下列哪项
A. 每小时尿量　　B. 尿液性状
C. 血肌酐　　　　D. 血尿素氮
E. 血电解质

✐ A2 型单项选择题(14-31～14-40)

14-31 病人,男性,55 岁。确诊为重症胰腺炎,MODS(初期),入住 ICU 接受治

疗。护士需要重点观察病人的
A. 肠鸣音和大便情况
B. 每小时尿量和血肌酐值
C. 体温
D. 呼吸音和血氧饱和度
E. 血压

14-32* 病人,男性,45岁。因车祸,右下肢胫、腓骨粉碎性骨折急诊入院。入院时意识模糊,呼吸26次/分,脉搏113次/分,血压82/45 mmHg,体温35℃。该病人可能的诊断是
A. MODS   B. 脓毒症
C. 感染   D. SIRS
E. 急性呼吸窘迫综合征(ARDS)

14-33 病人,男性,60岁。因意识丧失急诊入院,经检查确诊为重症肺炎、MODS。护士可能观察到的情况是
A. 血清白蛋白升高
B. 胃肠道蠕动增加
C. 肺顺应性下降
D. 血尿素氮降低
E. 每小时尿量增多

14-34* 病人,男性,22岁。因车祸急诊入院,诊断为多根多处肋骨骨折、双肺挫裂伤、右股骨下1/3骨折。1周后,病人被确诊为脓毒症。下列护士的做法正确的是
A. 当被确诊为脓毒症后,使用抗生素不再有效
B. 目前治疗的首要任务是使病人脱离呼吸机
C. 病人需要输入大量的液体以维持血压稳定
D. 目前护理的首要任务是安抚病人的情绪
E. 病人肾功能受损后将无法恢复

14-35* 病人,男性,35岁。因车祸致双下肢挤压伤住院。第2天感觉头晕、头痛,呼吸困难,每小时尿量少于17 ml。应考虑是
A. ARDS   B. MODS
C. SIRS   D. 休克
E. 心力衰竭

14-36* 病人,男性,39岁。因左上腹受到严重的创伤后,脾脏破裂出现失血性休克,在治疗过程中极度呼吸困难,口唇发绀。为判断病情和明确诊断,首先应该对该病人进行的检查是
A. 血气分析
B. 呼吸功能监测
C. 血流动力学监测
D. X线检查
E. 心电图检测

14-37 病人,男性,65岁。风湿性心脏病二尖瓣狭窄16年,体外循环瓣膜置换手术后6小时,呼吸机辅助呼吸,FiO_2 75%。病人出现烦躁,PaO_2 55 mmHg,心率100次/分,血压105/75 mmHg。此时应考虑的病情是
A. 休克   B. 低血钠
C. 循环衰竭   D. 肺栓塞
E. MODS

14-38* 病人,男性,50岁。车祸致双下肢广泛性软组织挫伤。入院查心率106次/分,血压112/60 mmHg,急行手术进行清创。术后第2天病人尿量减少至25 ml/h以下,经补液不见好转。为进一步明确诊断,下列最有价值的检查是
A. X线拍片
B. 血尿素氮、肌酐检查
C. 血生化检查
D. 动脉血气分析
E. 尿常规及细菌培养

14-39 病人,男性,42岁。患急性重症胰腺炎并发休克36小时,经抗休克治疗后行胰腺和其周围坏死组织清除、腹腔引流术。术后心率106次/分,血压96/

60 mmHg，CVP 74 mmHg，呼吸 22 次/分，PaO_2 66 mmHg，尿量 10 ml/h，尿比重 1.002。该病人目前最紧急的并发症是

A. 心功能不全　　B. 呼吸衰竭

C. 肾衰竭　　　　D. 血容量不足

E. 体内抗利尿激素分泌过多

14-40* 病人，男性，55 岁。因高热、神志模糊、休克送入 ICU 治疗，诊断为重症肺炎。经积极治疗后体温正常，血压 120/68 mmHg，心率 100 次/分，呼吸 36 次/分，嘴唇发绀，双肺未闻及啰音。该病人最可能的是

A. 心力衰竭　　B. ARDS

C. 气胸　　　　D. 脑膜炎

E. 胸膜炎

A3 型单项选择题(14-41～14-45)

(14-41～14-42 共用题干)

病人，男性，65 岁。因化脓性胆管炎急诊入院。入院体格检查：体温 39.8℃，脉搏 126 次/分，呼吸 34 次/分，血压 78/52 mmHg。实验室检查：白细胞计数>$16×10^9$/L，血气分析 PaO_2 62 mmHg。

14-41* 该病人最可能的诊断是

A. SIRS　　　　B. 脓毒症

C. MODS　　　D. 肺部感染

E. 呼吸衰竭

14-42* 该病人最常见的并发症是

A. SIRS　　　　B. MODS

C. 脓毒症　　　D. 急性肾衰竭

E. DIC

(14-43～14-45 共用题干)

病人，男性，45 岁。从大约 8 m 高处跌下，致右股骨干骨折、脾破裂并失血性休克。在治疗过程中出现严重呼吸困难，口唇发绀，PaO_2<60 mmHg，胸部 X 线检查见网状阴影。

14-43 根据病情判断该病人并发了

A. 急性肾衰竭　　B. 心力衰竭

C. ARDS　　　　D. 感染性休克

E. DIC

14-44 ARDS 最典型的临床表现为

A. 呼吸窘迫感

B. 动脉血 PaO_2 降低

C. 难治性进行性呼吸窘迫

D. X 线胸片示网状阴影

E. 严重的酸中毒

14-45 改善病人缺氧的最佳措施是

A. 鼻导管高浓度吸氧

B. 快速输液

C. 人工呼吸

D. 使用激素治疗

E. 呼气末正压通气(PEEP)

A4 型单项选择题(14-46～14-50)

(14-46～14-48 共用题干)

病人，男性，38 岁。胆囊炎病史 5 年，暴饮暴食后腹痛 2 天，以重症胰腺炎急诊入院。入院体格检查：体温 38.9℃，脉搏 132 次/分，血压 107/72 mmHg；处于昏迷状态，腹胀明显，无尿。气管插管呼吸机支持，予多巴胺 200 mg+0.9%氯化钠溶液 50 ml 以 10 ml/h 的速度静脉泵入，予紧急留置中心静脉导管，测 CVP 为 3 mmHg。

14-46 该病人目前最适合的诊断是

A. SIRS　　　　B. 脓毒症

C. MODS　　　D. 急性肾衰竭

E. 急性心力衰竭

14-47* 进一步的处理措施是

A. 快速扩容

B. 使用呋塞米

C. 使用促进脑功能恢复的药物

D. 补充营养

E. 使用激素

14-48 病人出现呼吸衰竭的原因是

A. 腹胀影响呼吸

B. 无尿，血容量增加，肺渗出增多影响呼吸

C. 吸入氧浓度降低

D. 肺泡表面活性物质破坏,出现ARDS

(14-49～14-50 共用题干)

病人,女性,56 岁。因急性胰腺炎行胆囊造瘘、胰腺引流术,术后给予禁食、输液减压及抗感染治疗,并吸入高浓度氧。动脉血气分析显示 pH 7.46,PaO_2 55 mmHg,$PaCO_2$ 32 mmHg;X 线胸片示两肺较广泛的点、片状阴影;心电图示窦性心动过速。

14-49 此时提示病人可能存在
  A. 急性心力衰竭
  B. 阻塞性肺部病变
  C. ARDS
  D. 肺部感染
  E. 术后肺不张

14-50 不属于 ARDS 进展期表现的是
  A. 呼吸困难
  B. 发绀
  C. 肺部 X 线检查无明显变化
  D. 代谢性酸中毒
  E. 动脉血 PaO_2 下降

名词解释题(14-51～14-53)

14-51 SIRS
14-52 脓毒症
14-53 MODS

简述问答题(14-54～14-59)

14-54 简述 SIRS 的临床表现。
14-55 简述快速序贯性器官衰竭评估量表(快速 SOFA)的内容。
14-56 简述脓毒症救治原则。
14-57 简述脓毒症液体复苏最初 6 小时目标。
14-58 简述 MODS 病程分期。
14-59 简述 MODS 病人器官功能支持和维护的护理措施。

综合应用题(14-60～14-61)

14-60 病人,男性,45 岁。因腹痛 2 小时急诊入院。2 小时前病人大量饮酒后出现腹痛并呕吐,呕吐物为胃内容物及胃液。腹痛进行性加重,向腰背部放射。追问病史,病人否认胆结石、胃溃疡及高血压病病史。

体格检查:神志尚清醒,急性痛苦病容;心率 128 次/分,体温 37.3℃,呼吸 30 次/分,血压 135/80 mmHg;全腹压痛,上腹部剑突下压痛明显,有腹肌紧张及反跳痛,腹部移动性浊音阳性,肝浊音界存在,腹胀,肠鸣音弱。

实验室及其他检查:血淀粉酶高于正常值 2 倍,脂肪酶高于正常值 2 倍。血常规:血红蛋白 165 g/L,血细胞比容 50%;白细胞计数 21×10^9/L,中性粒细胞百分比 0.80;肌酐 150 μmol/L。动脉血气分析:pH 7.15,PaO_2 100 mmHg,$PaCO_2$ 25 mmHg,碱剩余(BE)-18 mmol/L,乳酸(Lac)6 mmol/L。SpO_2 95%。CT 检查示胰腺肿大,腹腔积液。诊断为急性重症胰腺炎,收住 ICU 进一步治疗。

请解答:
(1) 病人血常规提示什么?根据血常规结果,最紧急的护理措施是什么?
(2) 病人血气分析结果提示什么?相应的护理措施有哪些?
(3) 确诊重症胰腺炎后,护士应执行哪些消化系统监护措施?
(4) 确诊重症胰腺炎后,护士应执行哪些泌尿系统监护措施?

14-61 病人,男性,36 岁,建筑工人。1 天前因不慎从 8 m 高空坠落急诊入院。入院时病人四肢湿冷,脉搏 130 次/分,血压 75/45 mmHg,呼吸 20 次/分,血红蛋白 85 g/L,胸部 CT 平扫未见异常,腹部 CT 示脾破裂、腹腔大量积液。急诊行脾切除术,术中输液 5 000 ml,输血 4 500 ml。术后入 ICU 进一步治疗,继续输血、补液,维持血压在正常水平,血红蛋白 105 g/L,腹腔引流管无大量液体引出。术后 8 个小时病人出现吸气性呼吸困难,面罩吸氧无明显改善,脉搏 115 次/分,血压 110/75 mmHg,呼吸 33 次/分。血气分析示 SpO_2 80%, PaO_2 40 mmHg, $PaCO_2$ 35 mmHg。胸片示双肺浸润。紧急建立人工气道进行机械通气。

请解答:对该病人下一步应如何进行器官功能监测和护理?

答案与解析

选择题

A1 型单项选择题

14-1	B	14-2	B	14-3	E	14-4	C
14-5	C	14-6	D	14-7	E	14-8	C
14-9	E	14-10	A	14-11	D	14-12	C
14-13	A	14-14	B	14-15	D	14-16	E
14-17	E	14-18	E	14-19	E	14-20	D
14-21	B	14-22	B	14-23	D	14-24	A
14-25	C	14-26	E	14-27	E	14-28	C
14-29	D	14-30	E				

A2 型单项选择题

14-31	D	14-32	D	14-33	C	14-34	C
14-35	B	14-36	A	14-37	C	14-38	B
14-39	C	14-40	B				

A3 型单项选择题

14-41	B	14-42	B	14-43	C	14-44	D
14-45	E						

A4 型单项选择题

14-46	C	14-47	A	14-48	D	14-49	C
14-50	C						

部分选择题解析

14-1 解析: SIRS 的发病机制是机体对各种致病因素反应的失控,是机体内炎症反应和抗炎反应的严重失衡。

14-4 解析: SIRS 常见并发症有脓毒症、脓毒症休克和 MODS 等。

14-5 解析: SIRS 的发展阶段分 5 期:①局部反应期;②全身严重反应始动期;③严重全身反应期;④过度免疫抑制期;⑤免疫功能紊乱期。

14-7 解析: SIRS 的临床表现:SIRS 不是单独的疾病,是在原发病基础上出现的全身应激反应过度的临床状态,包括心率增快、呼吸增快、高代谢状态、血清 C 反应蛋白增高等。

14-9 解析: SIRS 即刻护理的措施包括维持呼吸道通畅,给氧,尽快改善低氧血症,必要时进行机械通气;建立静脉通路,必要时监测血流动力学;对高热病人进行物理降温等。常规护理包括严密监测病人生命体征,保持各种留置管道通畅,严密观察和记录病人液体出入量,遵医嘱正确、合理给药,营养支持,合适的体位,对烦躁、昏迷病人采取保护性措施,加强与病人沟通,保持室内环境和加强基础护理等。

14-12 解析: 代偿性抗炎反应综合征为 SIRS 病人在过度免疫抑制期出现的代偿性抗炎反应,应进行免疫刺激治疗,纠正炎症介质/抗炎介质的平衡失调。

14-13 解析: 感染因素是脓毒症的主要原因,常见的致病菌有革兰阴性杆菌、凝固酶阴性葡萄球菌、金黄色葡萄球菌、肠球菌及真菌等。

14-15 解析: 一旦确诊脓毒症,应立即开始液体复苏治疗,在最初 6 小时内达到:①中心静脉压 8~12 mmHg;②平均动脉压≥65 mmHg;③尿量≥0.5 ml/(kg·h);④中心静脉血氧饱和度($ScvO_2$)或混合静脉血氧饱和度(SvO_2)≥70%。

14-16 解析: 一旦病人确诊为脓毒症,即刻护理措施包括:①尽快建立至少 2 条静脉通路;②立即开始进行液体复苏,并密切观测病人的尿量、心率、血压和CVP等；③保持呼吸道通畅，合理氧疗，必要时建立人工气道进行机械通气；④留置尿管，监测每小时尿量；⑤对高热病人进行物理降温，对体温不升者加强保暖。

14-17 解析：凝血系统在脓毒症的发病过程中起着重要作用，炎症反应可引起凝血系统活化，而凝血系统活化又可促进炎症的发展，二者共同促进脓毒症的恶化。

14-18 解析：在怀疑病人存在脓毒症时，可使用快速SOFA进行评估。快速SOFA含3项指标：①收缩压≤100 mmHg；②呼吸≥22次/分；③意识状态改变(GCS评分<15)。3项指标符合2项，则可初步诊断脓毒症。

14-20 解析：MODS病人器官功能障碍的发生呈现序贯性，最先受累的器官常见于肺和消化器官。

14-24 解析：急性致病因素作用下引发的MODS器官功能障碍和病理损害是可逆的，治愈后器官功能可望恢复到病前状态。

14-25 解析：MODS的临床表现因基础疾病、感染部位器官的代偿能力、治疗措施等的不同而各异。病程一般为14~21天，经历休克、复苏、高分解代谢和器官功能衰竭4个时期。

14-27 解析：MODS的发病机制包括全身炎症反应失控，细菌和毒素移位，组织缺血-再灌注损伤，二次打击或双相预激和基因调控等。

14-29 解析：高龄、慢性疾病是易感MODS的危险因素。

14-30 解析：肾功能监测包括每小时尿量、尿液性状、血肌酐和尿素氮等。

14-32 解析：临床上符合以下2项或2项以上可诊断为SIRS：①体温>38℃或<36℃；②心率>90次/分；③呼吸>20次/分或$PaCO_2$<32 mmHg；④白细胞计数>12×10^9/L或<4×10^9/L，或未成熟粒细胞>10%。

14-34 解析：病人一旦确诊为脓毒症，应立即开始液体复苏治疗。

14-35 解析：在急性致病因素(车祸)所致机体原发病变的基础上，相继引发2个(呼吸系统和泌尿系统)器官同时或序贯出现可逆性功能障碍。

14-36 解析：MODS病人失血性休克，出现呼吸困难和口唇发绀，应检测血氧分压和二氧化碳分压，监测病人血氧饱和度。

14-38 解析：病人急性创伤后，尿量减少，补液后不见好转，应监测肾功能状况，进行血肌酐和尿素氮检查，评估肾功能。

14-40 解析：考核ARDS的诊断标准：①明确诱因下1周内出现的急性或进展性呼吸困难；②胸部X线/CT显示双肺浸润影；③呼吸衰竭不能完全用心衰或液体超负荷来解释；④低氧血症。

14-41 解析：脓毒症的诊断标准：体温升高、心率加快、呼吸加快，白细胞计数升高等。

14-42 解析：脓毒症最常见的并发症是MODS。

14-47 解析：病人的CVP 3 mmHg，应立即进行扩容，在6小时内达到8~12 mmHg。

名词解释题

14-51 SIRS即全身炎症反应综合征(systemic inflammatory response syndrome)，是指各种致病因素作用于机体，产生应激反应，炎症介质过度释放，引起全身炎症损伤的临床综合征。

14-52 脓毒症是指机体对感染的反应失控所导致的威胁生命的器官功能障碍综合征。

14-53 MODS即多器官功能障碍综合征(multiple organ dysfunction syndrome)，是指机体在感染、严重创伤、休克等多种急性致病因素所致的原发病变的基础上，以全身炎症反应综合征为中间环节，相继引起2个或2个以上器官同时或序贯出现可逆性的功能障碍，其恶化的结局是多器官功能衰竭(multiple organ failure，MOF)。

简述问答题

14-54 SIRS的临床表现：①体温>38℃或<36℃；②心率>90次/分；③呼吸>20次/分，或$PaCO_2$<32 mmHg；④白细胞计数>12×10^9/L

或<$4×10^9$/L,或未成熟粒细胞>10%。临床上符合2项或2项以上即可诊断为SIRS。

14-55 快速SOFA含3项指标：①收缩压≤100 mmHg；②呼吸≥22次/分；③意识状态改变(GCS评分<15)。3项指标符合2项,则可初步诊断脓毒症。

14-56 脓毒症的救治原则：①紧急生理支持；②早期液体复苏和循环支持；③控制感染；④器官功能支持。

14-57 一旦确诊脓毒症,应立即开始液体复苏治疗,在最初6小时内达到以下目标：①CVP 8~12 mmHg；②平均动脉压≥65 mmHg；③尿量≥0.5 ml/(kg·h)；④中心静脉血氧饱和度($ScvO_2$)或混合静脉血氧饱和度(SvO_2)≥70%。

14-58 MODS病程一般为14~21天,经历休克、复苏、高分解代谢状态和器官功能衰竭4个时期。

14-59 对MODS病人应严密监测其呼吸功能、循环功能、中枢神经系统功能、肾功能、肝功能、胃肠功能和凝血系统功能等,遵医嘱做好对各器官功能的支持和护理：①呼吸功能,合理进行氧疗,必要时行机械通气支持。②循环功能,尽早进行液体复苏,必要时使用血管活性药物改善微循环组织灌注。③肾功能,改善肾脏灌注,利尿,必要时进行肾脏替代治疗。④胃肠功能,预防应激性溃疡发生,病情允许时应尽早给予胃肠内营养支持,促进胃肠功能恢复,改善胃肠道缺血再灌注损伤,恢复肠道微生态平衡等。

综合应用题

14-60 (1)病人血红蛋白增高及血细胞比容增高提示血液浓缩,这是由于重症胰腺炎早期最主要和最严重的病理生理改变是炎症介质激活,导致血管通透性异常,体液大量向第三间隙丢失。血细胞比容为重症急性胰腺炎积极液体复苏的重要指标,要尽可能通过积极液体复苏,在第1个24小时将其降到40%以下。因此最紧急的护理措施是配合医生进行积极地液体复苏。白细胞计数增高和中性粒细胞增高不一定提示感染,因为重症胰腺炎早期并非感染性疾病,白细胞计数及中性粒细胞增高主要是应激所致。

(2)血气分析pH降低、碱剩余负值增高、乳酸增高,提示病人已经出现组织灌注异常和代谢性酸中毒；病人血压正常,但$PaCO_2$降低并出现呼吸窘迫,提示病人存在ARDS风险。护士需要密切监测病人呼吸状态及血气指标,遵医嘱进行氧疗(鼻导管或面罩吸氧),计算氧合指数并协助医生取得胸部影像学证据。病人有可能需要插管并接受人工辅助通气,护士应做好准备工作。

(3)确诊重症胰腺炎后,在消化系统监护上,应做到禁食及胃肠减压,遵医嘱用药。

(4)确诊重症胰腺炎后,在泌尿系统监护上,应立即为病人留置导尿管,密切观察每小时尿量。病人有可能需要接受血液净化治疗,护士应做好准备工作。急性重症胰腺炎进行血液净化的主要目的和指征不仅是替代肾功能,更重要的是清除炎症介质及维护内环境稳定。

14-61 病人出现呼吸困难,双肺浸润影和低氧血症,应遵医嘱做好对各器官功能的支持和护理,监测病人呼吸功能、循环功能、肾功能、消化功能。呼吸功能：①密切监测病人呼吸状况,监测呼吸频率、血氧饱和度和动脉血气,及早发现呼吸衰竭；②提供呼吸机通气,保持气道通畅,防止缺氧、人工气道堵塞和误拔出、肺部感染、窒息和气压伤等发生；③做好肺保护性通气各项措施,密切关注脑血管扩张和血压变化；④维持半卧位(床头抬高30°~45°),防止机械通气过程中出现呼吸机相关性肺炎；⑤实施轻度镇静方案,提高机械通气病人的舒适度,缓解焦虑,减少氧耗和降低人机对抗。循环功能：监测病人的心电图、血压和外周循环情况,尽早进行液体复苏,改善微循环组织灌注。肾功能：改善肾脏灌注,利尿,做好每小时尿量、尿液性状等肾功能监测。消化功能：预防应激性溃疡发生,给予胃肠内营养支持。

(耿立恒)

第十五章

危重症病人的营养支持

❋ 选择题(15-1～15-73)

✎ A1 型单项选择题(15-1～15-47)

15-1 应激早期,大多数危重症病人能够接受并可实现的能量供给应在
A. 15～20 kcal/(kg·d)
B. 20～25 kcal/(kg·d)
C. 25～30 kcal/(kg·d)
D. 30～45 kcal/(kg·d)
E. 45～50 kcal/(kg·d)

15-2 肠外营养时,下列与输入糖太多无关的是
A. 高血糖
B. 低钾血症
C. 高渗性脱水
D. 高渗性非酮症酸中毒
E. 正氮平衡

15-3 在危重症病人的营养支持中,危重症病人第一需要的是
A. 供给能量与营养物质
B. 调节免疫功能
C. 控制感染
D. 维持机体水和电解质平衡
E. 预防并发症

15-4 对危重症病人首先考虑的营养支持途径是
A. 外周静脉途径
B. 中心静脉途径
C. 胃肠道途径
D. 鼻空肠导管途径
E. 肠造口途径

15-5 病人腹部大手术合并感染半年未愈,病情稳定后的能量补充需要适当增加,否则将难以纠正病人的
A. 低蛋白血症
B. 低钾血症
C. 低血糖
D. 低血脂
E. 氮质血症

15-6 对严重颅脑损伤病人,给予肠内营养时应警惕
A. 葡萄糖补充过多
B. 蛋白质补充过多
C. 误吸的发生
D. 酸碱失衡
E. 全身性感染

15-7 病人重症昏迷入住 ICU,下列可考虑给予肠外营养的情况是
A. 肝性脑病
B. 严重氮质血症
C. 严重高血糖未控制
D. 严重水、电解质及酸碱失衡
E. 严重胃肠道功能障碍

15-8 反映肌力的是
A. 三头肌皮褶厚度
B. 握力
C. 血清白蛋白
D. 氮平衡
E. 体重指数

15-9* 应激时蛋白质的代谢表现为
A. 蛋白质的合成增加
B. 蛋白质的丢失减少
C. 正氮平衡
D. 负氮平衡
E. 零平衡

15-10* 下列哪种物质可以下调炎症反应,推荐 ARDS 的病人补充
A. 游离脂肪酸
B. 谷氨酰胺
C. ω-3 多不饱和脂肪酸
D. 精氨酸
E. 葡萄糖

15-11* 下列哪项反映病人机体脂肪含量
A. 三头肌皮褶厚度
B. 握力
C. 血清白蛋白
D. 氮平衡
E. 上臂中点肌肉直径

15-12* 下列危重症病人的代谢改变中正确的是
A. 葡萄糖氧化利用增加
B. 脂肪氧化加速
C. 蛋白质合成增加
D. 游离脂肪酸浓度下降
E. 水和电解质代谢正常

15-13* 危重症病人肠外营养应用大量的葡萄糖,以下哪种情况不是其并发症
A. 肝功能损害
B. 高血糖
C. 高渗性昏迷
D. 二氧化碳生成增多,呼吸肌做功增加
E. 肾功能障碍

15-14 葡萄糖是体内主要的供能物质,为保证神经细胞、红细胞等依赖葡萄糖的细胞供能的需要,危重症病人每天葡萄糖需要量至少为
A. >60 g
B. >80 g
C. >100 g
D. >120 g
E. >150 g

15-15 代表体内蛋白质储存量的是
A. 三头肌皮褶厚度
B. 握力
C. 血清白蛋白
D. 氮平衡
E. 上臂中点肌肉直径

15-16* 病人出现以下哪种情况可以使用肠内营养
A. 肠穿孔
B. 严重腹泻
C. 高排出量的肠瘘
D. 完全性机械性肠梗阻
E. 心力衰竭

15-17* 危重症病人的体液量变化较大,会对某些营养判断指标产生影响,以下哪项指标不受影响
A. 体重指数(BMI)
B. 三头肌皮褶厚度
C. 体重
D. 氮平衡
E. 血清白蛋白

15-18* 下列判断营养状态最敏感、半衰期最短的指标是
A. 血红蛋白
B. 转铁蛋白
C. 白蛋白
D. 前白蛋白
E. 铁蛋白

15-19* 下列哪项指标代表体内较恒定的蛋白质含量
A. 三头肌皮褶厚度
B. 握力
C. 血清白蛋白
D. 氮平衡
E. 上臂中点肌肉直径

15-20 危重疾病时下列哪项物质在血浆和肌肉中的浓度迅速降低,全胃肠外营养(TPN)时应早期补充
A. 游离脂肪酸
B. 谷氨酰胺
C. ω-3 多不饱和脂肪酸
D. 精氨酸
E. 葡萄糖

15-21 人体血浆含量最丰富的氨基酸是
A. 游离脂肪酸

B. 谷氨酰胺

C. ω-3多不饱和脂肪酸

D. 精氨酸

E. 葡萄糖

15-22* 对胃排空不良的病人经鼻胃管使用肠内营养制剂,最可能的并发症是

A. 腹泻　　　　B. 便秘

C. 误吸　　　　D. 肠坏死

E. 低血糖

15-23* 危重疾病急性期分解代谢突出,代谢产物在血中浓度发生改变,下列改变哪项不正确

A. 高尿素氮血症　B. 高三酰甘油

C. 高前白蛋白　　D. 高血糖

E. 低谷氨酰胺

15-24 危重疾病时供能作用增加的物质是

A. 游离脂肪酸

B. 谷氨酰胺

C. ω-3多不饱和脂肪酸

D. 精氨酸

E. 葡萄糖

15-25 长期使用大量要素饮食的病人,其饮食热卡密度高、渗透压为机体渗透压的2倍,若突然禁食,静脉未及时补充营养物质,短期内容易发生

A. 低血糖

B. 高碳酸血症

C. 酮症酸中毒

D. 反应性高血糖

E. 高渗性昏迷

15-26* 为减少肠外营养引起的肝脏并发症,下列做法中正确的是

A. 增加长链脂肪乳的比例

B. 尽早使用肠内营养

C. 获得正能量平衡

D. 使用水解蛋白代替氨基酸

E. 切除淤胆的胆囊

15-27* 危重症病人肠内营养支持时应严密监测胃残余量,使用动力药或是考虑幽门后喂养的标准是胃残余量超过

A. 50 ml　　　　B. 100 ml

C. 150 ml　　　D. 200 ml

E. 250 ml

15-28* 以下关于营养素的种类及供能的叙述中错误的是

A. 脂肪的热卡密度是 9 kcal/g

B. 葡萄糖的热卡密度是 4 kcal/g

C. 蛋白质的热卡密度是 4 kcal/g

D. 6.25 g氮含1 g蛋白质

E. 危重症病人热氮比应降至100～150 kcal∶1 g

15-29* 下列哪种物质具有减少炎症介质的产生、释放并下调炎症反应的作用

A. ω-3多不饱和脂肪酸

B. ω-9单不饱和脂肪酸

C. ω-6多不饱和脂肪酸

D. 膳食纤维

E. 谷氨酰胺

15-30* 以下哪种疾病不是肠外营养的适应证

A. 需急诊手术的上消化道大出血

B. 诊断不明的消化道穿孔

C. 机械性肠梗阻

D. 脓毒症时麻痹性肠梗阻

E. 恶性肿瘤化疗期肠内营养不能满足病人能量需求的50%

15-31* 正常机体能量来源最重要的物质是

A. 游离脂肪酸

B. 谷氨酰胺

C. ω-3多不饱和脂肪酸

D. 精氨酸

E. 葡萄糖

15-32* 以下对氮平衡的描述中错误的是

A. 是摄入氮与排出氮的差值

B. 排出氮包括尿、粪、皮肤等途径丢失的氮

C. 肠内营养的氮含量等于蛋白质的摄入量

D. 摄入氮包括肠内和肠外营养摄入

的氮

E. 临床上可使用尿中的排出氮加固定数值进行粗略估计

15-33 对危重症病人的炎症反应调节具有双向性,使用受限制的是
A. 游离脂肪酸
B. 谷氨酰胺
C. ω-3多不饱和脂肪酸
D. 精氨酸
E. 葡萄糖

15-34* 关于肠外营养的配方选择,下列叙述不正确的是
A. 脂肪补充量一般为非蛋白热卡的50%~70%
B. 1g氮约相当于6.25g蛋白质或氨基酸
C. 蛋白质供给量一般为1.2~1.5 g/(kg·d)
D. 创伤病人适当增加硒的摄入
E. 肝功能障碍者使用部分中链脂肪乳代替长链脂肪乳

15-35 可以判断机体蛋白质代谢和分解状态的指标是
A. 上臂中点肌肉周径
B. 握力测定
C. 前白蛋白
D. 转铁蛋白
E. 氮平衡

15-36* 危重症病人急性期的代谢特点是
A. 分解代谢为主
B. 合成代谢为主
C. 表现为正平衡
D. 无合成代谢
E. 少量分解代谢

15-37 外科营养支持病人的营养液配制后冷藏的有效期为
A. 2小时   B. 4小时
C. 8小时   D. 12小时
E. 24小时

15-38 TPN支持病人可能发生的最严重的代谢并发症是
A. 高钾血症
B. 低钾血症
C. 肝功能异常
D. 高渗性非酮症性昏迷
E. 高血糖症

15-39 不需要用管饲饮食的病人是
A. 手术后不能张口进食者
B. 拒绝进食者
C. 昏迷病人
D. 高热病人需补充高热量流质时
E. 晚期食管癌病人

15-40* 下列哪项不是肠外营养的并发症
A. 切口难以愈合
B. 导管败血症
C. 低血糖
D. 高渗性非酮症性昏迷
E. 肝功能损害

15-41 某小肠瘘病人主诉口渴、尿少、食欲缺乏、恶心、软弱无力、脉细速。实验室检查:血红蛋白160 g/L、血钠132 mmol/L、CO_2CP为27 mmol/L。应诊断为
A. 高渗性脱水
B. 等渗性脱水
C. 低渗性脱水
D. 代谢性酸中毒
E. 代谢性碱中毒

15-42 对急性消化道失液的病人,医嘱予以补充液体,应先输入的是
A. 5%葡萄糖盐水
B. 5%葡萄糖溶液
C. 10%葡萄糖溶液
D. 右旋糖酐
E. 5%碳酸氢钠溶液

15-43 腹泻是肠内营养最常见的并发症,其发生的原因不包括
A. 营养液输入速度过快
B. 应用低渗性食物

C. 营养液温度过低
D. 细菌污染营养液
E. 营养液温度过高

15-44 肠内营养时发生误吸的因素不包括
A. 配方不合理　　B. 体位不当
C. 饲管移位　　　D. 意识障碍
E. 胃潴留

15-45 肠内营养的适应证
A. 胃肠道功能衰竭
B. 完全性肠道梗阻
C. 严重的腹腔内感染
D. 肿瘤放疗/化疗的辅助
E. 胃肠道手术后

15-46 长期肠外营养支持者,应选择的穿刺血管是
A. 颈内静脉　　B. 大隐静脉
C. 颈外静脉　　D. 足背静脉
E. 手背静脉

15-47 静脉营养时每天体重应增加多少提示营养供给适当
A. 50～100 g　　B. 100～300 g
C. 300～400 g　　D. 300～500 g
E. 350～450 g

✎ A2型单项选择题(15-48～15-55)

15-48* 病人,男性,39岁。有明确外伤史,诊断为多发伤。体格检查:体温36.2℃,呼吸20次/分,心率75次/分,血压138/75 mmHg。GCS评分为6分,鼻饲流质饮食。病人肠内营养中包含的营养素不产生能量的是
A. 纤维素　　B. 果糖
C. 中链脂肪　D. 氨基酸
E. 长链脂肪

15-49 病人,男性,20岁。因高位小肠瘘1天入院,入院后经颈内静脉插管滴入全胃肠外营养液。2周后突然出现寒战、高热、无咳嗽、咳痰,腹部无压痛及反跳痛。最有可能的情况是

A. 高渗性非酮症性昏迷
B. 肺部感染
C. 气胸
D. 导管性脓毒症
E. 导管折断

15-50 病人,男性,72岁。胃大部切除术后出现肠内营养明显不耐受,需进行肠外营养支持。选择输入途径为中心静脉还是周围静脉时,最主要的决定因素是
A. 病人的经济条件和依从性
B. 病人的基础疾病和手术情况
C. 病人的血管条件
D. 肠外营养的天数和营养素的需要量
E. 肠外营养的配方

15-51 病人,男性,45岁。在家庭肠外营养支持2个月余,随访检查发现其肝功能指标中转氨酶升高,B超提示胆囊结石形成。目前对其最有效的治疗措施是
A. 尽早改用肠内营养
B. 保肝治疗
C. 胆囊切除术
D. 排石治疗
E. 预防感染

15-52* 病人,男性,45岁。因车祸致昏迷10余小时入院,诊断为重型颅脑损伤。GCS评分为10分。体格检查:体温38.9℃,脉搏101次/分,呼吸23次/分,血压135/85 mmHg。病人的代谢改变是
A. 反调节激素分泌减少
B. 内脏蛋白减少
C. 脂肪代谢受抑制
D. 葡萄糖利用增加
E. 氨基酸分解受限

15-53 病人,女性,55岁。胰十二指肠手术后,经空肠造口管行肠内营养3天,病人出现发热、腹痛,腹部压痛、反跳痛、

肌紧张。下列哪项有助于判断该病人为饲管移位造成的急性腹膜炎
- A. 开始发热的时间和严重程度
- B. 腹痛的部位、范围和性状
- C. 腹腔引流管引流出类似营养液的液体
- D. 胃肠减压管引流液的量和性状
- E. 有无休克等全身反应

15-54* 病人,男性,67岁。既往有COPD、高血压病病史,诊断为肺部感染。实验室检查:白蛋白 24.1 g/L、尿素氮 14.5 mmol/L、肌酐 70 μmol/L、胱抑素C 0.8 mg/L。补充热量为肠内营养 1 200 kcal,静脉营养 650 kcal;蛋白质为 90 g。下列哪项指标可动态评估病人的营养支持效果并了解代谢状态
- A. 握力
- B. 体重指数
- C. 血清白蛋白
- D. 淋巴细胞计数
- E. 氮平衡

15-55* 病人,男性,58岁。有车祸外伤史,诊断为重型颅脑损伤、闭合性胸部外伤、重症脓毒症、MODS。外伤前无慢性病病史。实验室检查:白蛋白 23.6 g/L、血糖 15.3 mmol/L、三酰甘油 0.28 mmol/L、红细胞计数 3.18×10^{12}/L、血红蛋白 85 g/L、尿素氮 18.2 mmol/L、肌酐 107 μmol/L、降钙素原 8.12 ng/ml。该病人的代谢特点是
- A. 蛋白质分解减少
- B. 葡萄糖氧化利用增多
- C. 脂肪分解速度加快
- D. 分解代谢下降
- E. 糖异生下降

✎ A3型单项选择题(15-56~15-62)
(15-56~15-58 共用题干)

病人,女性,58岁。胃癌手术后出现吻合口瘘,给予完全肠外营养支持3周。病人突然寒战、高热,检查发现腹腔引流通畅、双肺呼吸音清、白细胞计数明显增高,中性粒细胞比例增加。

15-56 该病人发热的原因首先应考虑
- A. 与营养素产热有关
- B. 高分解代谢状态
- C. 高渗性脱水
- D. 导管相关感染
- E. 高渗性非酮症性昏迷

15-57 容易产生上述情况的原因最可能的是
- A. 营养不良
- B. 长期应用抗生素造成的菌群失调
- C. 自身存在感染灶
- D. 免疫力低下
- E. 导管留置时间过长

15-58 对该病人首先的处理措施应是
- A. 立即拔除导管
- B. 血液细菌培养
- C. 插管处换药
- D. 给予广谱抗生素
- E. 给予胰岛素

(15-59~15-62 共用题干)

病人,男性,35岁。高空作业时不慎坠楼致颅脑与胸腹部严重创伤而入院,TPN支持1周。体格检查:体温38.5℃,脉搏116次/分,呼吸27次/分,血压80/55 mmHg;神志不清,呼吸深快。实验室检查:尿糖强阳性、尿酮体阳性、血糖 34.6 mmol/L。

15-59 目前病人是下列哪种病理变化
- A. 感染并发症
- B. 高渗性昏迷
- C. 低血压反应
- D. 低血糖反应
- E. 酮症酸中毒

15-60 进一步采取的护理措施中应除外
- A. 密切观察神志和血压
- B. 严密监测血糖和尿糖
- C. 按血糖、尿糖检测结果调整胰岛素

用量

D. 补充高能量营养液

E. 补充足够液体纠正脱水,持续至酮体消失

15-61 为预防病人再次出现上述变化,应严格控制

A. 葡萄糖溶液的输出量和速度

B. 氨基酸溶液的输出量和速度

C. 脂肪乳的输注量和速度

D. 电解质溶液的输出量和速度

E. 维生素溶液的输出量和速度

15-62 该病人不适合应用的营养输入途径是

A. 经锁骨下静脉

B. 经外周静脉

C. 经颅内静脉

D. 经股静脉

E. 经中心静脉

A4 型单项选择题(15-63～15-73)

(15-63～15-68 共用题干)

病人,男性,87 岁。有脑梗死病史,3 天前开始胃出血,每天引出血性液体 300～500 ml。体格检查:体温 38.5℃,脉搏 94 次/分,呼吸 18 次/分,血压 126/68 mmHg;体重低于理想体重的 5%,肌肉储备差。

15-63 病人目前的代谢状态,下列正确的描述是

A. 合成代谢为主

B. 饥饿代谢为主

C. 分解代谢为主

D. 尿氮排出减少

E. 代谢率下降

15-64 病人需要进行营养支持,最佳途径是

A. 经中心静脉全合一营养袋

B. 经周围静脉输葡萄糖溶液

C. 经周围静脉全合一营养袋

D. 氨基酸与脂肪乳串瓶

E. 经中心静脉肠外营养治疗

15-65 该病人静脉营养支持需要补充药理剂量的谷氨酰胺,以下对其描述不正确的是

A. 血浆中含量最丰富的氨基酸

B. 维护肠黏膜屏障

C. 含少量双键,产生氧自由基少

D. 促进蛋白质合成

E. 改善免疫功能

15-66 病人的病程中并发 ARDS,能对 ARDS 预后有利、下调炎症反应的物质是

A. 谷氨酰胺

B. ω-9 单不饱和脂肪酸

C. 精氨酸

D. ω-6 多不饱和脂肪酸

E. ω-3 多不饱和脂肪酸

15-67 病人经治疗后胃出血停止,要进行肠内营养支持,只能加入肠内营养中不能直接被人体利用、可被细菌酵解的物质是

A. ω-3 多不饱和脂肪酸

B. 中链脂肪酸

C. 短链脂肪酸

D. 精氨酸

E. 膳食纤维

15-68 下列哪种物质是一氧化氮的合成底物,对免疫炎症反应具有"双刃剑"效应

A. 精氨酸

B. 短链脂肪酸

C. ω-3 多不饱和脂肪酸

D. 谷氨酰胺

E. 中链脂肪酸

(15-69～15-73 共用题干)

病人,男性,21 岁。因便血 1 周,反复神志障碍 2 天入院。1 年前经双气囊小肠镜检查诊断为小肠克罗恩病。体格检查:血压 95/45 mmHg,心率 138 次/分,体温 36.8℃,呼吸 22 次/分;神志模糊,稍烦躁,消瘦体型,营养差,全身皮肤、黏膜苍白,湿冷,末梢发绀明显;肠鸣音活跃,肛门可见大量血性液体和血块排出。血常规:白细

胞计数 $2.77×10^9$/L、红细胞计数 $2.67×10^{12}$/L,血红蛋白 78 g/L。病人休克纠正后,需进行营养支持。

15-69 当前应选择的营养支持途径为
A. 鼻胃管
B. 空肠造口
C. 周围静脉
D. 口服流质饮食
E. 中心静脉

15-70 当前病人营养支持原则为
A. 继续肠外营养支持,等待腹部情况完全好转
B. 试用肠内营养,逐渐减少肠外营养用量
C. 中心静脉营养向周围静脉营养转换
D. 停止使用肠外营养
E. 静脉补充葡萄糖和电解质,并进行肠内营养

15-71 以下疾病不属于肠内营养禁忌证的是
A. 严重的迁延性腹泻
B. 高排出量的多发性小肠瘘
C. 肠系膜重度缺血
D. 完全性机械性肠梗阻
E. 急性重症胰腺炎

15-72 关于病人目前存在的临床病理生理状态,下列最佳的描述是
A. 克罗恩病并发低血压
B. 营养不良并发消化道出血
C. 消化道出血并发失血性休克
D. 重度贫血
E. 克罗恩病并发肠梗阻

15-73 该病人进行肠内营养的基础是
A. 正常肠鸣音
B. 无肠黏膜缺血
C. 无胃肠道出血
D. 胃肠道具有一定功能
E. 不能使用肠外营养的情况

名词解释题(15-74~15-76)

15-74 肠内营养
15-75 肠外营养
15-76 营养支持

简述问答题(15-77~15-80)

15-77 简述危重症病人营养支持的总目标。
15-78 哪些危重症不宜给予肠外营养支持?
15-79 肠内营养的禁忌证有哪些?
15-80 肠内营养时如何预防营养管堵塞?堵塞后如何处理?

综合应用题(15-81~15-82)

15-81 病人,女性,45 岁,体重 50 kg。车祸致左股骨粗隆间骨折。伤后 24 小时行切开复位、动力髋螺钉内固定术。卧床 40 天左右病人体重减至 40 kg,发生顽固性肺部感染,病情未得到控制,发展为呼吸衰竭。行气管插管机械通气,同时留置鼻胃管,转入 ICU 治疗后生命体征平稳。实验室检查:白细胞计数 $9.5×10^9$/L,血红蛋白 89 g/L,白蛋白 30 g/L。

请解答:
(1) 该病人的能量补充原则是什么?
(2) 选择哪种营养支持途径?何时开始?
(3) 以上营养支持可能发生哪些并发症?

15-82 病人,男性,67 岁。因创伤后失血性休克行锁骨下静脉穿刺置管,并进行 CVP 监测,经过 6 天的抢救治疗,意识仍不清楚,体温 38.9 ℃,血培养出溶血性链球菌,目前病人有少量消化道出血,不能行肠内营养支持。

请解答:
(1) 该病人现在是否存在血管内导管相关性感染?
(2) 该病人是否需拔除血管内导管?应采取哪种有效措施?

答案与解析

选择题

A1 型单项选择题

15-1	B	15-2	E	15-3	D	15-4	C
15-5	A	15-6	C	15-7	E	15-8	B
15-9	D	15-10	C	15-11	A	15-12	B
15-13	E	15-14	C	15-15	E	15-16	E
15-17	D	15-18	D	15-19	C	15-20	B
15-21	B	15-22	C	15-23	C	15-24	A
15-25	A	15-26	B	15-27	C	15-28	D
15-29	A	15-30	A	15-31	E	15-32	C
15-33	D	15-34	C	15-35	C	15-36	A
15-37	E	15-38	C	15-39	C	15-40	A
15-41	C	15-42	A	15-43	B	15-44	A
15-45	D	15-46	A	15-47	B		

A2 型单项选择题

15-48	A	15-49	D	15-50	D	15-51	A
15-52	B	15-53	C	15-54	E	15-55	C

A3 型单项选择题

15-56	D	15-57	E	15-58	A	15-59	E
15-60	D	15-61	A	15-62	B		

A4 型单项选择题

15-63	C	15-64	A	15-65	C	15-66	E
15-67	E	15-68	A	15-69	E	15-70	B
15-71	E	15-72	C	15-73	D		

部分选择题解析

15-9 解析: 危重症病人的蛋白质分解、丢失增加,合成减少,分解代谢大于合成代谢,表现为负氮平衡。

15-10 解析: 危重疾病时供能作用增加的物质是游离脂肪酸;精氨酸对危重症病人的炎症反应调节具有双向性,使用受限制;谷氨酰胺是人体血浆中含量最丰富的氨基酸,危重疾病时在血浆和肌肉中的浓度迅速降低,TPN 时应早期补充;ω-3 多不饱和脂肪酸可以下调炎症反应,推荐 ARDS 的病人补充;葡萄糖是正常机体需要量最大、最重要的能量来源。

15-11 解析: 血清白蛋白代表体内较恒定的蛋白质含量;氮平衡可以了解体内蛋白质的合成与分解,是评价动态营养的指标;握力可反映肌力;三头肌皮褶厚度可反映病人机体脂肪含量;上臂中点肌肉直径代表体内蛋白质储存量。

15-12 解析: 危重症病人有葡萄糖氧化利用障碍,并伴有糖原分解和糖异生增加,表现为高血糖;脂肪氧化加速,游离脂肪酸浓度上升;蛋白质分解加速,合成下降。

15-13 解析: 大量输注葡萄糖引起高血糖和高渗性昏迷;由于葡萄糖呼吸商为1,生成二氧化碳多,加重呼吸肌负担;大量葡萄糖沉积在肝,引起肝功能损害(脂肪肝)。葡萄糖的应用与肾功能障碍没有明确的直接关系。

15-16 解析: 禁止使用胃肠道的情况包括胃肠道功能障碍,如严重腹泻;尚未控制的腹部情况,如肠穿孔、高排出量的肠瘘、完全性机械性肠梗阻。心力衰竭的病人胃肠道解剖完整并具有一定的功能,是肠内营养的适应证。

15-17 解析: 体液量变化直接影响白蛋白浓度、三头肌皮褶厚度和体重,而体重指数(BMI)由体重计算出来[BMI = 体重(kg)/身高²(m²)]。氮平衡是摄入氮与排出氮的差值,不受体液平衡的影响。

15-18 解析: 前白蛋白的半衰期为2天,是有效的营养支持监测指标。血红蛋白的半衰期是120天,受营养状况的影响改变慢,只有长期慢性营养不良才能引起贫血。转铁蛋白半衰期为8天,也是有效的营养监测指标。白蛋白在体内较恒定,但半衰期也较长(约20天),受体内分解、毛细血管渗漏等影响较大。铁蛋白主要反映铁在体内的储存情况,不作为营养监测指标。

15-19 解析: 血清白蛋白代表体内较恒定的蛋白质含量;氮平衡可以了解体内蛋白质的合成与分解,是评价动态营养指标;握力可反映肌力;三头肌皮褶厚度可反映病人机体脂肪含量;上臂中点肌肉直径代表体内蛋白质储存量。

15-22 解析: 胃排空不良的病人因胃潴留而出现反流,进而导致误吸和吸入性肺炎。因此,危重症病人使用肠内营养时应注意监测胃潴留量。

15-23 解析: 危重疾病急性期分解代谢突出,蛋白质分解增加表现为尿素氮增高,脂肪分解加速表现为三酰甘油增高,糖原分解和糖异生增加表现为高血糖,谷氨酰胺利用增加表现为其血浓度下降。危重疾病急性期合成代谢很少,前白蛋白下降,表现为低血浓度。

15-26 解析: 长链脂肪加重肝负担;能量过高、肠道缺乏营养物质的刺激是肠外营养引起肝功能不全的主要原因;使用水解蛋白容易引起高血氨,已被氨基酸所代替;切除胆囊并不能解决肝脏并发症的起因。

15-27 解析: 根据美国肠外肠内营养学会(ASPEN)A 级推荐,当胃残余量超过 250 ml 时,应考虑使用动力药或是幽门后喂养。

15-28 解析: 蛋白质的分解产物是氨基酸,是唯一含氮的营养物质,1 g 氮相当于 6.25 g 蛋白。

15-29 解析: ω-3 多不饱和脂肪酸可以减少炎症介质的产生与释放,适当补充可以影响创伤、ARDS 和感染病人的预后,下调炎症反应,取得好的临床结局。

15-30 解析: 肠外营养的适应证是胃肠道功能障碍(C、D、E);禁止使用胃肠道营养的是存在尚未控制的腹部情况(B)。而上消化道大出血需急诊手术时,即使营养状况差,也不宜强求进行营养支持,以免延误对原发病的治疗时机。

15-31 解析: 危重疾病时供能作用增加的物质是游离脂肪酸;精氨酸对重症病人的炎症反应调节具有双向性,使用受限制;谷氨酰胺是人体血浆含量最丰富的氨基酸,危重疾病时在血浆和肌肉中的浓度迅速降低,TPN 时应早期补充;ω-3 多不饱和脂肪酸可以下调炎症反应,推荐 ARDS 病人补充;葡萄糖是正常机体需要量最大、最重要的能量来源。

15-32 解析: 自然界中蛋白质的氮含量约为 16%,蛋白质的量乘以 16% 即为氮含量,而不可以等同。

15-34 解析: 脂肪补充量一般为非蛋白热卡的 40%~50%,略少于葡萄糖,葡萄补充量一般为非蛋白热卡的 50%~60%;蛋白质含氮量约为 16%,即 1 g 氮约相当于 6.25 g 蛋白质。蛋白质的分解产物为氨基酸,可以以此粗略计算,如需要更精确的数值,可以参考商品氨基酸的说明书。

15-36 解析: 危重症病人急性期的代谢特点以分解代谢为主,伴有少量急性期蛋白的合成代谢,表现为负平衡。

15-40 解析: 肠外营养的并发症有:①与静脉穿刺置管有关的主要并发症,如气胸、血管神经损伤、胸导管损伤、空气栓塞、血栓性浅静脉炎;②感染性并发症,如穿刺部位感染、导管性败血症、肠源性感染;③代谢性并发症,如非酮性高渗性高血糖性昏迷、低血糖性休克、高脂血症或脂肪超载综合征、肝胆系统损害、电解质和微量元素紊乱。

15-48 解析: 产生能量的物质包括糖类、脂肪、蛋白质。纤维素虽然属于糖类,但不能被消化吸收,所以不产生能量。

15-52 解析: 危重疾病状态下早期反调节激素(儿茶酚胺、胰高血糖素等)分泌增加,造成蛋白质(氨基酸)分解增加,骨骼肌和内脏蛋白减少;脂肪动员加速,成为机体主要能量来源;葡萄糖的利用受限制,造成应激性高血糖。

15-54 解析: 握力用于判断肌力,间接反映蛋白质的存储量;病人水肿,体重指数不能真实反映营养状态;白蛋白受分解代谢和血管渗漏等因素的影响,不能用于营养治疗的评估;淋巴细胞计数可反映免疫功能,不能评估营养支持效果;氮平衡为每天摄入与排出氮量之差,可反映代谢状态,判断是分解代谢为主还是合成代谢为主,是否达到正氮平衡,由此判断营养支持是否有效。

15-55 解析: 危重症病人以分解代谢为主,分解代谢速度增加,蛋白质的分解加快,白蛋白下降;脂肪动员与氧化加速,表现为血三酰甘油下降;葡萄糖氧化利用障碍,糖异生增加,出现应激性高血糖。

名词解释题

15-74 肠内营养是指经消化道给予营养素,根据营养素组成分为整蛋白型肠内营养和要素型肠内营养。根据给予肠内营养的途径,分为口服法和管饲法。

15-75 肠外营养是指对无法经胃肠道摄取营养物或摄取的营养物不能满足自身代谢需要的病人,经静脉提供包括氨基酸、脂肪、糖类、维生素及矿物质在内的营养素,以抑制分解代谢、促进合成代谢并维持功能蛋白的功能。所有营养完全经肠外获得的营养支持方式称为全胃肠外营养。

15-76 营养支持是指经口、胃肠道或肠外途径为病人提供较全面的营养素,包括肠内营养和肠外营养两种营养支持方式。

简述问答题

15-77 危重症病人营养支持的总目标:供给细胞代谢所需要的能量与营养物质,维持组织器官结构与功能;通过营养支持调理代谢紊乱,调节免疫功能,增强机体抗病能力,从而影响疾病的发展与转归。

15-78 不宜给予肠外营养支持的危重症包括:早期复苏阶段、血流动力学尚未稳定或存在严重水、电解质与酸碱失衡;严重肝衰竭、肝性脑病;急性肾衰竭,存在严重的氮质血症;严重高血糖尚未控制。

15-79 肠内营养的禁忌证:当危重症病人出现肠梗阻、肠道出血时,肠内营养往往造成肠管过度扩张,肠道血运恶化,甚至肠坏死、肠穿孔;严重腹胀或腹腔间室综合征时,肠内营养增加腹腔内压力,高腹压将增加反流及吸入性肺炎的发生率,并使呼吸、循环等功能进一步恶化。因此,在这些情况下应避免使用肠内营养。

15-80 预防营养管堵塞的措施:①每次灌注前评估病人和喂养管的情况;②输注过程中,若病人突然呛咳、呼吸短促或咳出营养液样物,提示有误吸的可能,立即停止输注;③及时吸出反流液;④对气管切开和插管的病人,每4小时检查气囊压力,保持25~30 cmH$_2$O;⑤插管/气管切开套管囊上持续低负压吸引15~25 mmHg(一般压力不超过30 mmHg);⑥注意抬高床头至30°~45°;⑦通常每4小时监测胃残留量。

综合应用题

15-81 (1)该病人的能量补充原则:该病人体重锐减,机体营养状况迅速下降及发生营养不良(体重丢失≥10%),病程较长,合并感染和创伤,病情稳定后的能量补充需要适当的增加,目标喂养可达30~50 kcal/(kg·d),否则将难以纠正病人的低蛋白血症。

(2)选择的营养支持途径及开始时间:选择肠内营养支持途径;尽早使用肠内营养,通常早期肠内营养是指进入ICU 24~48小时内,病人血流动力学稳定、无肠内营养禁忌证的情况下开始肠内营养。

(3)可能发生的并发症:①感染性并发症,最常见的是吸入性肺炎。②机械性并发症,包括黏膜损伤、喂养管堵塞或脱管。③胃肠道并发症,包括恶心、呕吐、腹胀及腹泻。④代谢性并发症,最常见的是高血糖和低血糖。

15-82 (1)该病人现在存在血管内导管相关性感染。

(2)对该病人,不应盲目拔除导管,可在严密监测下暂保留导管。主要由于:①病人仅有发热症状;②不能证实病人有持续的血液感染;③为静脉通路依赖性导管;④定植菌种类明确且非金黄色葡萄球菌、铜绿假单胞菌及真菌。

应采取的有效措施为应用抗生素：①应根据实验室病原菌培养及药物敏感试验的结果选用抗生素；②应用抗生素锁技术向导管内灌入高浓度的抗生素溶液；③从导管输注抗生素，提高定植部位的抗生素浓度。

（周一峰）

第十六章

危重症病人的疼痛管理与护理

❋ 选择题(16-1~16-51)

✎ A1型单项选择题(16-1~16-29)

16-1 下列对疼痛的描述中正确的是
   A. 疼痛有双重含义,痛觉和病理反应
   B. 疼痛有双重含义,痛觉和痛反应
   C. 痛觉是个体的客观体验
   D. 疼痛是人体最强烈的应对策略之一
   E. 疼痛是机体对有害刺激的适应性反应

16-2 下列哪处痛觉感受器分布最为密集
   A. 皮肤   B. 肌层
   C. 肌腱   D. 角膜
   E. 内脏

16-3* PQRST公式中的Q指的是
   A. 疼痛的诱因
   B. 疼痛的性质
   C. 疼痛放射情况
   D. 疼痛的程度
   E. 疼痛持续的时间

16-4 心前区疼痛最常见的原因是
   A. 肋间神经损伤
   B. 急性心包炎
   C. 胸膜炎
   D. 心血管神经官能症
   E. 急性冠脉综合征

16-5* 下列哪项疼痛对机体造成的影响是正确的
   A. 抗利尿激素释放减少
   B. 儿茶酚胺激素释放减少
   C. 肺通气功能下降
   D. 胃肠道蠕动增强
   E. 纤溶活性增强

16-6 较适用于危重症病人的疼痛评估表是
   A. 语言评价量表
   B. 行为疼痛评估表
   C. 数字评定量表
   D. 面部表情疼痛量表
   E. 视觉模拟评分量表

16-7* 视觉模拟评分量表中,越靠近0表示
   A. 疼痛越轻   B. 疼痛越重
   C. 疼痛中等   D. 无疼痛
   E. 剧痛

16-8* 0~10数字疼痛强度量表中,属于中度痛的是
   A. 1   B. 3
   C. 5   D. 7
   E. 9

16-9 通过作用于中枢神经系统发挥作用的止痛药是
   A. 可待因
   B. 布洛芬
   C. 阿司匹林
   D. 对乙酰氨基酚
   E. 吲哚美辛

16-10* 阿司匹林镇痛的作用机制是
   A. 抑制局部前列腺素的产生
   B. 与阿片受体相结合
   C. 麻醉感觉神经
   D. 抑制免疫反应
   E. 改变病人意识状态

16-11 下列属于弱阿片类药物的是
　　A. 可待因　　　B. 芬太尼
　　C. 布洛芬　　　D. 哌替啶
　　E. 阿司匹林

16-12 属于非阿片类镇痛药的是
　　A. 吗啡　　　　B. 芬太尼
　　C. 阿托品　　　D. 布洛芬
　　E. 哌替啶

16-13* 非甾体抗炎药用于镇痛后,护士应注意观察病人是否出现
　　A. 嗜睡　　　　B. 呼吸加快
　　C. 血压升高　　D. 胃肠道出血
　　E. 心率加快

16-14 使用阿片类镇痛药后,护士应注意观察病人是否出现
　　A. 血压升高　　B. 呼吸抑制
　　C. 胃肠道出血　D. 心律失常
　　E. 嗜睡

16-15* 使用局麻类镇痛药后,护士应注意观察病人是否出现
　　A. 胃肠道出血　B. 躁动
　　C. 小便减少　　D. 低血压
　　E. 皮肤花斑纹

16-16* 关于使用药物止痛,下列哪项叙述是错误的
　　A. 在使用药物前,护士须有药物的基本知识
　　B. 在给予止痛药时,护士应严格掌握剂量和时间
　　C. 在疼痛发生前给药比疼痛发生后给药效果好
　　D. 在病情未确诊前,就开始使用止痛药
　　E. 在疼痛缓解或停止时,应及时停药

16-17 下列对于镇静原则的描述中错误的是
　　A. 首先使用非药物方法
　　B. 先镇静再镇痛
　　C. 根据病情选择镇静策略
　　D. 药物和非药物方法联合使用
　　E. 持续监测镇静程度

16-18* 对使用肌肉松弛剂的病人进行镇静程度监测,宜使用
　　A. Ramsay 评分
　　B. 脑电双频指数
　　C. Richmond 烦躁-镇静量表
　　D. Riker 镇静和躁动评分
　　E. 肌肉活动评分法

16-19 使用负荷剂量的地西泮对病人实施镇静后,护士应特别注意观察病人的
　　A. 血压　　　　B. 胃肠道功能
　　C. 体温　　　　D. 血脂
　　E. 呼吸频率

16-20* 使用了丙泊酚对病人实施镇静后,护士应注意观察病人的
　　A. 免疫功能　　B. 胃肠道功能
　　C. 呼吸状态　　D. 体温
　　E. 小便量

16-21 使用右旋美托咪啶实施镇痛治疗,下列描述中错误的是
　　A. 具有抗焦虑作用
　　B. 作用机制在于迅速竞争性结合并激动 α_2 受体
　　C. 肝、肾功能障碍的病人应减少使用量
　　D. 应静脉快速推注
　　E. 用药后应密切监测病人血压

16-22 镇静的适应证不包括
　　A. 疼痛　　　　B. 焦虑
　　C. 高血压　　　D. 睡眠障碍
　　E. 谵妄

16-23* 关于镇静药丙泊酚,以下描述中错误的是
　　A. 具有诱导顺应性遗忘的作用
　　B. 具有抗惊厥的作用
　　C. 激活 γ 氨基丁酸受体
　　D. 起效快
　　E. 作用时间长

16-24* 吗啡常用注射给药的原因是

A. 口服不吸收
B. 片剂不稳定
C. 易被肠道破坏
D. 首关消除明显
E. 口服刺激性大

16-25 下列药物中镇痛作用最强的药物是
A. 吗啡　　　　B. 喷他佐辛
C. 芬太尼　　　D. 美沙酮
E. 可待因

16-26* 吗啡的镇痛作用最适用于
A. 其他镇痛药无效时的急性锐痛
B. 神经痛
C. 脑外伤疼痛
D. 分娩止痛
E. 诊断未明的急腹症疼痛

16-27 吗啡没有下列哪种不良反应
A. 腹泻
B. 便秘
C. 抑制呼吸中枢
D. 抑制咳嗽中枢
E. 引起体位性低血压

16-28 吗啡急性中毒致死的主要原因是
A. 呼吸麻痹
B. 昏迷
C. 缩瞳呈针尖大小
D. 血压下降
E. 支气管哮喘

16-29 下列关于苯二氮䓬类镇静催眠药的叙述中哪项是错误的
A. 可用于治疗焦虑症
B. 可用于心脏电复律前给药
C. 可用于治疗小儿高热惊厥
D. 长期应用不会产生依赖性和成瘾性
E. 是目前最常用的镇静催眠药

A2型单项选择题(16-30～16-47)

16-30 病人,男性,52岁。有冠心病病史2年多,近1周因工作忙、加班后出现心前区压榨样疼痛。其原因是
A. 物理刺激　　B. 心理因素
C. 温度刺激　　D. 病理改变
E. 化学刺激

16-31 病人,男性,19岁,大一学生。因准备期末考试,连续4天挑灯夜战后,出现剧烈的头痛。以下不属于其疼痛原因的是
A. 身体组织受牵拉　B. 情绪紧张
C. 疲劳　　　　　　D. 睡眠不足
E. 用脑过度

16-32 病人,男性,34岁。因肝癌末期疼痛,护士给该病人镇痛治疗,需要对其疼痛治疗前后效果测定对比,最适宜的评估方法是
A. 面部表情疼痛评定法
B. 文字描述评定法
C. 数字评分法
D. 视觉模拟评分法
E. Prince-Henry 评分法

16-33 病人,男性,36岁。阑尾炎切除术后第1天,主诉伤口疼痛。以0～10数字评分法为例,以下护理措施正确的是
A. 其疼痛程度≤5分时,护士可选择护理权限范围内的方法止痛,并报告医生
B. 其疼痛程度≥5分时,护士可选择护理权限范围内的方法止痛,并报告医生
C. 其疼痛程度≥5分时,护士应报告医生,给予有效止痛药物
D. 其疼痛程度≤6分时,护士可选择护理权限范围内的方法止痛,并报告医生
E. 其疼痛程度≥6分时,护士可选择护理权限范围内的方法止痛,并报告医生

16-34 病人,女性,55岁。诊断为三叉神经痛。护士给予镇痛药后评估其镇痛效

果(采用4级法),病人告诉护士"疼痛有些减轻,但仍感到明显疼痛,睡眠仍受到影响"。正确的判断是该病人疼痛
  A. 完全缓解   B. 部分缓解
  C. 轻度缓解   D. 无效
  E. 有效

16-35 患儿,男性,5岁。因左下肢骨癌住院。为准确地评估其患肢的疼痛程度,护士最好选用的评估工具是
  A. 面部表情疼痛评定法
  B. 文字描述评定法
  C. 数字评分法
  D. 视觉模拟评分法
  E. Prince-Henry评分法

16-36 病人,男性,57岁。因肝硬化、食管下段和胃底静脉出血,接受双囊三腔管压迫止血。目前不适合的镇痛剂给药方式是
  A. 静脉输注   B. 皮下注射
  C. 肌内注射   D. 硬膜外注射
  E. 口服

16-37 病人,男性,61岁。肝癌晚期,医生开出阿片类镇痛药物的处方。在使用该药物前,护士应评估病人的
  A. 血压   B. 呼吸
  C. 心率   D. 皮肤颜色
  E. 恶心程度

16-38* 病人,男性,56岁。胃大部切除术后第2天。下列对该病人术后疼痛护理的措施中不妥的是
  A. 术前教会病人深呼吸
  B. 病情稳定可给予半坐卧位
  C. 可按住伤口后再咳嗽
  D. 影响睡眠时可酌情使用镇痛药,并报告医生
  E. 马上使用阿片类止痛药

16-39* 病人,女性,57岁。诊断为肩周炎。下列适合该病人的镇痛方法是
  A. 口服布洛芬   B. 湿热敷
  C. 自控镇痛泵   D. 针灸
  E. 经皮神经电刺激疗法

16-40* 病人,男性,29岁。不明原因急性腹痛。护士判断该病人的疼痛程度为"甚痛"的依据是
  A. 似痛非痛
  B. 疼痛轻微,范围局限
  C. 疼痛明显,心跳加快
  D. 疼痛剧烈,疼痛反应强烈
  E. 疼痛明显,心跳减慢

16-41* 病人,男性,67岁。因胃癌晚期住院,入院后采用口服吗啡镇痛。用药后主要不良反应不包括
  A. 便秘
  B. 恶心、呕吐
  C. 血小板减少
  D. 体位性低血压
  E. 低血压眩晕

16-42 患儿,女性,3岁。患右膝关节骨肉瘤。护士应选择的疼痛评估工具是
  A. 文字描述评定法
  B. 数字评分法
  C. 面部表情疼痛评定法
  D. 视觉模拟评分法
  E. 感觉模拟法

16-43 病人,女性,53岁。子宫全切术后第2天,主诉腹部疼痛。下列对该病人疼痛护理的措施中错误的是
  A. 影响晚上睡眠时可给非阿片类止痛药
  B. 白天疼痛时可给病人听优美旋律的歌曲
  C. 指导病人进行有节律的深呼吸
  D. 如病情稳定可给半坐位和按摩身体受压部位
  E. 为减轻病人疼痛,尽量不翻身或咳嗽

16-44 病人,男性,66岁。肺癌切除术后伤口

疼痛。护士对该病人的健康教育中错误的是
A. 教导病人稍微夸大疼痛的程度
B. 护士向病人解释疼痛的原因
C. 向病人说明镇痛药的不良反应
D. 教导使用评估疼痛的工具
E. 教会病人对疼痛的准确描述

16-45* 病人,男性,45岁。因体检发现胃底溃疡恶变来诊。既往体健。在全麻下行胃癌根治术,术中发现腹腔粘连严重,手术难度大,出血较多,术后带气管插管转入ICU。入ICU后约20分钟,病人出现躁动不安,不能遵医嘱活动,人机对抗明显,试图拉拽腹腔引流管,难以约束,心率110次/分,血压202/110 mmHg。病人于术后6小时逐渐清醒,顺利脱机拔管,但主诉深吸气时伤口疼痛明显。依据Prince-Henry评分法,病人的疼痛级别是
A. 0级 B. 1级
C. 2级 D. 3级
E. 4级

16-46* 病人,男性,44岁。因结肠癌拟手术来诊。术后转入ICU。既往HIV阳性,高血压病史5年,血压控制可;胃溃疡病史3年,曾因饮酒胃出血1次。目前给予病人机械通气,病人躁动明显。体格检查:血压180/100 mmHg,心率112次/分。经皮脉搏SpO_2 100%。遂给予芬太尼及丙泊酚镇痛、镇静治疗,用药后病人心率逐渐降至86次/分,血压120/55 mmHg,安静入睡,大声呼唤数次可睁眼。依据Ramsay评分,病人的镇静状态级别是
A. 1级 B. 2级
C. 3级 D. 4级
E. 5级

16-47* 病人,男性,50岁。肝硬化病史3年,突然呕血约1 000 ml,继而神志恍惚,烦躁不安。为控制躁动可选用
A. 地西泮 B. 哌替啶
C. 苯巴比妥 D. 氯丙嗪
E. 吗啡

A3型单项选择题(16-48~16-51)

(16-48~16-51共用题干)

病人,男性,45岁。因肝癌晚期住院,意识清醒,能交流。病人静卧时痛,翻身咳嗽时加剧,不能忍受,睡眠受干扰,要求用镇痛药。

16-48 按WHO的疼痛分级标准进行评估,该病人的疼痛为
A. 0级 B. 1级
C. 2级 D. 3级
E. 4级

16-49 该病人要用第二阶梯镇痛疗法,下列属于该阶梯的镇痛药是
A. 阿司匹林 B. 布洛芬
C. 吗啡 D. 可待因
E. 美沙酮

16-50 如果该病人需要口服右旋丙氧酚,该药用后主要不良反应是
A. 口干
B. 幻觉
C. 低血压眩晕
D. 体位性低血压
E. 呼吸抑制

16-51 对该病人疼痛控制,推荐标准为
A. 依据0~10数字评分法,使病人疼痛程度≤5
B. 依据0~10数字评分法,使病人疼痛程度≤6
C. 使病人达到夜间睡眠时、白天休息时、日间活动和工作时基本无痛
D. 使病人达到日间睡眠时、夜间休息时、日间活动和工作时基本无痛
E. 使病人达到夜间睡眠时、白天休息时、日间活动和工作时完全无痛

第十六章 危重症病人的疼痛管理与护理

✽ 名词解释题(16-52~16-58)

16-52 疼痛
16-53 急性腹痛
16-54 疼痛感受器
16-55 外周敏感化
16-56 痛点
16-57 疼痛管理
16-58 镇静

✽ 简述问答题(16-59~16-66)

16-59 简述疼痛对机体的影响。
16-60 简述疼痛测量与评估的意义。
16-61 简述局麻药物中毒的病因、临床表现、预防和急救治疗方法。
16-62 简述镇静的原则。
16-63 简述神经阻滞镇痛的适应证与禁忌证。
16-64 简述三阶梯药物治疗原则。
16-65 简述危重症病人镇静的常规护理。
16-66 简述护士在疼痛诊疗中的地位和作用。

✽ 综合应用题(16-67~16-68)

16-67 病人,男性,51岁。因车祸伤4小时、昏迷2小时入院。病人4小时前发生车祸,右额颞部血肿,右股骨骨折;伤时神志清楚,逐步出现剧烈头痛,呕吐,进行性意识障碍,昏迷,急诊入院。

体格检查:昏迷,双侧瞳孔不等大,左侧瞳孔直径0.3mm,右侧瞳孔直径0.1mm,生命体征平稳。GCS评分3分。CT示右侧额颞部头皮裂伤,右颅顶骨线性骨折伴有巨大硬膜外血肿,右侧大脑半球受压,脑室受压、脑池变小,中线结构左移;右股骨骨折。诊断为重型颅脑损伤、右硬膜外血肿、脑疝、右股骨骨折。

急诊手术行钻孔血肿引流术及右股骨切开复位术。术后带呼吸机及硬膜外引流管入ICU,病人瞳孔等大,意识障碍减轻,呼之能应,出现烦躁,GCS评分8分,行颅压监测及控制颅内压、维护内环境稳定等治疗。

请解答:
(1)对该病人是否需要进行镇痛、镇静治疗?其意义何在?
(2)对病人实施镇痛、镇静治疗过程中需采取哪些护理措施?

16-68 病人,女性,26岁。主诉右下腹痛。1天前在外院诊断为急性阑尾炎。病人在家属搀扶下弯腰进入急诊科,意识清楚,精神萎靡,痛苦表情。分诊至急诊外科就诊。

体格检查:血压90/60 mmHg,脉搏96次/分,呼吸20次/分,体温37℃;右下腹压痛(+),反跳痛(+)。病人主诉月经第3天。

实验室检查:白细胞计数11×10^9/L,红细胞计数3.25×10^{12}/L,血红蛋白85 g/L。医嘱静脉滴注头孢曲松钠。

请解答:
(1)分诊护士如何评估腹痛的特性?
(2)在病人急腹症诊断不明前应做何处理?

答案与解析

选择题

A1型单项选择题

16-1 B 16-2 D 16-3 B 16-4 E
16-5 C 16-6 B 16-7 A 16-8 C
16-9 D 16-10 A 16-11 A 16-12 D
16-13 D 16-14 B 16-15 D 16-16 D
16-17 B 16-18 B 16-19 A 16-20 C
16-21 D 16-22 C 16-23 E 16-24 D
16-25 C 16-26 A 16-27 A 16-28 A

16-29　D

A2型单项选择题

16-30　D　16-31　A　16-32　C　16-33　A
16-34　C　16-35　A　16-36　E　16-37　B
16-38　E　16-39　E　16-40　C　16-41　C
16-42　C　16-43　E　16-44　A　16-45　C
16-46　E　16-47　A

A3型单项选择题

16-48　C　16-49　D　16-50　B　16-51　C

部分选择题解析

16-3 解析: PQRST公式是由5个英文单词第1个字母组成的缩写,适用于疼痛病人分诊。P(provoke,诱因):疼痛发生的诱因及加重与缓解的因素;Q(quality,性质):疼痛的性质,如绞痛、钝痛、电击样、刀割样、针刺样、烧灼样等;R(radiate,放射):有否放射痛,向哪些部位放射;S(severity,程度):疼痛的程度如何,若把无痛到不能忍受的疼痛用1~10的数字来比喻,相当于哪个数的程度;T(time,时间):疼痛开始、持续、终止的时间。

16-5 解析: 疼痛对机体的影响:①精神、情绪反应。短期急性疼痛可导致病人情绪处于兴奋、焦虑状态;长期慢性疼痛可导致抑郁,对环境淡漠,反应迟钝。②神经内分泌及代谢。疼痛刺激可引起应激反应,促使体内释放多种激素,如儿茶酚胺、促肾上腺皮质激素、皮质醇、醛固酮、抗利尿激素等。由于促进分解代谢的激素分泌增加,合成代谢激素分泌减少,使糖原分解和异生作用加强,从而导致水钠潴留,血糖水平升高,酮体和乳酸生成增加,机体呈负氮平衡。③心血管系统。疼痛可兴奋交感神经,使病人血压升高,心率加快,心律失常,增加心肌耗氧量,这些变化对伴有高血压、冠脉供血不足的病人极为不利。剧烈的深部疼痛有时可引起副交感神经兴奋,导致血压下降,心率减慢,甚至发生虚脱、休克。疼痛限制病人活动,使血流缓慢、血液黏滞度增加,对于深静脉血栓的病人,可能进一步加重原发疾病。④呼吸系统。腹部或胸部手术后疼痛对呼吸功能影响较大。疼痛引起肌张力增加及膈肌功能降低,使肺顺应性下降;病人呼吸浅快,肺活量、潮气量、残气量和功能残气量均降低,通气/血流比例下降,易产生低氧血症。由于病人不敢用力呼吸和咳嗽,积聚于肺泡和支气管内的分泌物不易排出,易并发肺不张和肺炎。⑤消化系统。疼痛可导致恶心、呕吐等胃肠道症状。慢性疼痛常引起消化功能障碍,食欲缺乏。⑥泌尿系统。疼痛本身可引起膀胱或尿道排尿无力,同时由于反射性肾血管收缩,垂体抗利尿激素分泌增加,导致尿量减少。较长时间排尿不畅可引起尿路感染。⑦骨骼、肌肉系统。疼痛可诱发肌痉挛而进一步加重疼痛。由于疼痛时交感神经活性增加,可进一步增加末梢痛觉感受器的敏感性,形成痛觉过敏或异常疼痛。⑧免疫系统。疼痛可引起机体免疫力下降,对预防或控制感染以及控制肿瘤扩散不利。⑨血液系统。对血液系统的影响包括使血小板黏附能力增强、纤溶活性减弱,使机体处于高凝状态。

16-7 解析: 视觉模拟评分(visual analogue scale, VAS)用于疼痛的评估。在中国临床使用较为广泛,基本的方法是使用一条长约10 cm的游动标尺,一面标有10个刻度,两端分别为"0"分端和"10"分端,0分表示无痛,10分代表难以忍受的最剧烈的疼痛。

16-8 解析: 此方法要求病人用0到10这11个点来描述疼痛的强度。0表示无疼痛,疼痛较强时增加点数,10表示最剧烈的疼痛。此方法容易被病人理解和接受,可以口述也可以记录,结果较为可靠。

16-10 解析: 阿司匹林的镇痛作用机制是通过抑制前列腺素及其他能使痛觉感受器对机械性或化学性刺激敏感的物质(如缓激肽、组胺)的合成,属于外周性镇痛药。

16-13 解析: 非甾体抗炎药最常见的不良反应是胃肠道刺激,引起严重胃肠反应,诱发胃溃

第十六章 危重症病人的疼痛管理与护理

疡,甚至胃出血及穿孔。

16-15 解析: 麻醉药物对中枢神经、循环和呼吸等系统功能都有影响,因此,护理人员应密切配合麻醉医生,严密观察血压、脉搏、呼吸等变化。若发生麻醉意外,要能忙而不乱,准确、迅速地与麻醉师配合抢救。

16-16 解析: 止痛药物使用的注意事项:①确定病因后再用药;②注意阶梯用药;③关注药物不良反应;④严格遵照医嘱;⑤用止痛药期间勿饮酒。

16-18 解析: 脑电双频指数不受肌肉松弛剂水平的影响,与主观评估法相比,显示了其独特的优越性。

16-20 解析: 丙泊酚在应用过程中极易导致病人发生呼吸抑制,即使诱导剂量的丙泊酚也可引起病人呼吸频率减慢和潮气量降低,甚至可引起呼吸暂停,所以在注射了丙泊酚之后必须密切观察病人呼吸、循环是否完全正常。

16-23 解析: 静脉注射丙泊酚后,该药迅速分布于全身,40 秒内可让病人进入睡眠状态,麻醉迅速、平稳。本品的镇痛效应较弱,可使颅内压降低、脑耗氧量及脑血流量减少。对呼吸系统有抑制作用,可出现暂时性呼吸停止;对循环系统也有抑制作用,可出现血压降低。该药麻醉恢复迅速,约 8 分钟,恢复期可出现恶心、呕吐和头痛。

16-24 解析: 吗啡口服后易自胃肠道吸收,但首关消除明显,生物利用度低,故常用注射给药。

16-26 解析: 吗啡对锐痛、钝痛及内脏绞痛均有效,但因久用易成瘾,所以除癌症剧痛可长期应用外,仅短期用于其他镇痛药无效的急性锐痛,如严重创伤、战伤、烧伤引起的疼痛。对于心肌梗死引起的剧痛,如血压正常可用吗啡止痛。

16-38 解析: WHO 提出三阶梯用药止痛:按药效的强弱依阶梯顺序使用,使用口服药,按时联合服药,用药剂量个体化,很多病人用药后能有效的止痛。①第一阶梯:轻度疼痛首选非甾体

抗炎药,以阿司匹林为代表;②第二阶梯:中度疼痛首选弱阿片类药物,以可待因为代表;③第三阶梯:重度疼痛首选强阿片类药物,以吗啡为代表。

16-39 解析: 经皮神经电刺激疗法可用于疼痛的治疗和缓解,主要应用于头痛、颈椎病、肩周炎、坐骨神经痛、三叉神经痛、腰痛、胃痛和腹痛等慢性疼痛。

16-40 解析: 微痛常与其他感觉如痒、麻、酸、沉等症状同时出现,大多数不被病人重视;轻痛的疼痛局限且轻微;甚痛的疼痛较显著,病人要求止痛治疗;剧痛的疼痛难忍,疼痛反应强烈,多需立即处理。

16-41 解析: 吗啡的不良反应:①一般不良反应。治疗量吗啡可引起眩晕、恶心、呕吐、便秘、呼吸抑制、尿少、排尿困难(老年人多见)、胆道压力升高(甚至胆绞痛)、体位性低血压(低血容量者易发生)等。偶见烦躁不安等情绪改变。②耐受性及依赖性。长期反复应用阿片类药物易产生耐受性和药物依赖性。③急性中毒。吗啡过量可引起急性中毒,主要表现为昏迷、深度呼吸抑制及瞳孔极度缩小,常伴有血压下降、严重缺氧及尿潴留,呼吸麻痹是致死的主要原因。

16-45 解析: Prince-Henry 评分法主要适用于胸腹部大手术后或气管切开插管不能说话的病人,需要在术前训练病人用手势来表达疼痛程度。可分为 5 个等级,0~4 分,其评分方法:①0 分,咳嗽时无疼痛;②1 分,咳嗽时才有疼痛发生;③2 分,安静时无疼痛,但深呼吸时有疼痛发生;④3 分,静息状态时即有疼痛,但较轻微,可忍受;⑤4 分,静息状态时有剧烈疼痛,并难以忍受。

16-46 解析: Ramsay 评分标准:①1 级,病人清醒、焦虑及躁动不安(或两者均具备);②2 级,病人清醒、合作、定向力正常及轻度镇静;③3 级,病人清醒、能对指令有反应;④4 级,病人入睡,对光或声音有轻微的反应;⑤5 级,病人入睡,对光或声音有缓慢的反应;⑥6 级,病人入睡,对光或声音无反应。

16-47 解析：吗啡、哌替啶、苯巴比妥、氯丙嗪均可诱发或加重肝性脑病，应禁用。地西泮（安定）可减量应用，为常用量的1/2或1/3，并减少给药次数。近年来的研究提示巴比妥类、苯二氮䓬类镇静剂能刺激CABA/BZ复合受体，加重肝性脑病，提出应用异丙嗪、氯苯那敏（扑尔敏）等抗组胺药物代替镇静剂。

名词解释题

16-52 疼痛是组织损伤或与潜在的组织损伤相关的一种不愉快的躯体感觉和情绪感受。疼痛包含两重意思，即痛觉和痛反应。

16-53 急性腹痛指发生在1周内，由各种原因引起的腹腔内、外脏器急性病变而表现为腹部疼痛不适的症状。

16-54 疼痛感受器是产生痛觉信号的外周换能装置，主要分布在皮肤、黏膜、胃肠道黏膜和浆膜下层、肌肉间的结缔组织、肌腱表面和内部、深筋膜、骨膜和血管外膜等不同组织。

16-55 激活伤害性感受器或使其阈值降低从而使正常时不能引起疼痛的低强度刺激也能导致疼痛，这种现象称为外周敏感化。

16-56 痛点又称扳机点、触发点，是病人体表疼痛最敏感、最剧烈的部位，有明显压痛。

16-57 疼痛管理是对疼痛进行评估和诊断，使用药物和非药物方法预防、减轻和消除疼痛的全方位的治疗与护理。

16-58 镇静指应用药物、精神和心理的照护与抚慰等措施，减轻焦虑、躁动和谵妄，使危重症病人处于安静状态，催眠并诱导顺行性遗忘的治疗方法。

简述问答题

16-59 疼痛给病人带来痛苦，并引发一系列躯体并发症：①内分泌/代谢。机体释放抗利尿激素、皮质醇、儿茶酚胺激素、胰高血糖素增加。②心血管系统。交感神经兴奋，使血管阻力、心肌耗氧量增加；血小板黏附功能增强，纤溶活性降低，血液处于高凝状态。③呼吸系统。呼吸浅快，肺通气功能下降。④消化系统。胃肠道的蠕动和排空减缓；机体处于高代谢状态，易发生负氮平衡。⑤骨骼、肌肉系统。肌肉痉挛，张力增高，关节活动度下降。⑥泌尿系统。抗利尿激素和醛固酮的异常释放使尿量减少，水、钠潴留。⑦免疫系统。抑制炎症和免疫反应，易发生感染，甚至脓毒症。

16-60 疼痛测量与评估的意义：①更准确地判定疼痛特性，便于选用最恰当的治疗方法和药物；②在治疗过程中，随时监测疼痛程度的变化，及时调整治疗方案，而不是在终止治疗后才由病人作回顾性比较，避免治疗的偏差；③用定量的方法判断治疗效果；④有时治疗后疼痛缓解不完全，通过疼痛定量可以说明治疗后疼痛缓解减轻的程度和变化特征。

16-61 局麻药中毒是因为单位时间内局麻药浓度过高，超过机体耐受能力；临床表现为中枢和心血管毒性反应；注射前反复回抽，证实无血、无气、无脑脊液再注射可预防中毒；一旦发生中毒，立即停用局麻药，并行有效供氧，维持呼吸、循环，对症处理，必要时气管插管控制呼吸。

16-62 镇静的原则：①去除焦虑、躁动原因，并首先使用非药物方法进行安抚；②实施有效的镇痛后再考虑镇静；③持续监测镇静程度，做到"无监测勿镇静"；④根据病人情况，实施每天间断镇静或轻度镇静等策略。

16-63 神经阻滞镇痛疗法的适应证：急性痛、慢性非癌性痛、癌痛和某些非疼痛性疾病。

禁忌证：①不合作者，包括精神失常病人；②穿刺部位有感染病灶或全身严重感染病人；③有出血倾向或正在进行抗凝治疗者；④对局麻药或治疗药过敏者；⑤低血容量、恶病质、病情危重者不宜进行蛛网膜下隙阻滞、硬膜外阻滞及腹腔神经丛阻滞。

16-64 三阶梯药物治疗原则：①按阶梯给药；②口服给药；③按时给药；④个体化用药；⑤辅助用药。

16-65 护士应遵医嘱给予镇静药物，并加强对病人精神心理的支持和安慰。镇静治疗开始后应加强基础护理：①确保安全。病人自我防护能力减弱甚至消失，护士应谨慎操作，确保病人安全。②做好呼吸道管理。病人咳嗽排痰能力减弱，尤其是呼吸机支持呼吸的病人，应定时评估呼吸道分泌物和肺部呼吸音情况。③预防压疮。病人自动调整体位的能力减弱或消失，应为病人定时翻身，预防压疮。

16-66 护士在疼痛诊疗中的地位和作用：①护士是病人疼痛状态的主要评估者；②护士是止痛措施的具体实施者；③护士是其他专业人员的协作者；④护士是疼痛病人及家属的健康教育者和指导者。

综合应用题

16-67 （1）对该病人有必要进行镇静、镇痛治疗。首先，病人发生重型颅脑损伤及股骨骨折，存在由疼痛引起心理创伤和情绪异常的病理生理基础，镇痛、镇静对病人的舒适和避免创伤性应激综合征有益。其次，重型颅脑损伤病人需要进行颅内压监测，并观察其硬膜外引流物的量和性状，病人有误拔引流管风险，故需要镇痛、镇静。此外，重型颅脑损伤病人需要进行呼吸机支持维持充分氧供，并且病程中若出现颅内压增高导致脑疝风险，则可能需要调节呼吸机参数，短时间内行过度换气，收缩脑血管，降低颅内压，若出现人机对抗，则会使呼吸机治疗难以进行，故需要镇痛、镇静治疗。

（2）在对病人进行镇静、镇痛治疗时，护士应实施以下护理措施：①根据医嘱准确使用镇静、镇痛药物；②根据医嘱准确执行镇静策略，例如持续镇静、间断唤醒策略；③连续监测病人的镇静、镇痛效果，注意药物对意识状态的影响；④镇静、镇痛期间，病人自我防护能力减弱甚至消失，护士应谨慎操作，确保病人安全；⑤病人自动调整体位的能力减弱或消失，应为病人定时翻身，预防压疮；⑥镇痛、镇静影响病人排痰能力，需要细致的气道管理策略，按需吸痰，并需要警惕吸痰可能引起病人颅内压增高的可能；⑦当病情不再需要时，遵医嘱及时终止镇静、镇痛治疗，病人苏醒期间注意保护病人安全。

16-68 （1）分诊护士评估腹痛特性：①腹痛的部位；②腹痛的辐射部位；③疼痛的性质；④疼痛的强度和持续时间；⑤疼痛加重或减轻的因素。

（2）急腹症诊断不明前，需四禁：禁食物、禁止痛、禁灌肠、禁泻药；四抗：抗休克、抗感染、抗腹胀、抗水及电解质失衡。

（陈 炜）

第十七章

危重症病人常见并发症的监测与预防

❋ 选择题(17-1~17-70)

✎ A1型单项选择题(17-1~17-40)

17-1 导致危重症病人发生泌尿系统感染的主要细菌是
   A. 革兰阳性杆菌
   B. 革兰阴性杆菌
   C. 真菌
   D. 支原体
   E. 病毒

17-2 呼吸机相关性肺炎(VAP)最常见的致病菌为
   A. 真菌
   B. 革兰阳性球菌
   C. 厌氧菌
   D. 革兰阳性杆菌
   E. 革兰阴性杆菌

17-3 导致尿路感染最常见的致病菌是
   A. 金黄色葡萄球菌
   B. 白色念珠菌
   C. 粪肠球菌
   D. 大肠杆菌
   E. 变形杆菌

17-4* 关于VAP的病因与发病机制,下列叙述正确的是
   A. 早发VAP由多重耐药菌或泛耐药菌引起
   B. 早发VAP发生在机械通气3天内
   C. 我国VAP的致病菌多为肺炎链球菌
   D. 病人全身感染可使致病菌定植于呼吸道
   E. 咽部定植菌误吸可使病原菌侵入呼吸道

17-5 危重症病人最常见的院内感染是
   A. 医院获得性肺炎
   B. 压力性溃疡
   C. 导尿管相关性尿路感染
   D. 血管内导管相关性感染
   E. 伤口感染

17-6* 下列关于VAP临床表现的描述中不正确的是
   A. 有特异性临床表现
   B. 可有发热症状
   C. 胸部X线可有浸润阴影
   D. 可有外周血白细胞计数的变化
   E. 气管内可出现脓性分泌物

17-7 下列关于医院获得性肺炎的预防与控制措施中错误的是
   A. 维持病室内温度18~22℃,相对湿度60%~70%
   B. 尽量采用半坐卧位
   C. 口腔pH高时宜选用1%~3%过氧化氢溶液
   D. 机械通气病人应注意加强呼吸道温、湿化
   E. 空气消毒最好用空气层流净化装置

17-8* 关于临床肺部感染评分,下列不包含的项目是
   A. 体温

B. 外周血白细胞计数

C. 气管分泌物情况

D. 肺水肿情况

E. 胸部 X 线片示肺部浸润进展

17-9* 预防 VAP 的护理措施不包括

A. 做好气道护理

B. 注意做好手卫生

C. 视情况定期更换呼吸机管道

D. 预防性应用抗菌药物

E. 掌握正确的吸痰技术

17-10* 下列关于导尿管相关性尿路感染的描述中错误的是

A. 多数病人没有临床症状

B. 主要为逆行性感染

C. 一般无明显的全身感染症状

D. 一般不需要特殊的抗生素治疗

E. 致病菌绝大多数为革兰阴性杆菌

17-11* 可明显降低机械通气病人 VAP 发病率的预防护理措施中不包含

A. 预防性应用抗生素

B. 声门下分泌物引流

C. 改变病人体位

D. 呼吸机清洁与消毒

E. 选择经鼻肠管进行营养支持

17-12* 下列关于导管相关性血流感染 (CRBSI) 的描述中正确的是

A. 症状特异性强,最常见的表现为脓毒症

B. 病人可出现静脉炎或迁徙性脓肿

C. 一旦发生应立即拔除血管内导管

D. 置管时应优先选择股静脉

E. 导管选择时应首选隧道式导管

17-13* 下列关于 CRBSI 的原因与机制的描述中正确的是

A. 病原微生物来自内源性的条件致病菌

B. 病原菌以革兰阴性杆菌为主

C. 病人出现菌血症或真菌血症

D. 导管内途径是最常见的感染途径

E. 导管不畅通与感染密切相关

17-14 关于预防 CRBSI 的措施,以下错误的是

A. 置管时使用的医疗器械、器具等医疗用品和各种敷料必须达到灭菌水平

B. 置管时选择合适的静脉置管穿刺点,成人中心静脉置管时,应当首选锁骨下静脉,尽量避免使用颈静脉和股静脉

C. 置管后应当尽量使用无菌透明、透气性好的敷料覆盖穿刺点,对于高热、出汗、穿刺点出血、渗出的病人应当使用无菌纱布覆盖

D. 紧急状态下的置管,若不能保证有效的无菌原则,应当在 72 小时内尽快拔除导管,更换穿刺部位后重新进行置管,并做相应处理

E. 置管后告知置管的病人在沐浴或擦身时,应当注意保护导管,不要把导管淋湿或浸入水中

17-15 关于 CRBSI 病人的评估,下列正确的是

A. 评估 CRBSI 的典型症状

B. 评估 CRBSI 的特异性表现

C. 导管穿刺部位周围皮肤细菌培养阳性可诊断 CRBSI

D. 导管尖端培养与血培养菌为同一菌株可诊断 CRBSI

E. 有静脉炎表现时可确诊为 CRBSI

17-16 下列关于导尿管相关性尿路感染的原因与机制的描述中正确的是

A. 病原微生物源自血液中的致病菌

B. 病原菌以革兰阳性球菌为主

C. 主要为逆行性感染

D. 经集尿袋的放尿口处侵入是最常见的感染途径

E. 选择的导尿管材质与感染直接相关

17-17 下列关于CRBSI的预防与护理措施中正确的是

A. 血液透析病人应避免选择锁骨下静脉置入导管

B. 静脉输液治疗超过7天时应使用中心静脉导管

C. 成人非隧道式中心静脉置管时应首选颈内静脉

D. 一般短期外周套管针可维持14天左右

E. 留置导管期间常规应用全身抗菌药物

17-18* 关于导尿管相关性尿路感染,以下说法中错误的是

A. 导尿管相关性尿路感染是医院感染中常见的感染类型

B. 导尿管相关性尿路感染的危险因素包括病人方面和导尿管置入与维护方面

C. 导尿管相关性尿路感染主要是指病人留置导尿管后,或者拔除导尿管48小时内发生的泌尿系统感染

D. 导尿管相关性尿路感染方式主要为下行性感染

E. 导尿管置入与维护方面的危险因素主要包括:导尿管留置时间、导尿管置入方法、导尿管护理质量和抗菌药物临床应用等

17-19 下列哪项不是导尿管相关性尿路感染置管后预防要点

A. 妥善固定导尿管,避免打折、弯曲,保证集尿袋高度低于膀胱水平,避免接触地面,防止逆行感染

B. 保持尿液引流装置密闭、通畅和完整,活动或搬运时夹闭引流管,防止尿液逆流

C. 清空集尿袋中尿液时,要遵循无菌操作原则,避免集尿袋的出口触碰到收集容器

D. 医护人员在维护导尿管时,要严格执行手卫生

E. 每周1次评估留置导尿管

17-20 关于导尿病人导尿管相关性尿路感染的评估,下列正确的是

A. 留置导尿管超过1周并出现发热即可确诊

B. 导尿管相关性尿路感染一般不伴有明显的全身感染症状

C. 没有临床症状可判定非导尿管相关性尿路感染

D. 出现膀胱刺激征可确诊导尿管相关性尿路感染

E. 男性镜检白细胞≥5/HP可确诊导尿管相关性尿路感染

17-21* 关于尿路感染的抗菌药物治疗,下列叙述错误的是

A. 症状消失后即可停药

B. 选用尿液中有足够浓度的药物

C. 为避免耐药菌株的产生,可同时应用2种以上抗菌药物

D. 急性期可根据尿液涂片革兰染色结果选用药物

E. 症状消失,细菌培养转阴后2周停药

17-22 对多重耐药菌(MDRO)的定义,下列哪项正确

A. 对临床使用的2种或以上抗菌药物同时呈现耐药的细菌

B. 对临床使用的3种或以上抗菌药物同时呈现耐药的细菌

C. 对临床使用的3种或以上抗菌药物呈现耐药的细菌

D. 对临床使用的3种以上抗菌药物同时呈现耐药的细菌

E. 对临床使用的4种以上抗菌药物

同时呈现耐药的细菌

17-23 常见 MDRO 包括
A. 耐甲氧西林金黄色葡萄球菌(MRSA)
B. 耐万古霉素肠球菌(VRE)
C. 耐碳青霉烯类抗菌药物鲍曼不动杆菌(CR-AB)
D. 耐碳青霉烯类抗菌药物肠杆菌科细菌(CRE)
E. 肠杆菌科细菌

17-24* 关于细菌产生耐药性的机制,下列描述中不正确的是
A. 抗菌药物作用靶位改变
B. 产生灭活酶或钝化酶,使药物在作用于菌体前即被破坏或失效
C. 改变细菌细胞外膜通透性
D. 影响被动流出系统
E. 细菌生物被膜耐药屏障

17-25 MDRO 感染的预防与护理措施不包含下列哪项
A. 加强医务人员手卫生
B. 加强 MDRO 监测
C. 减少或缩短侵入性装置的应用
D. 严禁围术期预防性应用抗菌药物
E. 严格实施隔离措施

17-26 深静脉血栓的危险因素不包括
A. 浅静脉曲张
B. 免疫系统异常
C. 凝血因子Ⅴ变异
D. 患有恶性肿瘤
E. 卧床时间长

17-27* 深静脉血栓病人最常见的临床症状是
A. 局部皮肤发热
B. 肢体突然肿胀
C. 局部剧烈疼痛
D. 肢体麻木
E. 活动障碍

17-28* 急性下肢深静脉血栓形成时,根据以下哪个体征可诊断
A. 下肢肿胀   B. 浅静脉曲张
C. 下肢青紫   D. 腓肠肌压痛
E. 下肢肿胀青紫,足背动脉搏动明显减弱或消失

17-29 阿司匹林用于治疗下肢深静脉血栓形成的主要作用机制是
A. 扩张微血管   B. 稀释血液
C. 扩充血容量   D. 溶解血栓
E. 抑制血小板聚集

17-30 下列哪项表现属于谵妄
A. 无意识障碍,症状多而阳性体征少
B. 表情淡漠,回答理性,但迟钝
C. 意识不清,胡言乱语、躁动不安
D. 思维异常活跃、好说、好动,但意识清楚
E. 对事物产生不能被纠正的错误的信念和判断

17-31 关于谵妄,下列说法错误的是
A. 是一组广泛的认知障碍
B. 是一种高级神经系统功能活动失调
C. 以意识障碍为主
D. 起病急
E. 病情进展缓慢

17-32 谵妄时最多见的幻觉是
A. 幻听   B. 幻视
C. 幻味   D. 幻触
E. 幻嗅

17-33* 谵妄的易感因素不包括
A. 肾病   B. 高血压
C. 高龄   D. 酗酒
E. 痴呆

17-34* 谵妄最主要的特征是
A. 意识障碍   B. 认知障碍
C. 情绪障碍   D. 定向障碍
E. 行为障碍

17-35 谵妄的诱发因素不包括
A. 缺氧
B. 脑外伤
C. 糖尿病酮症酸中毒

D. 食欲缺乏
E. 睡眠障碍

17-36 关于氟哌啶醇，下列描述正确的是
A. 属于非典型抗精神病药物
B. 可预防谵妄的发生
C. 可控制谵妄的症状
D. 容易引起血压降低
E. 容易导致椎体外系反应

17-37* 下列可能诱发谵妄的药物是
A. 氯丙嗪   B. 东莨菪碱
C. 氟哌利多   D. 奥氮平
E. 右旋美托咪啶

17-38 以下药物中极少引起锥体外系反应的是
A. 氯丙嗪   B. 东莨菪碱
C. 氟哌利多   D. 奥氮平
E. 右旋美托咪啶

17-39 治疗躁动型谵妄症的常用药物是
A. 咪达唑仑   B. 劳拉西泮
C. 地西泮   D. 丙泊酚
E. 氟哌啶醇

17-40* 对谵妄病人用了右旋美托咪啶后，护士应特别注意观察病人的
A. 意识状态   B. 情绪
C. 生命体征   D. 尿量
E. 皮肤、黏膜

A2 型单项选择题(17-41~17-51)

17-41 病人，女性，46岁。因格林巴利综合征而入ICU，气管切开使用人工呼吸辅助通气10天，出现发热，并有脓性分泌物，既往体健。体温38.6℃，外周血白细胞计数 $3.5 \times 10^9/L$。该病人可能发生了
A. 上呼吸道细菌性感染
B. VAP
C. 原发性疾病加重
D. 脓毒症
E. 全身性炎症反应综合征

17-42 病人，女性，31岁。导尿管拔除2天后出现尿路刺激症状，体温37.5℃，镜检白细胞≥10/HP，细菌培养阴性。判定该病人
A. 发生了导尿管相关性尿路感染
B. 发生了泌尿系统感染
C. 发生了其他部位感染
D. 发生了全身感染
E. 不能进行判定

17-43 病人，男性，32岁。因车祸致肝、脾破裂，低血容量休克而急诊行脾切除及肝破裂修复术，术后入ICU，经锁骨下静脉穿刺置管监测CVP。为预防CRBSI，应采取的措施是
A. 立即改用经外周静脉穿刺中心静脉置管进行CVP测压与输液
B. 预防性经静脉导管应用广谱抗生素
C. 常规应用抗生素进行封管
D. 使用密闭的导管连接系统
E. 增加导管的更换频率

17-44 病人，男性，78岁。因脑出血入院。留置胃管，鼻饲饮食，经鼻气管插管机械通气，静脉用奥美拉唑预防消化道出血，头孢曲松预防感染。机械通气5天后，出现发热，体温最高38.9℃，痰量增多，由白色黏痰变为黄色脓痰，右下肺出现湿啰音。血白细胞计数 $18.6 \times 10^9/L$，中性粒细胞百分比0.92。胸部X线片示右肺下野大片渗出性病变。最可能的诊断为
A. 重症肺炎
B. 护理机构相关性肺炎
C. VAP
D. 重症社区获得性肺炎
E. 早发性医院获得性肺炎

17-45 病人，男性，46岁。因喉阻塞行气管切开1周，呼吸困难而行人工呼吸机辅助通气1天，体温38.3℃。X线示右

下肺炎性浸润性改变。该病人可能发生了
A. VAP
B. 医院获得性肺炎
C. 社会获得性肺炎
D. 气管切开处感染
E. 不能进行判定

17-46 病人,女性,64岁。因车祸来诊。既往有糖尿病病史。体格检查:体温36.8℃,脉搏116次/分,呼吸40次/分,血压106/54 mmHg;昏迷;右肺呼吸音低,双肺无明显干、湿啰音,心、腹未见异常。CT示脑挫裂伤,右侧多发肋骨骨折,右侧血气胸,骨盆骨折。予气管插管机械通气后经皮脉搏SpO_2 100%。3天后出现发热,体温最高38.9℃,呼吸机支持参数逐渐增加,气道内频繁吸出较多黄色脓痰,双肺呼吸音粗,可闻及较多湿啰音。血气分析:PaO_2 78 mmHg,FiO_2 55%。血常规:白细胞计数 $17.6×10^9/L$,中性粒细胞百分比 0.90。该病人最可能的诊断为
A. 肺栓塞   B. VAP
C. 胸膜炎   D. 颅内感染
E. 中枢性高热

17-47* 病人,男性,56岁。胃穿孔术后脱机困难。术后第3天出现发热,体温最高38℃,双肺新出现较多湿啰音。胸部X线片示双下肺斑片影,考虑肺部感染,给予第3代头孢菌素治疗,症状逐渐改善,体温降至37.4℃左右。5天后再次出现体温增高,最高达39℃,伴寒战。体格检查:心率120次/分;镇静状态,右锁骨下留置深静脉导管(术中置管),导管入口处可见少许渗出;双肺呼吸音稍粗,左下肺可闻及少许湿啰音;心律齐,无明显杂音;腹部切口愈合,腹软,压之无皱眉;双下肢不肿。血常规:白细胞计数 $18.2×10^9/L$,中性粒细胞百分比 0.87。尿常规未见异常。该病人再次高热最有可能的原因为
A. 肺部感染   B. CRBSI
C. 吻合口漏   D. 切口感染
E. VAP

17-48 病人,男性,45岁。意识清晰水平下降,并伴有大量错觉、幻觉,幻觉生动逼真,病人表现兴奋不安,行为冲动杂乱,对周围定向丧失。该病人最可能存在的症状为
A. 昏迷   B. 意识混浊
C. 谵妄   D. 精神错乱
E. 梦样状态

17-49* 病人,男性,70岁。COPD并发呼吸衰竭,病人夜间出现躁动,拉扯输液管并试图攻击护士,重症谵妄筛查表评分为8分。医生开出氟哌啶醇,主要的目的是
A. 控制谵妄的症状
B. 改善缺氧情况
C. 安抚病人情绪
D. 促进通气功能
E. 稳定循环系统

17-50* 病人,男性,37岁。因呼吸困难、胸闷、咳嗽、咳黄色脓痰1周收入ICU。经血常规、血生化、凝血常规(PT 16.5秒,APTT 54.2秒,INR 1.36)及影像学检查,诊断为肺部感染、脓毒血症。在给予床边连续性血液净化治疗过程中,应特别注意的并发症是
A. 血管通路不畅
B. 空气栓塞
C. 管道连接不良
D. 出血
E. 水和电解质平衡紊乱

17-51 病人,男性,64岁。患冠心病、高血压病。使用了氟哌啶醇控制谵妄症状,护士应特别注意观察心电图的

A. P-R 间期 B. T 波
C. ST 段 D. QTc
E. DRS 波

A3 型单项选择题(17-52~17-66)

(17-52~17-54 共用题干)

病人,女性,55 岁。心肺复苏 1 周后一直呈昏迷状态,今晨体温 39.3℃,呼吸 24 次/分,血压 100/75 mmHg,查血白细胞计数 $11.0×10^9/L$,氧合指数>240 mmHg,气管分泌物呈脓性,胸部 X 线检查可见弥漫性浸润。

17-52 该病人目前新出现的问题是
A. 发热
B. 意识障碍
C. 医院获得性肺炎
D. 全身感染
E. 排痰不畅

17-53 针对上述问题应进一步采取的措施为
A. 物理降温
B. 高压氧治疗
C. 应用抗生素
D. 应用促进脑复苏药物
E. 给予冬眠疗法

17-54* 应用临床肺部感染评分系统(CPIS)对该病人进行评估,得分为
A. 2 分 B. 3 分
C. 4 分 D. 5 分
E. 6 分

(17-55~17-57 共用题干)

病人,女性,58 岁。因有机磷杀虫剂中毒经急诊抢救后收入 ICU,始终意识不清,无自主呼吸,给予人工呼吸机辅助通气,留置导尿。

17-55 为预防 VAP,应采取的措施是
A. 经气管定时滴入抗生素
B. 全身预防性应用抗生素
C. 增加呼吸道分泌物吸引的频次
D. 增加呼吸回路的更换频率
E. 声门下分泌物引流

17-56 判断病人是否发生导尿管相关性尿路感染的主要依据
A. 体温变化
B. 有无尿路刺激征
C. 尿液的颜色与性状
D. 尿液培养
E. 尿常规检查

17-57 为预防导尿管相关性尿路感染,应采取的措施是
A. 定时膀胱冲洗
B. 无菌密闭引流
C. 经导尿管注入抗生素
D. 增加更换导尿管的频次
E. 全身预防性应用抗生素

(17-58~17-60 共用题干)

病人,女性,72 岁。因 COPD 急性发作来诊。经积极抗感染后病情有所控制。于深静脉置管后 5 天出现寒战、高热。

17-58 下列最可能的诊断是
A. 肺部感染 B. 血行性感染
C. 尿路感染 D. 肺结核
E. 腹腔内感染

17-59 下列需立即进行的处理是
A. 气管插管
B. 提高抗生素等级
C. 拔出深静脉置管并对尖端进行细菌培养
D. 应用糖皮质激素
E. 透析治疗

17-60 选择下列哪种治疗方案
A. 应用吲哚美辛
B. 应用糖皮质激素
C. 用药 72 小时无效应换药,疗程 2 周
D. 用药后症状消失即停药
E. 敏感抗生素分组轮换应用

(17-61~17-63 共用题干)

病人,女性,76 岁。因大面积脑梗死,呼吸衰竭来诊。在 ICU 行气管插管机械通气,3 天后出现高热。体格检查:体温 39.8℃,双肺可

闻及较多湿啰音,心、腹未见异常。吸痰时痰量较前明显增多,为黄色黏痰。胸部X线片示右肺中叶大片浸润阴影。

17-61 该病人高热最可能的原因为
 A. 中枢性高热
 B. 颅内感染
 C. 感染性心内膜炎
 D. VAP
 E. 导管感染

17-62* 病人痰培养为多重耐药鲍曼不动杆菌,下列治疗方案中最佳治疗方案是
 A. 头孢哌酮/舒巴坦+米诺环素
 B. 注射用亚胺培南西司他丁钠(泰能)
 C. 利奈唑胺+环丙沙星
 D. 伏立康唑+注射用亚胺培南西司他丁钠
 E. 头孢唑肟

17-63 最重要的措施是
 A. 胸部CT检查
 B. 血、痰培养加药敏试验
 C. 结核菌素试验(PPD)
 D. 支气管镜检查
 E. 拔出深静脉导管

(17-64～17-66共用题干)

病人,男性,58岁。因昏迷10天,高热、咳嗽、咯血、呼吸困难3天来诊。10天前在外院诊断为右侧基底节区脑出血,急诊行颅内血肿清除术、气管切开术及机械通气,并应用哌拉西林/他唑巴坦等抗菌药物抗感染、降颅内压、营养脑细胞等治疗。3天前出现高热、咳嗽、咯血,呼吸困难呈进行性加重。体格检查:机械通气下,体温39.2℃,脉搏106次/分,血压105/56 mmHg,经皮脉搏SpO_2 96%;深度昏迷状态,左角膜、两侧口角处溃疡;双肺满布干、湿啰音;心率106次/分,律不齐,第1心音强弱不等;四肢肌张力低下,肌力0级,病理反射未引出。实验室检查:白细胞计数27.1×10^9/L,中性粒细胞百分比0.94,血红蛋白105 g/L,血小板计数221×10^9/L;血尿素氮26.9 mmol/L,肌酐161 μmol/L,丙氨酸氨基转移酶49 u/L,天门冬氨酸氨基转移酶108 u/L,白蛋白24.8 g/L。床边胸部X线片示双肺纹理增强,右上肺片状阴影,其内可见一小空洞。

17-64* 可快速帮助诊断的检查是
 A. 肺部CT
 B. 气道分泌物培养
 C. 血曲霉菌半乳甘露聚糖检测(GM)
 D. 血液直接镜检找病原菌
 E. 纤维支气管镜检查并经保护性标本刷采样直接镜检或细胞学检查

17-65* 除细菌外还可能合并感染的病原菌是
 A. 病毒   B. 真菌
 C. 支原体   D. 衣原体
 E. 寄生虫

17-66 经验性用药可加用
 A. 抗结核药物 B. 抗真菌药物
 C. 抗病毒药物 D. 抗肿瘤药物
 E. 抗寄生虫药物

✎ A4型单项选择题(17-67～17-70)

(17-67～17-70共用题干)

病人,男性,77岁。因呼吸衰竭急诊收住ICU。经鼻气管插管,机械通气,使用左氧氟沙星抗感染治疗。插管3天后病人出现发热,气管内白黏痰明显增加。体格检查:体温38.4℃;双肺呼吸音粗,左下肺可闻及少量湿啰音,心律120次/分,律齐。实验室检查:白细胞计数15.8×10^9/L,中性粒细胞百分比0.92;血气分析:PaO_2 100 mmHg, $PaCO_2$ 33 mmHg,氧合指数210 mmHg。胸片提示左下肺新增片状渗出影。

17-67 对该病人的诊断应考虑
 A. ARDS
 B. VAP
 C. COPD急性加重
 D. 急性肺栓塞

E. 重症社区获得性肺炎

17-68* 下列哪项不是VAP的危险因素
A. 高龄
B. 长期卧床
C. 机械通气前抗凝治疗
D. 机械通气前已应用广谱抗生素
E. 机械通气时间长

17-69 下列哪项抗生素应用是正确的
A. 继续维持左氧氟沙星抗感染,等待痰培养药敏结果再决定是否调整抗生素
B. 停用左氧氟沙星观察
C. 停用左氧氟沙星,改为相对窄谱的抗生素,如哌拉西林,以减少二重感染
D. 调整抗生素为头孢曲松＋阿奇霉素
E. 调整抗生素为亚胺培南＋万古霉素

17-70 下列该病人的治疗原则中不正确的是
A. 抗感染
B. 重新更换经鼻气管插管
C. 持续机械通气
D. 支持治疗
E. 气道引流

名词解释题(17-71～17-80)

17-71 外源性感染
17-72 内源性感染
17-73 医院获得性肺炎
17-74 导管相关性尿路感染
17-75 导管相关性血流感染(CRBSI)
17-76 呼吸机相关性肺炎(VAP)
17-77 多重耐药菌(MDRO)
17-78 泛耐药菌
17-79 深静脉血栓
17-80 谵妄

简述问答题(17-81～17-104)

17-81 简述危重症病人感染的分类方法。
17-82 引起危重症病人感染的主要原因有哪些?
17-83 医院获得性肺炎的感染途径是什么?
17-84 如何诊断医院获得性肺炎?
17-85 对医院获得性肺炎病人应如何应用抗生素进行感染控制?
17-86 如何有效预防医院获得性肺炎?
17-87 简述VAP的感染机制。
17-88 怎么判断病人是否发生了VAP?
17-89 简述与器械相关的VAP的预防措施。
17-90 简述与操作相关的VAP的预防措施。
17-91 简述导尿管相关性尿路感染的发生途径。
17-92 怎么判断病人是否发生了导尿管相关性尿路感染?
17-93 怎么预防导尿管相关性尿路感染?
17-94 CRBSI的发生途径是什么?
17-95 怎样判断病人是否发生了CRBSI?
17-96 如何应用抗生素控制CRBSI?
17-97 如何加强CRBSI的预防。
17-98 怎样合理使用抗菌药物以预防MDRO感染?
17-99 简述深静脉血栓形成的危险因素。
17-100 下肢深静脉血栓形成的临床表现有哪些?
17-101 如何预防深静脉血栓形成?
17-102 简述危重症病人谵妄的临床表现。
17-103 简述谵妄的非药物预防与护理措施。
17-104 简述谵妄病人的基础护理。

综合应用题(17-105～17-107)

17-105 病人,男性,67岁。因创伤后失血性休克行锁骨下静脉穿刺置管,并进行CVP监测,经过6天的抢救治疗,意识尚不清楚,体温38.9℃,血培养出溶血性链球菌。现病人有少量消化道出血,不能行肠内营养支持。

请解答:

(1) 该病人现在是否存在 CRBSI？
(2) 对该病人是否需要拔除血管内导管？应采取哪种有效措施？

17-106 病人，男性，70岁。平素为人和气，与亲人及邻居和睦相处。2年前，病人感到身体不适，经常恶心、呕吐、头痛、视物模糊，由家属送入医院。经检查，诊断为脑肿瘤。2周来，病人因呼吸道感染，体温升至39℃，经常出现表情恐惧，极度不安，注意力不易集中，伴有幻听、错觉，无法辨认医生及护士，有时间、地点定向力障碍，行为紊乱，言语散漫，整日不吃不喝，兴奋不安，砸东西打人。2天前，用刀片割腕，经抢救脱险。
请解答：
(1) 根据上述病例中的精神症状，提出初步的疾病诊断。
(2) 提出护理问题及相关因素。
(3) 如何做好该病人的安全护理？

17-107 病人，男性，55岁。因重症肌无力危象，突发呼吸困难而入院，经抗胆碱药、极化液及辅助通气治疗后症状有所缓解，逐步撤离呼吸机。入院5天后，发现病人右下肢肿胀明显，双下肢同一部位的周径之差可达到2 cm，肿胀肢体的皮肤呈现轻度淤血，皮温正常。
请解答：
(1) 病人可能发生了哪种并发症？
(2) 引发该并发症的危险因素有哪些？
(2) 应如何预防该并发症的发生？

答案与解析

选择题

A1 型单项选择题

17-1 B	17-2 E	17-3 D	17-4 E
17-5 A	17-6 A	17-7 C	17-8 D
17-9 D	17-10 D	17-11 A	17-12 B
17-13 C	17-14 E	17-15 D	17-16 C
17-17 E	17-18 C	17-19 E	17-20 B
17-21 A	17-22 B	17-23 E	17-24 D
17-25 D	17-26 A	17-27 E	17-28 E
17-29 E	17-30 C	17-31 E	17-32 B
17-33 E	17-34 E	17-35 A	17-36 C
17-37 B	17-38 D	17-39 E	17-40 C

A2 型单项选择题

17-41 B	17-42 E	17-43 D	17-44 C
17-45 B	17-46 B	17-47 B	17-48 C
17-49 A	17-50 D	17-51 D	

A3 型单项选择题

17-52 C	17-53 C	17-54 E	17-55 E
17-56 D	17-57 B	17-58 B	17-59 C
17-60 C	17-61 D	17-62 A	17-63 B
17-64 E	17-65 B	17-66 B	

A4 型单项选择题

17-67 B 17-68 C 17-69 E 17-70 B

部分选择题解析

17-4 **解析**：VAP 的病因与发病机制：①机体呼吸道与全身防御机制受损。气管插管可直接损伤咽喉部，使上呼吸道固有的天然防御功能无效，并且削弱气道纤毛的清除能力，容易导致下呼吸道感染。②口咽部定植菌"误吸"。在机械通气病人中，声门下区域分泌物积聚在导管气囊上，形成所谓"黏液湖"，聚集许多细菌。通常认为气管导管的气囊可以阻挡口咽部分泌物进入下呼吸道造成误吸，但仍有分泌物流入下呼吸道，而成为 VAP 的高发原因之一。③胃、十二指肠定植菌逆行和易位。胃酸可抑制胃和十二指肠中细菌生长，当应用 H_2 阻断剂使胃酸 pH>4 时，肠道细菌可在胃腔生长，从而逆行至口咽部吸入气道。④医源性吸入。ICU病房内带菌的气溶胶、呼吸机的冷凝水和污染的雾化吸入装置等。⑤细菌生物被膜。气管导管易形成生物被膜,在吸痰的机械碰撞过程中,含有大量细菌的生物被膜碎片脱落进入下呼吸道而引发VAP。

17-6 解析：VAP的临床表现：①使用呼吸机48小时后发病。②与机械通气前的胸片比较出现肺内浸润阴影或显示新的炎性病变。③肺部实变体征和(或)肺部听诊可闻及湿啰音,并具有下列条件之一者：a.白细胞计数$>10.0\times10^9/L$或$<4\times10^9/L$,伴或不伴核左移；b.发热,体温$>37.5℃$,呼吸道出现大量脓性分泌物；c.起病后从支气管分泌物中分离到新的病原菌。

17-8 解析：临床肺部感染评分是一项综合了临床、影像学和微生物学标准等来评估感染严重程度、预测病人使用抗生素时应该是调整或者停止的评分系统,目的是减少不必要的抗生素暴露。这些指标共7项,包括：体温、白细胞计数、气管分泌物、氧合情况、X线胸片、肺部浸润影的进展情况和气管吸取物培养。最高评分为12分,当≤6分时可以停用抗生素。

17-9 解析：VAP主要预防护理措施是最大限度地控制和减少呼吸机的使用,合理应用抗生素,预防条件致病菌在鼻咽部、口腔定植。增加机体免疫力,严格洗手和无菌操作,降低感染环节,增加宿主的廓清机制,切断外源性传播途径,限制应激性溃疡等综合性措施,可有效降低VAP的发生。

17-10 解析：大多数无症状者不推荐使用抗菌药物。当出现感染症状时,首先应对导尿管进行处理,推荐移除导尿管作为治疗的一部分。如没有必要继续留置导尿管,应不再插管；如果导尿管无法去除,在取尿样培养前和应用抗菌药物治疗前应更换留置时间超过7天的导尿管。抗菌药物的选择与一般的复杂性尿路感染相同,合理使用抗菌药物。

17-11 解析：降低VAP发病率的措施：①ICU的管理。②提高医护人员的防范意识,加强无菌操作。③呼吸道管理。a.气管插管套囊的管理。导管气囊充气是为了使人工气道放置牢固,同时达到合理密闭,可以防止呼吸道或胃内容物反流入气管。吸痰时可先充分吸引口咽部分泌物,减少分泌物经气囊旁流入肺部,再用声门下吸引导管直接吸出气囊上的分泌物,减少误吸,从而减少VAP。b.呼吸机管路的管理。呼吸机管路内的冷凝水为污染物,使用中冷凝水集液瓶应置于管路最低位置,并及时清除冷凝水原液。在离断管道、变换体位及处理冷凝水原液之前应戴手套,之后更换手套并消毒手。c.机械通气病人的细菌监控。院内感染科的专职人员,定期对使用中的呼吸机管路系统各关键部位进行物体表面细菌监测,掌握管路系统污染状况及病原菌的变化。d.有效吸痰。根据病人需要,适时吸痰。e.呼吸道湿化。湿化可使痰液稀释,易于咳出,有助于维持支气管上皮细胞的生理功能,促进纤毛运动,预防感染。④体位的护理。抬高床头30°～40°。⑤营养与饮食。加强营养支持,纠正水和电解质及酸碱失衡。⑥口腔护理。通过有效的口腔清洁,改变微生物在口腔中的接触频率,减少细菌数量来维持口腔的防御体系。⑦适时去除有创性装置和器具。⑧心理行为干预。

17-12 解析：CRBSI的临床表现：①插管部位炎症。出现红肿硬结或者有脓液渗出。②临床感染症状。发热$>38℃$,寒战,收缩压≤90 mmHg,少尿<20 ml/h。③导管相关并发症,如感染性心内膜炎、感染性血栓静脉炎、骨髓炎及其他迁移性病灶。

17-13 解析：CRBSI是指带有血管内导管或拔出导管后48小时内的病人出现菌血症或真菌血症,并伴发热($>38℃$)、寒战或低血压等感染表现,且除血管导管感染外没有其他明确感染源的感染。实验室微生物学检查显示外周静脉血培养细菌或真菌阳性；或从导管段和外周血培养出相同种类、相同药敏结果的致病菌。

17-18 解析: 导尿管相关性尿路感染是医院感染中最常见的感染类型,危险因素包括病人方面和导尿管置入与维护方面。病人方面的危险因素主要包括:病人年龄、性别、基础疾病、免疫力和其他健康状况等。导尿管置入与维护方面的危险因素主要包括:导尿管留置时间、导尿管置入方法、导尿管护理质量和抗菌药物临床应用等。导尿管相关性尿路感染方式主要为逆行性感染。

17-21 解析: 尿路感染的治疗:①积极治疗原发疾病,严格控制联合用药的指征,严谨频繁换药,慎用广谱抗菌药,尽量避免预防性用药。②掌握有效的给药时间和方法,药物应用至症状消失、尿细菌培养转阴后 2 周方可停药。由于尿路感染极易复发,因此停药后第 2、第 6 周应分别进行尿细菌定量培养,以后每月 1 次,追踪 1 年。③抗感染治疗。a.根据疾病性质、严重程度、药敏试验结果、作用范围、毒性来选择药物种类,在药敏试验前可选用革兰阴性杆菌敏感药物。b.常见的致病菌有大肠杆菌、肠球菌、真菌。出现无症状性菌尿时,只需密切观察病情变化,一般不用抗菌药。c.孕妇、泌尿道诊疗操作前后、糖尿病、免疫缺陷者及学龄儿童出现无症状性菌尿时,则需及时采取治疗措施。

17-24 解析: 细菌产生耐药性的机制有:①抗菌药物作用靶位改变;②产生灭活酶或钝化酶;③改变细菌细胞外膜通透性;④影响主动流出系统;⑤细菌生物被膜耐药屏障。

17-27 解析: 深静脉血栓最主要的临床表现是患侧肢体的突然肿胀,局部有疼痛感,在行走时疼痛加剧。

17-28 解析: 急性下肢深静脉血栓形成如因极度肿胀压迫动脉或者引起动脉痉挛而致患肢缺血,则为股青肿,表现为患肢极度肿胀、青紫,皮肤温度降低,远端动脉搏动明显减弱或者消失。通常急性期不会出现浅静脉曲张。

17-33 解析: 谵妄的发生往往先有一定的易感因素,例如年老、认知障碍(如痴呆)、躯体情况差(如心力衰竭、癌症、脑血管病)、抑郁症、视听障碍、营养不良、水及电解质失衡、药物/乙醇依赖等。在有一种或多种易感因素存在的情况下,大脑功能被削弱。这时,影响大脑内环境,导致脑内神经递质、神经内分泌和神经免疫损害的急性变化都成为促发因素。有时环境变化也会促发谵妄,比如更换住所或照料者改变。

17-34 解析: 谵妄是一组表现为急性、一过性、广泛性的认知障碍,尤以意识障碍为主要特征,因其急性起病、病程短暂、病情发展迅速,故又称为急性脑综合征,意识障碍常有昼轻夜重的特点。

17-37 解析: 东莨菪碱大剂量时多可产生激动、不安、幻觉或谵妄等中枢兴奋症状,但病人很快就进入睡眠状态。

17-40 解析: 右美托咪啶耐受性良好,常见的不良反应包括低血压、恶心、心搏过缓、组织缺氧和心房颤动。

17-47 解析: CRBSI 是指带有血管内导管或拔出导管后 48 小时内的病人出现菌血症或真菌血症,并伴发热(>38℃)、寒战或低血压等感染表现,且除血管导管感染外没有其他明确感染源的感染。实验室微生物学检查显示外周静脉血培养细菌或真菌阳性;或从导管段和外周血培养出相同种类、相同药敏结果的致病菌。

17-49 解析: 临床上,常应用氟哌啶醇肌内注射和静脉给药方法治疗谵妄。静脉注射氟哌啶醇的使用指南已经提出并被证实是有效的。

17-50 解析: 连续性血液净化的并发症:①技术并发症,如血管通路不畅、血流下降和体外循环凝血、管道连接不良、空气栓塞、水和电解质平衡障碍、滤器功能丧失。②临床并发症,如出血、血栓、感染、生物相容性和过敏反应、低温。

17-54 解析: CPIS 见表 17-1。

表 17-1 CPIS

项目	0 分	1 分	2 分
体温(12 小时平均值,℃)	36～38	38～39	>39 或<36
白细胞计数(×10^9/L)	4～11	11～17	<4 或>17
分泌物(24 小时吸出物性状数量)	无痰或少许	中至大量,非脓性	中至大量,脓性
氧合指数(PaO_2/FiO_2,mmHg)	>250		<250
X 线胸片浸润影	无	斑片状	融合片状

注:气管吸取物培养或痰培养无致病菌生长 0 分,有致病菌生长 1 分,2 次培养到同一种细菌或者革兰染色与培养一致 2 分

17-62 解析:以头孢哌酮/舒巴坦为基础的联合用药是目前中国鲍曼不动杆菌感染治疗的主流方案。

17-64 解析:病原学诊断标准如下:①以消毒吸管经气管导管吸取分泌物行细菌定量培养,如分离细菌浓度≥10 cfu/ml,则可诊断,敏感性为 93%、特异性为 80%。②经气管镜保护性毛刷刷取分泌物定量培养,以分离细菌浓度≥10 cfu/ml 为诊断标准,是 VAP 最可靠的诊断方法。在未用抗生素时,其特异性为 90%,但敏感性仅为 40%～60%,这与其取材区域大小有关,如预先使用了抗生素,其敏感性则更低。③经气管镜行支气管肺泡灌洗取灌洗液培养。本法可克服气管镜保护性毛刷取样范围小的缺点,以分离细菌浓度≥10 cfu/ml 为阳性,其敏感性和特异性为 50%～90%,阴性培养结果对确认无菌肺组织的敏感性为 63%、特异性为 96%,故在排除 VAP 时有重要作用。④脓液或血培养结果阳性。

17-65 解析:临床上合并感染的病人血常规多数是有明显表现的,例如细菌感染的病人,外周血血常规中白细胞计数多数是明显升高的,以中性粒细胞升高为主。如果是病毒感染,血常规中白细胞计数多数是降低的,但是淋巴细胞比例是可以升高的。对于应用化疗等免疫力低下的病人,如果出现持续发热,很容易合并有真菌感染,但是一般情况下,血常规没有特异性改变,白细胞计数可以正常,也可以降低。

17-68 解析:VAP 的危险因素主要有:①年龄大,自身状况差;②有慢性肺疾病,长期卧床,意识丧失;③有痰不易咳出;④机械通气时间长,上呼吸机前已使用抗生素,特别是广谱抗生素,导致菌群失调;⑤消化道细菌易位,长期使用 H_2 受体阻断剂和质子泵抑制剂,胃酸缺乏,细菌易于在消化道寄殖。其中,机械通气时间长是医院获得性肺炎发生的主要危险因素,连续机械通气者发生医院获得性肺炎的危险性比未用机械通气者高 6～12 倍。近来的研究还将低血压作为判断 VAP 预后的一个独立危险因素。

名词解释题

17-71 外源性感染又称交叉感染,是指感染源来自其他病人或带菌者,或来自医院内的医疗仪器设备、医疗用品、血制品或医院环境等。

17-72 内源性感染又称自身感染,是指感染的病原体来自病人本身,是病人体内正常菌群或条件致病菌,当机体抵抗力下降及机体防御机制受损时发病。

17-73 医院获得性肺炎是指入院时不存在、也不处于潜伏期,而于入院 48 小时或以后发生的肺内感染,是危重症病人最常见的医院内感染。

17-74 导尿管相关性尿路感染主要是指病人留置导尿管后或拔除导尿管 48 小时内发生的泌尿系统感染,其发生率仅次于肺内感染,是医院内感染中最常见的感染类型之一。

17-75 导管相关性血流感染(catheter-relate bloodstream infection,CRBSI)是指带有血管内导管或者拔除血管内导管 48 小时内的病人出

现菌血症或真菌血症,并伴有发热(>38℃)、寒战或低血压等感染表现,除血管导管外没有查出其他明确的感染源。

17-76 呼吸机相关性肺炎(ventilator-associated pneumonia,VAP)是指气管插管或气管切开病人在接受机械通气48小时后发生的肺炎。呼吸机撤机、拔管48小时内出现的肺炎亦属于VAP。

17-77 多重耐药菌(multi drug resistent organism,MDRO)主要是指对临床使用的3种或以上抗菌药物同时呈现耐药的细菌。

17-78 泛耐药是指对本身敏感的所有药物耐药。

17-79 深静脉血栓是指血液在深静脉系统内不正常地凝结,以下肢多见。

17-80 谵妄是一组以急性、广泛性认知障碍,尤以意识障碍为主要特征的综合征。特点是起病急,病情进展迅速,是一种高级神经系统功能活动失调。

简述问答题

17-81 危重症病人感染的分类方法:①按照感染源进行分类,分为外源性感染与内源性感染;②按照病原微生物进行分类,分为革兰阳性菌、革兰阴性菌、真菌、支原体、衣原体及病毒感染等;③按照感染部位进行分类,分为呼吸道感染、泌尿道感染、血液感染、消化道感染及其他部位感染等。

17-82 引起危重病人感染的主要原因:①机体解剖屏障受损及保护机制减弱或消失;②免疫功能低下;③医疗和环境因素。

17-83 医院获得性肺炎的感染途径:①口咽部定植菌吸入;②胃肠道定植菌逆行;③医源性途径。

17-84 医院获得性肺炎的诊断:新出现的或进展的肺部炎性浸润性改变加上下列3项临床表现中有至少2项即可诊断:①发热>38℃;②血白细胞增多(>20×10^9/L)或减少(<4×10^9/L);③有脓性气道分泌物。

17-85 对医院获得性肺炎病人应用抗生素:①对轻、中症病人,抗菌药物主要选择第2代头孢菌素、第3代头孢菌素、β内酰胺类/β内酰胺类酶抑制剂、喹诺酮类或克林霉素联合大环内酯类抗生素;②对重症病人,抗菌药物主要选择喹诺酮类或氨基糖苷类联合抗假单胞菌β内酰胺类、广谱β内酰胺类/β内酰胺类抑制剂、碳青霉烯类。对耐甲氧西林金黄色葡萄球菌必要时可联合应用万古霉素。真菌感染时应选用有效的抗真菌药物。

17-86 有效预防医院获得性肺炎的方法:空气消毒,人员管理,呼吸道管理,防止误吸,口腔护理及加强机械通气护理。

17-87 VAP的感染机制:①呼吸道及全身防御机制受损。长时间使用人工呼吸机或气管切开病人均可因呼吸道自身的防御机制下降而引发感染。此外,免疫系统功能低下或机体抵抗力下降的机械通气病人也会增加对感染的易感性。②病原菌侵入与定植。机械通气时口咽部定植菌的误吸、胃肠内细菌移位、吸入带菌气溶胶及气管导管内吸痰操作等均可使病原菌侵入呼吸道,并定植于呼吸道,从而引发感染。

17-88 发生VAP的判断:①临床诊断。同时满足下列至少2项可考虑诊断VAP:a.体温>38℃或<36℃;b.外周血白细胞计数>10×10^9/L或<4×10^9/L;c.气管、支气管内出现脓性分泌物。②临床肺部感染评分(CPIS)可对VAP的诊断进行量化。该评分系统用于诊断肺炎并评估感染的严重程度,由6项内容组成:a.体温;b.外周血白细胞计数;c.气管分泌物情况;d.氧合指数(PaO_2/FiO_2);e.胸部X线片示肺部浸润进展;f.气管内吸出物微生物培养。简化的CPIS去除了对痰培养结果的要求,总分为10分,得分≥5分提示存在VAP,更利于早期评估病人肺部感染程度。

17-89 与器械相关的VAP预防措施:①呼吸机清洁与消毒;②当呼吸回路破损或污染时需及时更换;③湿化器可采用恒温湿化器或含加热导丝的加温湿化器;④开放式吸痰装置应

每天进行更换,使用密闭式吸痰装置时,除非破损或污染,吸痰装置无需每天更换。

17-90 与操作相关的 VAP 预防措施:①气管插管路径与鼻窦炎防治;②声门下分泌物引流;③改变病人体位;④肠内营养;⑤气管内导管套囊的压力管理;⑥控制外源性感染;⑦口腔卫生。

17-91 导尿管相关性尿路感染的发生途径:①导尿时无菌操作不严格,可将细菌带入膀胱内;②细菌被带进导尿管与尿道黏膜间的空隙,逆行进入膀胱,是最常见的感染方式;③细菌还可经导尿管与集尿袋的连接处或经集尿袋的放尿口处侵入。

17-92 对是否发生导尿管相关性尿路感染的判断:①有症状的尿路感染。病人出现尿频、尿急、尿痛等尿路刺激症状,或者有下腹触痛、肾区叩痛,伴有或不伴有发热。镜检白细胞男性≥5/HP,女性≥10/HP,同时符合以下条件之一:a. 清洁中段尿或者导尿留取尿液培养革兰阳性球菌菌落数≥10^4 cfu/ml,革兰阴性杆菌菌落数≥10^5 cfu/ml;b. 耻骨联合上膀胱穿刺留取尿液培养的细菌菌落数≥10^3 cfu/ml;c. 新鲜尿标本经离心后应用相差显微镜检查,每 30 个视野中有半数视野见到细菌;d. 经手术、病理学或者影像学检查,有尿路感染证据。②无症状性菌尿症。如果病人没有临床症状,但 1 周内有内镜检查或导尿管置入,尿液培养革兰阳性球菌菌落数≥10^4 cfu/ml,革兰阴性杆菌菌落数≥10^5 cfu/ml,应当诊断为无症状性菌尿症。

17-93 导尿管相关性尿路感染的预防:①导尿准备。避免不必要的留置导尿,并应尽可能缩短导尿管的留置时间;选择适宜的导尿管。②导尿及导尿后护理。手卫生与无菌技术;尿管固定;无菌密闭引流;尿道口护理;长期留置导尿管的病人不宜频繁更换导尿管,如尿管阻塞、脱出、发生尿路感染及留置导尿装置的无菌性和密闭性被破坏时应立即更换。

17-94 CRBSI 的发生途径:①导管外途径,主要见于导管穿刺部位局部病原微生物经导管与皮肤间隙入侵,并定植于导管尖端,是 CRBSI 最常见的感染途径。②导管内途径,主要见于导管连接处被污染的病原微生物经导管腔内移行至导管尖端,并在局部定植。

17-95 对是否发生 CRBSI 的判断:①拔除导管后的检查。取导管尖端 5 cm 进行病原菌培养,如果定植菌与血培养菌为同一菌株即可诊断 CRBSI。②保留导管时的检查。a. 阳性时间差法:使用抗生素前同一时间分别经导管与经皮肤抽血并进行病原菌培养,如果经导管及经皮肤采出的血标本病原菌培养均为阳性,且经导管采出的血标本呈现阳性时间较经皮肤采出的血标本早 2 小时以上,可诊断 CRBSI。b. 定量法:使用抗生素前同一时间分别经导管与经皮肤抽血并进行病原菌培养,如果经导管采出的血标本菌落计数是经皮肤采出的血标本菌落计数的 3 倍以上,可诊断 CRBSI;如果经导管采血多次病原菌培养为同一种病原微生物,且定量计数≥10^2 cfu/ml,也提示发生 CRBSI。

17-96 应用抗生素控制 CRBSI:①抗生素的选择。应根据实验室病原菌培养及药物敏感实验的结果选用抗生素,在病原菌培养结果报告前也可根据对 CRBSI 致病菌的预测经验性应用抗生素,待病原菌培养结果报告后进行调整。②局部应用抗生素。应用抗生素锁技术向导管内灌注高浓度的抗生素溶液,提高抗生素在定植部位的浓度,能够有效杀灭定植于导管内腔的病原微生物,但抗生素锁对腔外感染无效。③全身应用抗生素。保留血管内导管时应尽可能从导管输注抗生素,这样可提高定植部位的抗生素浓度。

17-97 CRBSI 的预防:①导管的选择。选用抗菌材料的导管,需长时间放置导管的病人,最好选择隧道式导管或 PICC 导管。②导管放置途径。优先选择锁骨下静脉,其次是颈内静脉,尽可能不选择股静脉,以避免增加革兰阴性杆菌与真菌感染的机会。③置管过程中无菌技术。④导管穿刺部位皮肤保护。⑤导管连接部位保护。

17-98　预防 MDRO 感染：严格执行抗菌药物临床应用的基本原则，切实落实抗菌药物的分级管理，正确、合理地实施给药方案。应根据临床微生物检测结果合理选择抗菌药物，严格执行围术期抗菌药物预防性应用的相关规定，避免因抗菌药物应用不当导致细菌耐药的发生。

17-99　深静脉血栓形成的危险因素：①卧床时间长，尤其是老年病人深静脉血栓的风险性增加；②外科手术后 7 天，心脏病伴有慢性心力衰竭的病人有较高的深静脉血栓发生风险；③临床上患有恶性肿瘤的病人有发生深静脉血栓的高度危险性；④凝血因子Ⅴ变异病人深静脉血栓形成的风险增加；⑤免疫系统异常，如红斑狼疮、类风湿关节炎、淋巴浸润性疾病、艾滋病和各种急性感染性疾病，可存在抗心磷脂抗体（ACA）与抗凝物质（LAC），导致获得性高凝状态。

17-100　下肢深静脉血栓形成的临床表现：①症状。最常见的是一侧肢体的突然肿胀。患肢深静脉血栓形成的病人，局部疼痛，行走时加剧。轻者局部仅感沉重，站立时症状加重。②体征。体格检查有以下几个特征：a. 患肢肿胀的发展程度。须每天用卷带尺精确的测量，并与健侧下肢对照才可靠，单纯依靠肉眼观察是不可靠的。这一体征对确诊深静脉血栓具有较高的价值，小腿肿胀严重时，常致组织张力增高。b. 压痛。静脉血栓部位常有压痛，下肢应检查小腿肌肉、腘窝、内收肌管及腹股沟下方股静脉。c. Homans 征。将足向背侧急剧弯曲时，可引起小腿肌肉深部疼痛。小腿深静脉血栓时，Homans 征常为阳性。这是由于腓肠肌及比目鱼肌被动伸长时，刺激小腿血栓静脉而引起。d. 浅静脉曲张。深静脉阻塞可引起浅静脉压升高，发病 1～2 周后可见浅静脉曲张。

17-101　深静脉血栓形成的预防：①增加活动。长期卧床病人，应协助其定时翻身。手术者、产后妇女应及早在床上活动，若病情允许，鼓励病人尽早离床活动。②避免血液留滞。避免在膝下垫硬枕、过度屈髋，以免影响静脉回流；避免用过紧的腰带和穿紧身衣物。③预防静脉管壁受损。对长期输液者，尽量保护其静脉，避免在同一静脉的同一部位反复穿刺；输注刺激性药物时，避免药物外渗。④使用弹力袜。弹力袜在踝部产生的压力最大，然后从下至上压力逐渐减少。⑤早期发现。应重视病人的主诉，长期卧床、老年、手术或产后病人若出现站立后下肢胀痛、沉重等不适，应警惕下肢深静脉血栓形成的可能。

17-102　危重症病人谵妄通常表现为：①意识紊乱。意识状态下降，对外界的察觉减退，无法集中和维持注意力。②认知功能变化。定向障碍，对人物、地点、时间及视觉空间的认知能力受损，短期记忆力下降，幻觉，妄想，睡眠障碍。③其他症状。情绪紊乱如恐惧、焦虑、愤怒、抑郁、冷漠、兴奋，可伴脉搏加快、多汗、瞳孔散大、体温升高等自主神经系统功能障碍的表现。

17-103　谵妄的非药物预防与护理措施：①加强监测；②改善认知功能；③早期活动；④营造舒适的治疗环境。

17-104　谵妄病人的基础护理：①病房环境。外界听觉刺激过多，声音过大可引起病人惊跳反应，应保持环境清洁、整齐、安静；建立舒适安全的环境，以防病人产生突然的惊恐不安。②生活护理。加强晨晚间护理，协助病人洗漱、洗澡、更衣、修剪指（趾）甲，保持其皮肤清洁，维持皮肤的完整性，防止皮肤感染。③用餐护理。维持正常的营养代谢，提供营养的软食，防止噎食；颅内压高伴有呕吐的病人应暂缓用餐，以免加重呕吐，可通过静脉输液保证其营养的摄入。④排泄护理。观察其大小便排泄情况，减少和消除影响排便的不利因素；协助病人养成定时排便的习惯。尿潴留病人要尽量避免饮用刺激性饮品，减少对膀胱和尿道的刺激；便秘病人可给予缓泻药。⑤睡眠护理。创造良好的睡眠条件，病室内空气要新鲜，温度要适宜；减少白天的睡眠，减少夜间饮水量，睡前避免过度兴奋；观察病人睡眠质量及其深浅度，对病人的睡眠状况密切观察并详细记录。

综合应用题

17-105 （1）该病人现在存在CRBSI。

（2）首先不应盲目拔除导管，主要由于：①病人仅有发热症状；②不能证实病人有持续的血液感染；③静脉通路依赖性导管；④定植菌种类明确且非金黄色葡萄球菌、铜绿假单胞菌与真菌。因此，可在严密监测下暂时保留导管。其次要应用抗生素：①抗生素的选择，应根据实验室病原菌培养及药物敏感试验的结果选用抗生素；②局部应用抗生素，应用抗生素锁技术向导管内灌入高浓度的抗生素溶液；③全身应用抗生素，从导管输注抗生素，提高定植部位的抗生素浓度。

17-106 （1）初步的疾病诊断为：谵妄。

（2）护理问题及相关因素：①急性意识模糊，与体液和电解质紊乱以及躯体疾病有关。②有受伤的危险，与对环境损害的警觉性下降、错觉、幻觉有关。③有感染的危险，与初级防卫功能不完善（皮肤、组织损伤）及营养不良有关。④自理能力缺陷，与过度的躁动不安和认知缺陷有关。⑤营养失调，低于机体需要量，与体液摄入不足和发热有关。

（3）该病人的安全护理：①房间安置。病人缺乏自卫能力，也可突然危及他人生命安全。床位可安置在单人房间，固定病室、固定医护人员、固定照顾者。这样可减轻病人焦虑不安的情绪，减轻激越症状，减少不安全的风险，帮助病人安全接受治疗。②营造安全治疗环境。病室物品简单有序，使病人有一定的活动空间，环境光线适宜，不能过于黑暗。③防止坠床。病人谵妄程度严重时，出现的行为躁动常难以控制，要加床档，限制其活动范围，必要时给予保护性约束护理。④密切观察病情变化。谵妄的症状变化快，要善于观察病人细微的病情改变，特别是行为紊乱有时不可预知，从活动过少突然转至活动过多，突发冲动、逃离行为、无目的地兴奋走动等要及时干预。⑤加强评估。评估病人暴力行为和自杀性行为及相关因素，及时采取有效的护理干预，24小时监测病人的安全及躯体状况的变化，必要时遵医嘱给予药物控制。

17-107 （1）该病人发生了深静脉血栓形成。

（2）引发该并发症的危险因素主要包括：①卧床时间长，尤其是老年病人深静脉血栓形成的风险性增加。②重症肌无力病人活动能力下降，活动量减少，有较高的深静脉血栓发生率。③重症肌无力本身是一种自身免疫性疾病，免疫系统功能异常，可存在抗心磷脂抗体与抗凝物质，导致获得性高凝状态。

（3）预防措施：①健康教育，对高危人群要重点观察及高度警惕，指导病人进行正确的活动。②物理方法预防，抬高患肢，穿弹力袜，避免腘窝部垫枕，加强主动或被动等长、等张功能锻炼，促进静脉回流。使用间歇充气加压治疗设备，加速下肢静脉回流。③药物预防，使用普通肝素、低分子量肝素、华法林、右旋糖酐等药物预防深静脉血栓的发生。

（陈 炜）

第十八章

常用急救技术

✿ 选择题(18-1~18-123)

✎ A1型单项选择题(18-1~18-93)

18-1 为有自主呼吸的昏迷病人建立人工气道的简便方法是
A. 经鼻腔气管插管术
B. 气管切开术
C. 环甲膜穿刺术
D. 口咽通气管置入术
E. 经口腔气管插管术

18-2* 下列哪项是口咽通气管置入术的适应证
A. 清醒病人
B. 喉头水肿病人
C. 舌后坠致呼吸道梗阻病人
D. 气管内异物病人
E. 门齿有折断或脱落危险的病人

18-3 鼻咽通气管置入长度为
A. 病人鼻尖到耳垂的距离
B. 7~8 cm
C. 10~12 cm
D. 病人鼻尖到鼻根部的距离
E. 16~17 cm

18-4 下列哪种病人不宜实施鼻咽通气管置入术
A. 牙关紧闭,不能经口吸痰者
B. 颅底骨折、脑脊液耳鼻漏者
C. 不完全性呼吸道梗阻者
D. 不耐受口咽通气管者
E. 需要反复经鼻腔吸痰者

18-5 儿童30 kg及体形较小的成人使用喉罩时,套囊容量为
A. 4ml B. 10 ml
C. 20 ml D. 14ml
E. 30 ml

18-6 一般成人使用喉罩时,套囊容量为
A. 8 ml B. 24ml
C. 20 ml D. 40 ml
E. 30 ml

18-7 下列关于口咽通气管的叙述中错误的是
A. 口咽通气管置入术是解除舌根后坠堵塞气道的简便方法
B. 口咽通气管置管方法分为反向插入法和横向插入法
C. 选择长度为鼻尖至耳垂
D. 选用横向插入法时,将口咽通气管咽弯曲凹面部分朝向一侧的脸颊内部插入
E. 口咽通气管外口可盖一层0.9%氯化钠溶液纱布湿化气道

18-8* 下列关于鼻咽通气管的叙述中正确的是
A. 置管时将鼻咽通气管弯度向上、弧度朝下
B. 插管前可在鼻腔内滴入适量麻黄碱
C. 鼻腔出血的病人,在置管前可在鼻腔内滴入少量润滑剂
D. 鼻咽通气管置入术不能用于清醒

病人

E. 鼻咽通气管末端位于病人的上咽部

18-9 需要短期使用机械通气时可建立下列哪种人工气道
A. 口咽通气管置入术
B. 鼻咽通气管置入术
C. 经口腔气管插管术
D. 环甲膜穿刺术
E. 吸痰管

18-10 下列关于喉罩的叙述中正确的是
A. 喉罩人工气道技术可以行短时的机械通气
B. 喉罩适用于喉以下气道梗阻病人
C. 颈椎活动度差的病人不宜置入喉罩
D. 成人使用喉罩时,套罩容量均应是 40 ml
E. 喉罩的最佳位置为:病人会厌位于喉罩的勺状凹陷内,罩内的通气口背对声门

18-11 下列哪项是环甲膜穿刺的禁忌证
A. 严重呼吸困难且不能及时气管切开病人
B. 需要气管内给药病人
C. 急性上呼吸道完全阻塞病人
D. 声门区阻塞病人
E. 有出血倾向病人

18-12 下列关于环甲膜穿刺术的叙述中正确的是
A. 病人进行环甲膜穿刺术时应取侧卧位,保持呼吸道通畅
B. 环甲膜穿刺术可以行短时的机械通气
C. 作为一种应急措施,穿刺针留置时间不宜超过 12 小时
D. 穿刺部位若有明显出血应及时止血,以免血液流入气管
E. 环甲膜穿刺术是一种解除窒息急救方法,不能用于气管内给药

18-13 病人有下列哪种情况时,实施气管插管术时应慎重
A. 呼吸衰竭
B. 喉头水肿
C. 意识不清,呕吐物误吸
D. 心搏骤停
E. 气道分泌物阻塞气道

18-14* 下列关于气管内插管术的叙述中正确的是
A. 气管插管术可用于长期机械通气
B. 置管时喉镜镜片稍深入,可看见会厌的边缘,此处为声门暴露的第一标志
C. 置管时病人取仰卧位,垫薄枕将头部抬高 10 cm,头后仰,使口、咽、气管基本重叠于一条轴线
D. 测量气囊压力不超过 40 cmH$_2$O
E. 导管插入深度合适,太深易插入左支气管

18-15 关于气管切开术的禁忌证,下列叙述正确的是
A. 喉阻塞
B. 严重出血性疾病
C. 下呼吸道分泌物潴留致呼吸困难
D. 破伤风病人
E. 重度颅脑外伤

18-16 关于气管切开术的叙述,下列正确的是
A. 气管切开位置不得高于第 3 气管环或低于第 6 气管环,以免损伤颈部两侧大血管及甲状腺
B. 防止分泌物干结堵管,可在气管套管外覆盖 0.9% 氯化钠溶液纱布
C. 如呼吸道分泌物减少、炎症消退,可考虑拔管。拔管前先全堵管口 1~3 天
D. 为防止伤口感染,每天消毒剪刀,至少更换纱布和消毒伤口 1 次

18-17 不完全性气道异物梗阻的表现是
A. 病人能用力咳嗽,但咳嗽停止时出现喘息声
B. 病人面色灰暗、发绀,不能说话
C. 病人不能咳嗽,不能呼吸,昏迷倒地
D. 病人昏迷,开放气道后仍无法进行有效呼吸
E. 病人呼吸停止,失去知觉

18-18* 关于成人气道异物梗阻的处理,下列叙述不正确的是
A. 腹部冲击法(Heimlich 手法)用于神志清楚的病人,不适用于婴儿
B. 病人发生气道不完全性异物梗阻时,可鼓励病人大声咳嗽
C. 实施背部叩击法时,施救者用一手支撑病人胸部,另一手的掌根部在病人两肩胛骨之间进行 5 次大力叩击
D. 当病人处于妊娠末期时,可用胸部冲击法代替腹部冲击法
E. 实施腹部冲击法时,施救者双臂环抱病人腹部,一手握拳位于脐部部位,另一手紧握该拳,用力快速向内、向上冲击腹部

18-19 下列关于小儿气道异物梗阻的处理中正确的是
A. 对于无意识的小儿,先实施 5 次胸部冲击法,再实施 CPR 救治
B. 婴儿有严重气道梗阻症状,5 次背部叩击法不能解除气道梗阻的,可实施胸部冲击法
C. 在婴儿两乳头连线中点给予胸部冲击按压,深度约为胸廓前后径的 2/3
D. 实施婴儿急救背部叩击法,施救者用另一手的掌部在肩胛骨之间给予 5 次快速地拍打,一定要做足 5 次,检查每次拍打背部是否解除了气道梗阻
E. 施救者取坐位,前臂放于大腿上,手指固定婴儿头,保持婴儿头高位

18-20 关于胸膜腔穿刺术的适应证,下列正确的是
A. 胸膜腔少量积液
B. 胸膜腔少量积气
C. 疑为胸膜腔棘球蚴病,需明确诊断
D. 胸膜腔少量积液,性质不明
E. 穿刺部位附近有感染

18-21 关于胸膜腔穿刺术的禁忌证,下列不正确的是
A. 胸膜腔中等量以上积液(积液量≥500 ml)
B. 体质虚弱、病情危重难以耐受穿刺术者
C. 有严重出血倾向者
D. 疑为胸膜腔棘球蚴病者
E. 穿刺部位有感染者

18-22 对病情较重、体质衰弱的病人,行胸膜腔穿刺术的体位是
A. 病人坐于椅子上,面向椅背,两臂置于椅背上,前额伏于前臂上
B. 病人取半卧位,患侧前臂上举抱于头枕部
C. 病人坐于床沿上,身体前倾
D. 病人健侧卧位,充分暴露胸部或背部
E. 病人坐于椅子上,前额伏于桌子上即可

18-23 行胸膜腔穿刺术时,消毒范围是
A. 以穿刺点为中心进行螺旋消毒,消毒范围直径不小于 10 cm
B. 以穿刺点为中心进行环形消毒,消毒范围直径不小于 12 cm
C. 以穿刺点为中心进行螺旋消毒,消毒范围直径不小于 20 cm
D. 以穿刺点为中心进行螺旋消毒,消毒范围直径不小于 15 cm

E. 以穿刺点为中心进行环形消毒,消毒范围直径不小于 8 cm

18-24 胸膜腔积液者的穿刺部位是
A. 腋后线第 7～8 肋间隙
B. 肩胛线第 5～6 肋间隙
C. 腋中线第 7～8 肋间隙
D. 腋前线第 6～7 肋间隙
E. 锁骨中线第 4 或第 5 肋间隙

18-25 胸膜腔积气者的穿刺部位是
A. 腋前线第 3 肋间隙
B. 腋中线第 2 肋间隙
C. 锁骨中线第 4 肋间隙
D. 锁骨中线第 2 肋间隙
E. 腋中线第 3 肋间隙

18-26 在行胸膜腔穿刺术时,针头进入胸腔的深度为
A. 1.0～2.0 cm   B. 0.5～1.0 cm
C. 2.0～2.5 cm   D. 3.0 cm
E. 2.5 cm

18-27 下列关于胸膜腔穿刺结束时拔出穿刺针的叙述中正确的是
A. 抽气结束后立即拔针
B. 病人吸气末拔针
C. 病人咳嗽时拔针
D. 病人呼气末拔针
E. 病人呼气末屏气时拔针

18-28 下列关于胸膜腔穿刺术的叙述中正确的是
A. 每次抽液量不宜过快、过多,首次抽液量不宜超过 800 ml
B. 首次抽气量不宜超过 700 ml
C. 首次抽液量不宜超过 600 ml,以后每次抽吸量不宜超过 1 000 ml
D. 脓胸病人,每次应尽量抽尽脓液
E. 若以协助病因诊断为目的,每次抽液量为 100 ml

18-29 下列哪种病人在紧急胸膜腔穿刺减压后宜行胸膜腔闭式引流术进行持续引流
A. 外伤性血气胸者
B. 胸膜腔积液(积液量<900 ml)者
C. 胸膜腔积气(肺组织压缩<40%)者
D. 反复出现胸膜腔积脓者
E. 胸膜腔积液性质不明者

18-30 下列哪项不是胸膜腔穿刺术的并发症
A. 气胸   B. 出血、血胸
C. 肺充血   D. 胸膜反应
E. 胸膜腔内感染

18-31 气胸是胸膜腔穿刺术中最为多见的并发症,引起该并发症的原因是
A. 抽出胸膜腔内积液、积气过快
B. 病人紧张、恐惧
C. 穿刺针刺入过深损伤肺组织
D. 病人麻药过敏
E. 反复多次行胸膜腔穿刺

18-32 胸膜腔穿刺引起出血、血胸时,下列处理方式中不正确的是
A. 出现胸壁皮下出血时,应立即停止胸膜腔穿刺
B. 出现大量咯血时,应按咯血常规处理
C. 若形成胸膜腔积血,应立即停止抽液、抽气治疗,必要时手术治疗
D. 出现少量咯血,无需处理
E. 如损伤肋间血管引起大量出血,应遵医嘱给予止血治疗

18-33 胸膜腔穿刺术中,引起复张性肺水肿的病因是
A. 使用麻醉药物过少
B. 病人剧烈咳嗽
C. 穿刺针损伤了肺部组织
D. 抽出胸膜腔内积液或积气过多、过快
E. 病人迷走神经兴奋

18-34 下列关于胸膜腔穿刺术并发症的处理中不正确的是
A. 胸膜腔穿刺引起胸膜腔内感染,应立即合理使用抗生素控制感染

B. 胸膜腔穿刺引起胸膜反应时,应立即停止穿刺,使病人平卧,必要时使用抗生素

C. 胸膜腔穿刺引起气胸,气胸量少时不必处理

D. 胸膜腔穿刺引起胸膜腔内感染,应立即开胸探查

E. 胸膜腔穿刺引起明显气胸,应行胸腔闭式引流

18-35 球囊-面罩通气术的禁忌证是
A. 颌面部严重骨折
B. 病人少量咯血
C. 无自主呼吸者
D. 少量胸腔积液病人
E. 颜面部擦伤明显病人

18-36 球囊-面罩的结构是
A. 由球囊、面罩组成
B. 由球囊、三通呼吸活门、衔接管、储氧袋和面罩组成
C. 由球囊、衔接管和面罩组成
D. 由球囊、三通呼吸活门和面罩组成
E. 由球囊、三通呼吸活门、衔接管和双腔鼻导管组成

18-37 球囊-面罩外接氧气,应调节氧流量为
A. 3～4 L/min   B. 4～6 L/min
C. 5～6 L/min   D. 2～3 L/min
E. 8～10 L/min

18-38 在行球囊-面罩通气术时,病人的体位是
A. 平卧位
B. 仰卧位
C. 左侧卧位
D. 仰卧、去枕、头后仰
E. 右侧卧位

18-39* 关于球囊-面罩通气术的操作,下列叙述中正确的是
A. 球囊-面罩通气术分为单人操作和双人操作法,单人操作法效果优于双人操作法

B. 操作顺序:松解病人衣领,开放气道,清除口腔中义齿与咽喉部异物

C. 操作者将面罩扣在病人口鼻处,用一手拇指和示指呈"C"形按压面罩,中指和无名指放在下颌下缘,小指放在下颌角后面,呈"E"形

D. 操作顺序:清除口腔中的义齿与咽喉部异物,开放气道,松解病人衣领

E. 操作顺序:清除口腔中的义齿与咽喉部异物,松解病人衣领,开放气道

18-40 关于球囊-通气术的注意事项,下列说法中正确的是
A. 挤压球囊时应根据气囊容量及病人病情、年龄、体质等决定通气量,为300～400 ml
B. 成年病人有脉搏,每5～6秒给予1次呼吸(10～12次/分)
C. 如果没有脉搏,使用15:2的比例进行挤压-通气
D. 如果建立了高级气道,可以每10秒钟进行1次人工通气(即每分钟6次通气)
E. 操作时应在病人呼气时挤压气囊,避免病人吸气时挤压气囊

18-41 非同步电复律适用于哪种心律失常
A. 阵发性室上性心动过速
B. 窦性心动过速
C. 心房颤动
D. 心室颤动
E. 心房扑动

18-42 关于除颤时电极板放置的位置,下列叙述中正确的是
A. A(Apex)电极板放在左腋中线第5肋间
B. S(Sternum)电极板放在胸骨左缘第3肋间

C. A(Apex)电极板与S(Sternum)电极板位置可以互换

D. A(Apex)电极板放在左腋前线第5肋间

E. S(Sternum)电极板放在胸骨右缘第4肋间

18-43 下列关于电除颤的描述中正确的是
A. 除颤是利用高能量的脉冲电流,抑制心脏异位兴奋,恢复窦性心律
B. 除颤恢复病人肺部通气
C. 除颤恢复心脏供血
D. 除颤增加心率
E. 同步电复律用于转复心室颤动

18-44 下列关于除颤仪的描述中不正确的是
A. 除颤仪的工作模式包括同步电除颤和非同步电除颤
B. 除颤仪开机后默认"同步"状态
C. 除颤仪分为体外和体内两种方式
D. 电除颤前除去病人身上的金属及导电物质
E. 根据不同除颤仪选择合适的能量,单相波除颤仪为360 J

18-45 电除颤后病人心律转为窦性心律的标志是
A. 心电图上可见R波
B. 心电图上可见Q波
C. 心电图上可见S波
D. 心电图上可见P波
E. 心电图上可见QRS波

18-46 关于电除颤的注意事项,下列叙述中错误的是
A. 如病人带有置入性起搏器,电极应避开起搏器至少10 cm
B. 导电膏应涂抹均匀,2块电极板之间的距离应超过10 cm
C. 电极板应与病人皮肤有一定距离,避免灼伤病人皮肤
D. 除颤前应根据心电图类型,正确选择除颤方式

E. 自动体外除颤仪(AED)具有自动分析心律功能,操作者只需根据语音提示完成操作

18-47 心室颤动病人双相波除颤能量为
A. 360 J B. 240 J
C. 200 J D. 250 J
E. 100 J

18-48 关于电除颤的描述,下列不正确的是
A. 放电前操作者高喊"大家离开",自己可以与病床接触
B. 电极板放置位置:A电极放在左腋前线第5肋间,S电极放在胸骨右缘锁骨下
C. 电极板可前-后位放置,A电极板放在左侧心前区标准位置,S电极板放在左/右背部肩胛区
D. 两电极板充分接触皮肤并稍加压,压力约5 kg
E. 除颤后需观察病人心电图,必要时准备再次除颤

18-49 下列哪种病人不宜行动脉穿刺置管术
A. 凝血功能障碍、有出血倾向者
B. 病情危重需要监测动脉血气者
C. 需行动脉造影者
D. 心血管疾病需行介入治疗者
E. 需经动脉行区域性化疗者

18-50 行动脉穿刺置管术时,皮肤消毒范围是
A. ≥10 cm B. ≥15 cm
C. ≥18 cm D. ≥20 cm
E. ≥8 cm

18-51 关于动脉穿刺置管术穿刺点的描述,下列不正确的是
A. 桡动脉穿刺点为从腕部到远端桡骨茎突2 cm处
B. 选择动脉应是动脉搏动最明显处
C. 桡动脉穿刺点位于肱桡肌腱和桡侧腕屈肌腱之间
D. 股动脉穿刺点位于股动脉搏动最

明显处外侧

E. 股动脉穿刺点定位由髂前上棘至耻骨联合连一直线,腹股沟韧带水平的中点稍下方

18-52 关于动脉穿刺置管术注意事项的描述,下列不正确的是
A. 拔针后按压至少 5 分钟以上,防止出血
B. 留置管期间用 0.9%氯化钠溶液持续冲洗,以保证导管通畅
C. 需严密观察术侧远端手指或足趾的颜色、温度
D. 每次测压及抽取血标本后应立即用肝素盐水进行冲洗
E. 操作中严格遵守无菌操作原则,预防感染

18-53 深静脉穿刺根据置管方式不同分为多种形式,不包括
A. 经颈外静脉留置针
B. 经锁骨下静脉中心静脉置管
C. 经颈内静脉中心静脉置管
D. 经外周静脉置入中心静脉置管
E. 完全植入式静脉输液港

18-54 深静脉穿刺的禁忌证不包括
A. 凝血功能障碍病人
B. 接受刺激性强的药物治疗的病人
C. 有血管外科手术史的病人
D. 穿刺部位有感染的病人
E. 上腔静脉压迫综合征病人

18-55 动脉穿刺置管术后需评估内容,不包括
A. 穿刺部位有无血肿
B. 穿刺侧远端肢体颜色
C. 穿刺侧远端肢体温度
D. 穿刺部位有无感染
E. 病人的液体出入量

18-56 经锁骨下深静脉穿刺置管,病人的体位是
A. 头高足低位
B. 仰卧位,头转向穿刺侧
C. 侧卧位,穿刺部位向上
D. 半卧位,头转向穿刺对侧
E. 取头低 15°的仰卧位,头转向穿刺对侧

18-57 经外周静脉置入中心静脉导管预置管长度为
A. 肘窝上 10 cm 的上臂围再延长 5～6 cm
B. 从肘关节预穿刺点沿血管走行至右胸锁关节的长度
C. 从肘窝中点沿血管走行至右胸锁关节的长度
D. 从肘关节预穿刺点沿血管走行至右胸锁关节的长度再延长 4～5 cm
E. 从肘窝中点沿血管走行至右胸锁关节的长度加上臂围长度

18-58 锁骨下静脉穿刺点的定位是
A. 锁骨中点紧贴锁骨下
B. 锁骨中、内 1/3 交界处,锁骨下方 1 cm 处
C. 锁骨中、外 1/3 交界处,锁骨下方 2 cm 处
D. 胸锁乳突肌锁骨头外侧缘,锁骨上方 2 cm 处
E. 胸锁乳突肌锁骨头外侧缘,锁骨下方 2 cm 处

18-59 关于胸膜腔穿刺术前局部麻醉的叙述,下列正确的是
A. 胸膜腔穿刺前行局部麻醉时,麻醉穿刺点应选在拟胸膜穿刺部位的下位肋骨下缘
B. 局部麻醉时,针头应到达肌肉层
C. 在穿刺过程中应缓慢进针并观察有无回血,以免误入血管
D. 局部麻醉时,针头应到达脏层胸膜
E. 胸膜腔穿刺前行局部麻醉时,麻醉穿刺点应选在拟胸膜穿刺部位的两个肋骨中间

18-60 右颈内静脉穿刺点的定位是
   A. 胸锁乳突肌三角的顶端,距锁骨上缘 2～3 横指处
   B. 胸锁乳突肌距锁骨 4 横指处
   C. 胸锁乳突肌后缘中点
   D. 胸锁乳突肌外缘中点
   E. 胸锁乳突肌锁骨头外侧缘

18-61 股静脉穿刺点的定位是
   A. 股动脉搏动最强处
   B. 股动脉搏动点内侧 1 cm 处
   C. 腹股沟韧带中、外 1/3 交界处
   D. 腹股沟韧带中、外 1/3 交界的外下方约 3 cm 处
   E. 腹股沟韧带中、内 1/3 交界的外下方约 1 cm 处

18-62 深静脉置管期间,治疗间歇对导管进行维护,敷料的更换时间为
   A. 无菌透明敷料至少每 2 周更换 1 次
   B. 敷料受潮可以暂不更换敷料
   C. 无菌纱布敷料至少每 3 天更换 1 次
   D. 无菌透明敷料至少每 7 天更换 1 次
   E. 无菌纱布敷料每 7 天更换 1 次

18-63 深静脉穿刺置管期间,应评估观察有无并发症,不包括
   A. 血肿   B. 血栓
   C. 感染、堵管 D. 导管折断
   E. 血压下降

18-64 关于深静脉置管穿刺术注意事项的叙述,下列不正确的是
   A. 穿刺时避免在同一部位反复穿刺
   B. 置管期间病人出现发热,应立即拔管
   C. 敷料受潮或污染时,应立即更换
   D. 穿刺部位可出现局部皮肤过敏,注意观察
   E. 置管期间,避免穿刺侧手臂做高强度活动

18-65 体外膜肺氧合(ECMO)仪的基本结构是
   A. 血管内插管、连接管、动力泵、氧合器、供气系统、检测系统
   B. 血管内插管、连接管、氧合器、血液净化器、检测系统
   C. 血管内插管、连接管、动力泵、血液净化器、供气系统
   D. 血管内插管、动力泵、氧合器、供气系统
   E. 血管内插管、连接管、动力泵、供气系统

18-66 关于 ECMO 的运行特点,下列叙述中正确的是
   A. ECMO 不能长时间全部或部分替代心肺功能
   B. 管内采用肝素涂层技术将激活全血凝固时间维持在 120～200 秒
   C. 管路内一部分血液是静止的
   D. ECMO 维持时间可达数月
   E. ECMO 置管需开胸操作

18-67 ECMO 为心脏功能良好的病人仅提供呼吸支持,使用哪种模式
   A. VC‐ECMO 模式
   B. VA‐ECMO 模式
   C. VV‐ECMO 模式
   D. AV‐ECMO 模式
   E. CV‐ECMO 模式

18-68 接受 ECMO 病人,将激活全血凝固时间为
   A. 100 秒   B. 220 秒
   C. 300 秒   D. 180 秒
   E. 250 秒

18-69 ECMO 是通过机械装置进行持续体外心肺功能支持的技术,不适用于下列哪种病症
   A. 急性心肌梗死
   B. 急性心肌炎
   C. 安装人工心脏术前过渡

D. 急性肺栓塞

E. 严重脓毒血症

18-70 ECMO 的禁忌证不包括

A. 吸入毒气导致急性严重呼吸衰竭

B. 心肺功能无恢复可能性

C. 恶性肿瘤

D. CPR 超过 30 分钟并存在神经系统功能障碍

E. 严重脓毒血症

18-71 关于实施 ECMO 中点监测项目的描述,下列不正确的是

A. 平均动脉压应保持在 50~70 mmHg

B. CVP 应维持在 5~10 cmH$_2$O

C. 病人体温控制在 35~37℃

D. 监测心电图,及时处理心律失常

E. 监测病人液体出入量

18-72 ECMO 常见的并发症为

A. 出血　　　B. 血栓

C. 肾衰竭　　D. 溶血

E. 感染

18-73 ECMO 中,仪器开始运转后先将膜肺氧浓度调至 70%~80%,稳定期膜肺氧浓度调至

A. 80%~90%　B. 20%~30%

C. 40%~50%　D. 50%~60%

E. 60%~70%

18-74 在运行 ECMO 初期,为减少病人疼痛,可给予病人镇静,但不宜使用的药物是

A. 咪达唑仑　B. 地西泮

C. 异丙酚　　D. 劳拉西泮

E. 右旋美托咪定

18-75 关于 ECMO 撤离的叙述,下列正确的是

A. 动脉置管可直接拔管,拔管后按压 30 分钟

B. 动脉置管可直接拔管,但需按压至少 30 分钟,再用沙袋压迫 6 小时

C. 静脉置管直接拔管,拔管后按压 30 分钟即可

D. 静脉置管直接拔管,拔管后按压 20 分钟,再用沙袋压迫 1 小时

E. 静脉置管直接拔管,拔管后按压至少 30 分钟,再用沙袋压迫 4~6 小时

18-76 可作为止血材料的是

A. 纱布、橡皮止血带、毛巾、衣服、三角巾

B. 卡式止血带、绷带、毛巾、餐巾纸

C. 充气式止血带、三角巾、毛巾、铁丝

D. 纱布、手绢、电线、毛巾、领带

E. 旋压止血带、绷带、布料、铁丝

18-77 关于指压止血法的描述,下列错误的是

A. 指压止血法是用手指、手掌或拳头压迫伤口近心端动脉的止血法

B. 指压止血法止血效果有限,属于应急止血措施

C. 指压法止血时应准确掌握按压部位,压迫力度适中,以伤口不出血为宜

D. 手指出血时只需压迫指根一侧动脉

E. 实施指压止血时可同时抬高伤处肢体

18-78 包扎止血法适用于

A. 四肢出血量较大、肢体无骨折者

B. 仅有小血管或毛细血管损伤者

C. 肢体骨折且出血者

D. 肢体有较深伤口者

E. 肢体伤口深、出血量大的病人

18-79 关于加压垫屈肢止血法的叙述,下列错误的是

A. 上臂出血应在腋窝处放置纱布垫或毛巾,前臂屈于胸前,再用绷带将上臂固定

B. 前臂出血时应在肘窝处放置纱布或毛巾,屈曲肘关节,再用三角巾

屈肘位固定

C. 小腿出血时在腘窝处放置纱布或毛巾,屈曲膝关节,再用绷带屈膝位固定

D. 大腿出血时在大腿根部放置纱布垫或毛巾,屈曲髋关节与膝关节,用绷带将大腿与小腿固定

E. 加压垫屈肢止血法适用于四肢出血量大且无骨折的病人,但应每隔1小时缓慢放松5分钟左右,防止肢体缺血坏死

18-80 下列材料不能替代止血带的是
A. 布料　　　B. 领带
C. 铁丝　　　D. 围巾
E. 三角巾

18-81 上肢使用止血带时,压力为
A. 150～200 mmHg
B. 250～300 mmHg
C. 300～500 mmHg
D. 300～350 mmHg
E. 200～300 mmHg

18-82 下肢使用止血带时,压力为
A. 200～300 mmHg
B. 300～500 mmHg
C. 200～500 mmHg
D. 300～350 mmHg
E. 100～350 mmHg

18-83 关于止血带使用时间和放松时间的叙述,下列正确的是
A. 扎止血带时间越短越好,总时间不应超过4小时
B. 使用过程中每2小时放松1次,每次放松2～3分钟
C. 止血带使用总时间不应超过6小时
D. 使用过程中每隔0.5～1小时放松1次,每次放松2～3分钟
E. 使用过程中每隔3小时放松1次,每次放松2～3分钟

18-84 在使用绷带包扎直径基本相同的部位(如四肢、躯干)时的包扎方法为
A. 环形包扎　　　B. 螺旋包扎
C. 蛇形包扎　　　D. 回返式包扎
E. "8"字包扎

18-85 在使用绷带包扎直径不一致的部位或屈曲的关节处(如肘、手掌、踝)时的包扎方法为
A. 蛇形包扎　　　B. 螺旋包扎
C. "8"字包扎　　　D. 环形包扎
E. 回返式包扎

18-86 在救护现场对一名膝关节损伤的伤员进行包扎时,最好选用
A. 自粘绷带　　　B. 纱布绷带
C. 弹力绷带　　　D. 石膏绷带
E. 多头带

18-87* 关于纱布绷带的描述,下列正确的是
A. 踝关节损伤进行包扎时宜选纱布绷带
B. 纱布绷带可取代夹板,能固定骨折
C. 膝关节损伤进行包扎时宜选纱布绷带
D. 纱布绷带有利于伤口渗出液的吸收
E. 关节损伤进行包扎时宜选纱布绷带

18-88 关于三角巾包扎法的注意事项,下列不正确的是
A. 包扎前应先检查伤口
B. 有包扎过紧的表现时应立即松解,重新包扎
C. 包扎方向应从近心端向远心端,以利于静脉血液回流
D. 绷带固定时的结应放在肢体外侧面,严禁在伤口部位打结
E. 解除包扎时应先解开固定结或取下纱布

18-89 关于骨折固定术的注意事项,下列正确的是
A. 如有出血和伤口,应先包扎后止血

B. 夹板不可直接接触皮肤,夹板两端、骨隆凸处需要加衬垫

C. 固定的夹板应遵循"超关节固定"原则,因此越长越好

D. 在救护现场,应立即将外露的骨折端回纳

E. 骨折固定应尽可能紧些

18-90 最适合于脊柱骨折伤员转运的担架是

A. 铲式担架

B. 折叠担架

C. 帆布担架

D. 漂浮式担架

E. 自制简易担架

18-91 伤员病情较重、转移路途较长,最合适的搬运方式是

A. 徒手搬运　　B. 单人搬运

C. 双人搬运　　D. 担架搬运

E. 多人搬运

18-92 将伤员从驾驶室移出,下列做法中正确的是

A. 1名救护者双手抱住伤员腰部,另1名救护者抱住伤员双下肢,将伤员搬出

B. 1名救护者双手抱住伤员头部两侧,另1名救护者抱住伤员腰部,把伤员搬出

C. 共4名救护者分别抱住伤员头部两侧、牵引伤员双踝部、托住伤员肩背部及腰部,平稳将伤员搬出

D. 救护者托住伤员肩部,将伤员从驾驶室搬出

E. 2名救护者,1名救护者双手托住伤员头颈部,另1名救护者托住伤员腰部,将伤员搬出

18-93 关于特殊伤员的搬运,下列操作中正确的是

A. 搬运腹腔脏器脱出伤员时,应安置伤员健侧卧位,防止脱出的脏器回纳,引起腹腔感染

B. 身体带有刺入物时,应先拔出刺入物,再搬运

C. 搬运伤情不重的脊柱损伤伤员时,可运用双人搬运法

D. 搬运骨盆骨折伤员,3名救护员应位于伤员的同侧,一人抱住胸部,一人抱住腿部,一人专门保护骨盆

E. 身体带有刺入物时,不需要花时间固定刺入物,应立即将伤员运送到附近医院

A2型单项选择题(18-94~18-106)

18-94 病人,女性,50岁。因肺炎收入院,神志清楚,咳痰,痰液黏稠不宜咳出,口唇发绀,此时应采取的措施是

A. 气管内插管

B. 鼻咽通气管置入术

C. 口咽通气管置入术

D. 环甲膜穿刺术

E. 气管切开术

18-95 病人,男性,60岁。在静脉滴注青霉素时突发呼吸困难、口唇发绀。遵医嘱护士立即给予肾上腺素皮下注射、面罩吸氧并做好气管插管术准备,但病人呼吸困难加重、面色青紫。此时缓解呼吸困难的措施为

A. 口咽通气管置入

B. 立即行经口气管插管

C. 环甲膜穿刺

D. 气管切开

E. 鼻导管吸氧

18-96 病人,女性,55岁。因脑出血收入院,舌根后坠出现鼾式呼吸。此时采取的最简便的措施是

A. 环甲膜穿刺　　B. 气管切开

C. 经口气管插管　D. 喉罩置入

E. 口咽通气管置入

18-97 病人,男性,70岁。在用餐中,突然剧

烈咳嗽,面色发绀。此时可采取下列哪项急救措施
A. 气管切开
B. 环甲膜穿刺
C. Heimlich手法解除气道异物梗阻
D. 经鼻腔气管插管
E. 口咽通气管置入

18-98 病人,女性,27岁。孕36周,在用餐中,突然用手掐住脖子,不能说话和咳嗽,面色发绀。此时可采取下列哪项急救措施
A. CPR
B. 拍背/冲胸法
C. 气管切开
D. 经口气管插管
E. Heimlich手法解除气道异物梗阻

18-99 患儿,男性,4岁。不慎将果冻误吸入气管,出现三凹征,继而倒地,呼之不应,面色发绀。此时应采取的措施是
A. 经口气管插管
B. 口咽通气管置入
C. CPR
D. 气管切开
E. 经鼻腔气管插管

18-100 病人,女性,56岁。步入急诊科,主诉心前区疼痛,在做心电图的时候,突然抽搐,意识不清,心电图示心室颤动,立即进行抢救。首先行
A. 心电图
B. 非同步直流电除颤
C. 吸氧
D. 建立静脉通路
E. 人工辅助呼吸

18-101 患儿,女性,6岁。突发心搏骤停,送入急诊科。首次除颤应选择的能量为
A. 根据儿童每公斤体重2 J计算
B. 根据儿童每公斤体重4 J计算
C. 单项波除颤仪为300 J
D. 双向波除颤仪为120 J

E. 双向波除颤仪为200 J

18-102 病人,男性,78岁。突发心搏骤停,送入急诊科。病人带有起搏器。下列操作哪项是正确的
A. 佩戴起搏器的病人不可行电除颤
B. 佩戴起搏器的病人除颤时应将电极板放置的位置避开起搏器位置至少10 cm
C. 除颤时电极板放置的位置不变
D. 除颤时减少能量,按每公斤体重2 J计算
E. 除颤时单项波除颤仪能量为120 J

18-103 病人,男性,70岁。1周前病人接受经右锁骨下深静脉置管术,今天突发高热,穿刺部位红肿。此时最可能发生了下列哪种并发症
A. 出血
B. 血栓
C. 局部皮肤过敏
D. 导管相关性感染
E. 血气胸

18-104 病人,男性,60岁。患COPD。因需反复采集动脉血进行血气分析,予以右侧桡动脉穿刺置管。病人右手指端苍白,皮温低。此时最有可能发生了下列哪种情况
A. 术侧肢体血供不足
B. 血栓形成
C. 穿刺部位形成血肿
D. 导管相关性感染
E. 溶血

18-105 病人,女性,70岁。因患ARDS接受ECMO治疗。病人突发便血,应立即做下列哪项检查
A. 激活全血凝固时间
B. 血压
C. 肠镜
D. 心率
E. 平均动脉压

18-106 病人,女性,24岁。车祸致左前臂离断伤,出血不止,120救护车到现场后,救护人员立即予以止血。关于止血,以下说法正确的是
A. 先用弹力绷带回返式包扎伤口,再加压止血
B. 先加压止血再用弹力绷带回返式包扎伤口
C. 现场可用三角巾绞紧止血,止血位置为伤口上端即可
D. 现场先在上臂的上1/3处扎止血带止血,尽可能扎紧止血带,再包扎伤口
E. 现场先在上臂的上1/3处扎止血带,以出血停止、远端摸不到动脉搏动为宜

A3型单项选择题(18-107~18-118)

(18-107~18-110 共用题干)

病人,男性,32岁。因饮酒过量,突发呼吸困难,面色发绀,被送入急诊科治疗。病人神志不清,口鼻有食物残渣,血压110/70 mmHg,心率98次/分。

18-107 此时,护士应立即实施以下哪项操作
A. 吸氧
B. 气管切开
C. 遵医嘱给予乙醇中毒的特效解毒剂
D. 经口气管插管
E. 清除呼吸道异物,保持呼吸道通畅

18-108 病人呼吸困难加重,行经口气管插管术,其目的不包括
A. 便于长时间使用机械通气
B. 便于清除呼吸道分泌物
C. 进行有效人工呼吸,增加肺泡有效通气量
D. 插管吸引,必要时做肺泡冲洗术
E. 减少气道阻力

18-109 病人需转往ICU治疗,在转运中需行
A. 鼻导管吸氧
B. 气管切开
C. 环甲膜穿刺
D. 球囊辅助通气
E. 气管内吸痰

18-110 病人在治疗过程中需较长时间人工通气,行气管切开术,下列术后注意事项中不正确的是
A. 防止气管套管脱出
B. 室内保持温度22℃,相对湿度50%
C. 每天至少更换消毒剪口纱布和消毒伤口
D. 及时清除套管内、气管内及口腔内分泌物
E. 观察切口出血情况

(18-111~18-113 共用题干)

病人,女性,56岁。在公园里散步,突然倒地,意识不清。路过的人立即拨打了120急救电话。

18-111 救护现场应首先
A. 测量血压   B. 判断意识
C. 评估脉搏   D. 评估呼吸
E. 寻找她的家人

18-112 病人颈动脉搏动消失,立即用AED进行除颤,下列选项中不正确的是
A. 打开开关
B. 根据语音提示完成操作
C. 根据提示贴电极片
D. 点击除颤按钮
E. 开机后选择"非同步电除颤"模式

18-113 心搏骤停早期的心电活动多为
A. 心房颤动
B. 室性心动过速
C. 心室颤动
D. 无脉性电活动
E. 房室传导阻滞

(18-114~18-118 共用题干)

病人,女性,72岁。诊断为Ⅱ型呼吸衰竭

合并心力衰竭,在ICU接受治疗。

18-114 病人接受ECMO治疗,应选择下列哪种工作模式
  A. 静脉-静脉模式(VV-ECMO)
  B. 静脉-动脉模式(VA-ECMO)
  C. 静脉-静脉模式(VC-ECMO)
  D. 静脉-动脉模式(AV-ECMO)
  E. 静脉-静脉模式(V-ECMO)

18-115 该病人接受ECMO治疗时,初始流量为
  A. 2.2~2.6 L/min
  B. 2.0~2.6 L/min
  C. 2.2~2.4 L/min
  D. 1.5~2.6 L/min
  E. 1.0~2.6 L/min

18-116* 该病人接受ECMO治疗期间,给予静脉营养支持治疗,下列叙述正确的是
  A. 可经锁骨下深静脉穿刺置管,穿刺点为锁骨中、内1/3交界处,锁骨上方1cm处穿刺
  B. 深静脉置管时,置入深度不超过16cm
  C. 静脉营养应尽量避免输注脂肪乳
  D. 因病人处于高分解代谢状态,即使病人呼吸功能恢复了,还应长时间给予静脉营养
  E. 若病人停用静脉营养,应快速拔除导管,减少病人疼痛

18-117 在治疗期间,该病人突发右侧肢体偏瘫。病人出现了下列哪种并发症
  A. 出血   B. 血栓
  C. 肾衰竭   D. 溶血
  E. 感染

18-118 病人心肺功能逐步恢复,根据病人病情撤离ECMO,下列做法中不正确的是
  A. ECMO撤离后将体外管道内的血液经自体血回输装置回输
  B. 动脉置管处行动脉缝合术即可,不需要再加压包扎
  C. 静脉置管可直接拔管,拔管后按压至少半小时,再用沙袋压迫4~6小时
  D. 给予鱼精蛋白激活全血凝固时间恢复正常
  E. ECMO撤离时宜逐步减少ECMO对心肺的支持程度

✎ A4型单项选择题(18-119~18-123)

(18-119~18-123共用题干)
  高速公路上一辆货车与面包车相撞而发生事故,共有5名伤员。面包车司机(伤员A)卡在驾驶座上;伤员B意识不清,叹息样呼吸;伤员C腹部伤口,左腹部部分小肠外溢;伤员D髋部疼痛,面色苍白;伤员E左小腿畸形,肿胀明显,无开放性伤口,疼痛不止。

18-119 将面包车司机从驾驶室移出后,需转入附近医院治疗,应用下列哪种搬运法
  A. 1人徒手搬运
  B. 2人搬运
  C. 4人铲式担架搬运
  D. 3人搬运
  E. 帆布担架搬运

18-120 在救护现场,对伤员B采取的首要措施是
  A. 等待120救护车到现场再处理
  B. 先救其他伤员
  C. 立即进行口对口人工呼吸
  D. 先清除伤员B口、鼻腔的分泌物
  E. 立即实施胸外心脏按压

18-121 在救护现场,对伤员C采取的不正确措施是
  A. 先包扎,再将伤员搬运到附近医院
  B. 严禁回纳外溢的肠管

C. 包扎时可以用干净的腰带做成略大于脱出物的环,围住脱出的肠管
D. 包扎前伤员 C 健侧卧位防止内脏继续脱出
E. 包扎后伤员取仰卧位,下肢屈曲

18-122 在救护现场,对伤员 D 的下列处理中正确的是
A. 先用三角巾做环形包扎,再用帆布担架将伤员送至医院
B. 包扎后安置伤员侧卧位,双腿弯曲
C. 用三角巾包扎后,可让伤员仰卧于门板上,膝微屈,膝下加垫
D. 为尽快将伤员送往医院,可用拉车式搬运法搬运伤员
E. 包扎后安置伤员俯卧位,双膝微屈

18-123 在救护现场,对伤员 E 的下列处理中正确的是
A. 伤员疼痛不止,应优先处理
B. 可用夹板固定伤员左小腿,先固定骨折下端,再固定骨折上端
C. 夹板固定时,应在夹板两端、骨隆突处加厚垫
D. 为了固定骨折断端,包扎应尽量紧,越紧越好
E. 夹板固定时,只需固定骨折上端、骨折下端和脚踝部

❈ 名词解释题(18-124～18-135)

18-124 人工气道
18-125 口咽通气管置入术
18-126 环甲膜穿刺术
18-127 气管内插管术
18-128 气管切开术
18-129 Heimlich 手法
18-130 胸部冲击法
18-131 胸膜腔穿刺术
18-132 心脏电复律
18-133 除颤
18-134 自动体外除颤仪(AED)
18-135 体外膜肺氧合(ECMO)

❈ 简述问答题(18-136～18-157)

18-136 简述口咽通气管置入术的适应证与禁忌证。
18-137 如何检查口咽通气管是否通畅?
18-138 护理口咽通气管的注意事项有哪些?
18-139 简述鼻咽通气管置入术的适应证与禁忌证。
18-140 简述喉罩置入术的适应证与禁忌证。
18-141 喉罩置入术的注意事项有哪些?
18-142 简述环甲膜穿刺术的适应证。
18-143 简述气管插管术的适应证。
18-144 如何选择合适内径的气管导管?
18-145 简述球囊-面罩通气术的适应证与禁忌证。
18-146 简述球囊-面罩通气术的单人"EC"法。
18-147 简述球囊-面罩通气术的双人"EC"法。
18-148 简述除颤的操作步骤。
18-149 简述动脉穿刺置管术的适应证与禁忌证。
18-150 动脉穿刺置管术的注意事项有哪些?
18-151 深静脉穿刺置管术的禁忌证有哪些?
18-152 简述 ECMO 的工作模式及区别。
18-153 如何使用卡式止血带止血?
18-154 简述布料止血带止血的操作步骤。
18-155 包扎术的注意事项有哪些?
18-156 简述骨折固定的注意事项。
18-157 如何正确地将伤员从倒塌物下移出?

❈ 综合应用题(18-158～18-164)

18-158 病人,男性,74 岁。慢性支气管炎病史 10 年余。因咳嗽、气促加重 2 天来院急诊。

病人精神欠佳,口唇发绀明显。动脉血气分析示 PaO_2 45 mmHg, $PaCO_2$ 70 mmHg。血常规示:白细胞计数 $12×10^9/L$,中性粒细胞百分比 0.85。诊断为Ⅱ型呼吸衰竭。拟行气管插管。

请解答:

(1) 病人目前主要的护理问题是什么?

(2) 在气管插管过程中,声门暴露的标志有哪些?气管插管时的注意事项有哪些?

(3) 简述病人的护理措施。

18-159 病人,女性,40岁,体重120 kg。在用餐中,病人突然剧烈咳嗽,面色发绀,呼吸困难。

请解答:

(1) 病人目前的护理问题是什么?

(2) 现场的救护措施是什么?

18-160 病人,男性,78岁。因受凉咳嗽加重、呼吸困难2天来院就诊。有高血压病、慢性支气管炎病史。体格检查:气管向左偏移,右侧胸廓稍饱满、叩诊呈实音、听诊呼吸音减弱。胸部X线检查提示右侧胸膜腔大量积液。以"胸腔积液"收入院。

请解答:

(1) 病人的主要护理问题是什么?

(2) 对该病人主要采取什么治疗措施?注意事项有哪些?

18-161 病人,男性,60岁。因剧烈头痛、呕吐、右侧肢体偏瘫来院就诊。体格检查:体温 36.5℃,呼吸 21次/分,脉搏 80次/分,血压 180/100 mmHg;右侧肢体肌力Ⅰ级。脑部CT示基底节出血。拟"脑出血"收入院,予以止血、降颅内压等治疗。2小时后,病人突发呼吸困

难、面色发绀, SpO_2 70%。

请解答:

(1) 病人目前最主要的护理问题是什么?应采取哪种救护措施?

(2) 实施该急救措施的注意事项有哪些?

18-162 病人,女性,76岁。因心前区压榨性疼痛1小时来院急诊。既往有心绞痛病史3年,高血压病病史10年。在就诊过程中,病人突发意识不清、无呼吸、血压测不出、颈动脉搏动消失,心电监护示各导联QRS波群消失,出现大小不等的低小波,频率250次/分。

请解答:

(1) 该病人最有可能的心律失常类型是什么?此时最恰当的急救措施是什么?

(2) 实施该急救措施的注意事项有哪些?

(3) 如果病人在院外发生此情况,最恰当的急救措施是什么?简述操作步骤。

18-163 病人,男性,32岁。右下腹被人刺入匕首,脸色苍白,疼痛难忍。

请解答:在现场,护士应该采取什么急救措施?

18-164 病人,男性,45岁。因重症肺炎在ICU接受治疗,在治疗过程中出现心力衰竭。现接受ECMO治疗,在治疗过程中病人留置针穿刺处渗血。

请解答:

(1) 目前病人出现了什么并发症?ECMO运行中仪器检测内容有哪些?

(2) 护理要点有哪些?

答案与解析

选择题

A1型单项选择题

18-1 D	18-2 C	18-3 A	18-4 B
18-5 C	18-6 E	18-7 C	18-8 B
18-9 C	18-10 A	18-11 E	18-12 D
18-13 B	18-14 C	18-15 B	18-16 D
18-17 A	18-18 E	18-19 B	18-20 D
18-21 A	18-22 B	18-23 D	18-24 A
18-25 D	18-26 A	18-27 E	18-28 D

第十八章 常用急救技术

18-29	A	18-30	C	18-31	C	18-32	A
18-33	D	18-34	D	18-35	A	18-36	B
18-37	E	18-38	D	18-39	C	18-40	B
18-41	D	18-42	D	18-43	A	18-44	B
18-45	D	18-46	C	18-47	C	18-48	A
18-49	A	18-50	C	18-51	D	18-52	B
18-53	A	18-54	B	18-55	E	18-56	E
18-57	D	18-58	C	18-59	C	18-60	A
18-61	B	18-62	D	18-63	C	18-64	B
18-65	A	18-66	C	18-67	C	18-68	D
18-69	E	18-70	A	18-71	B	18-72	A
18-73	C	18-74	E	18-75	E	18-76	A
18-77	D	18-78	B	18-79	E	18-80	C
18-81	B	18-82	B	18-83	B	18-84	B
18-85	C	18-86	C	18-87	D	18-88	C
18-89	B	18-90	A	18-91	C	18-92	C
18-93	D						

A2型单项选择题

18-94	B	18-95	C	18-96	E	18-97	C
18-98	B	18-99	C	18-100	B	18-101	A
18-102	B	18-103	D	18-104	A	18-105	A
18-106	E						

A3型单项选择题

18-107	E	18-108	A	18-109	D	18-110	B
18-111	B	18-112	E	18-113	C	18-114	B
18-115	A	18-116	C	18-117	D	18-118	B

A4型单项选择题

18-119	C	18-120	E	18-121	D	18-122	C
18-123	C						

部分选择题解析

18-2 解析： 舌后坠致呼吸道梗阻是口咽通气管的适应证。

18-8 解析： 鼻咽通气管置入术的禁忌证和操作中的注意事项：置管时鼻咽通气管弯度向下，弧度朝上、内缘口向下。麻黄碱可收缩血管，置管前滴入可减少鼻腔出血的风险。

18-14 解析： 气管内插管术的注意事项：气管插管不能长时间用于机械通气；插管前病人应取仰卧位，头后仰，使口、咽、气管基本重叠于一条轴线；气囊压力不超过40 cmH$_2$O。

18-18 解析： 发生不完全性气道异物梗阻可鼓励病人咳嗽。Heimlich手法适用于成人和1岁以上的儿童，施救者站于病人身后，用双臂环抱其腰部，一手握拳，以拇指掌侧面紧顶住病人腹部，位于剑突与脐之间位置，而不是位于脐部；另一手紧握该拳，用力快速向内、向上冲击腹部。当病人是妊娠或过度肥胖时，可用胸部冲击法代替Hemlich手法。

18-39 解析： 球囊-面罩通气术操作步骤：必须在呼吸道畅通前提下使用，正确的顺序为开放气道，清除口腔中义齿与咽喉部位任何可见的异物，松解病人衣领。球囊-面罩通气术双人操作法通气效果优于单人法。单人操作时，将面罩扣在患者口鼻处，用一手拇指和示指呈"C"形按压面罩，中指和无名指放在其下颌下缘，小指放在下颌角后面呈"E"形称为单人EC手法。

18-87 解析： 根据包扎目的的不同选择不同种类的绷带，纱布绷带有利于伤口渗出液的吸收，弹力绷带适用于关节部位损伤的包扎，石膏绷带可代替夹板起到固定的作用。

18-116 解析： ECMO期间，应选择静脉营养，且避免输注脂肪乳，因脂肪乳会破坏膜肺中空纤维。

名词解释题

18-124 人工气道是指运用各种辅助设备及特殊技术在生理气管与空气或其他气源之间建立有效连接，以保证气道通畅，维持有效通气。

18-125 口咽通气管置入术是指将口咽通气管插入到口咽部，使其维持气道通畅的技术。

18-126 环甲膜穿刺术是在确切的气道建立之前，迅速提供临时路径进行有效气体交换的一项急救技术，是施救者通过用刀、穿刺针或其他任何锐器，从环甲膜部位穿入，建立新的呼吸通道,快速解除气道阻塞和(或)窒息的急救方法。

18-127 气管内插管术是指将一特制的导管经口或经鼻通过声门直接插入气管内的技术。

18-128 气管切开术是指切开颈段气管前壁,插入气管套管,建立新的通道进行呼吸的一种技术。

18-129 Heimlich手法是一种简便有效的抢救食物、异物卡喉所致窒息的急救方法。通过给膈肌下软组织以突然向上的压力,驱使肺内残留的空气形成气流快速进入气管,去除堵在气管内的食物或异物。

18-130 胸部冲击法是解除妊娠末期或过度肥胖者气道异物梗阻的方法。施救者站在病人身后,上肢放于病人腋下,将病人胸部环抱。一只拳的拇指侧在胸骨中线,避开剑突和肋骨下缘,另一只手握住拳头,向后冲击,直到把异物排出。

18-131 胸膜腔穿刺术简称胸穿,是指对有胸膜腔积液或积气的病人,为了达到诊断和治疗疾病的目的,通过胸膜腔穿刺抽取积液或积气的一种技术。

18-132 心脏电复律是用电能治疗异位性快速心律失常使之转复为窦性心律的一种方法。

18-133 除颤是非同步电复律,是利用高能的脉冲电流,在瞬间通过心脏,使全部或大部分心肌细胞在短时间内同时除极,抑制异位兴奋性,使有最高自律的窦房结发放冲动,恢复窦性心律。

18-134 自动体外除颤仪(automated external defibrillator,AED)是一种便携、易于操作、配置在公共场所、专为现场急救设计的急救设备,具有自动识别、鉴别和分析心电节律,自动充电、放电和自检功能。

18-135 体外膜肺氧合(extracorporeal membrane oxygenation,ECMO)是一种对循环功能或呼吸衰竭的病人通过机械装置进行持续体外心肺功能支持的技术。它的原理是将静脉血引出体外,通过氧合器进行气体交换转换为动脉血,再通过驱动泵提供动力,将动脉血回输体内。

简述问答题

18-136 口咽通气管置入术的适应证:①有自主呼吸的昏迷病人;②有自主呼吸而舌根后坠导致呼吸道梗阻者;③气道分泌物多而需吸引者;④抽搐时防止舌部咬伤;⑤同时有气管插管时,取代牙垫作用。口咽通气管置入术的禁忌证:口咽通气管放置不可用于清醒病人,因其可引起恶心、呕吐、呛咳、喉痉挛和支气管痉挛等,导管移位时还会使气道梗阻。此外,当病人有下列情况时应慎用:①口腔及上、下颌骨创伤;②咽部气道占位性病变;③喉头水肿、气管内异物、哮喘、咽反射亢进病人;④门齿有折断或脱落危险的病人;⑤呕吐频繁者。

18-137 检查口咽通气管是否通畅:手掌放于口咽通气管外口,感觉有无气流;以少许棉絮置于外口,观察其有无随病人呼吸运动;观察胸壁运动幅度和听诊双肺呼吸音;检查口腔,以防止舌或唇位于牙和口咽通气管之间。

18-138 护理口咽通气管注意事项:①保持管道通畅。及时清理呼吸道分泌物,防止误吸及窒息。注意密切观察有无导管脱出而致阻塞气道的现象。②加强呼吸道湿化。口咽通气管外口可盖一层0.9%氯化钠溶液纱布,既湿化气道又防止吸入异物和灰尘。③监测生命体征。严密观察病情变化,随时记录,并备好各种抢救物品和器械,必要时配合医生行气管内插管术。

18-139 鼻咽通气管置入术的适应证:①各种原因引起的不完全呼吸道梗阻,不能使用或耐受口咽通气管或使用口咽通气管效果不佳者;②牙关紧闭,不能经口吸痰,防止反复经鼻腔吸引引起鼻腔黏膜损伤者。

鼻咽通气管置入术的禁忌证:①颅底骨折、脑脊液耳鼻漏者;②鼻腔有各种疾患者;③鼻腔出血或有出血倾向者。

18-140 喉罩置入术的适应证:①短时的外科手术;②估计难以气管内插管的病人;③颈椎

活动度差等原因引起气道异常,不宜用喉镜和气管内插管的病人;④紧急情况下人工气道的建立和维持。

喉罩置入术的禁忌证:①张口度<3.0 cm;②咽部病变;③喉部或喉部以下气管梗阻者;④肺顺应性下降或气道阻力增高者;⑤存在增加胃内容物反流和呼吸道误吸危险者。

18-141 喉罩置入术的注意事项:①使用喉罩前禁食;②使用过程中应及时清除气道分泌物;③喉罩不适用于长期机械通气者;④注意观察喉罩使用后病人呼吸改善情况;⑤拔出喉罩前尽量避免刺激咽喉部。

18-142 环甲膜穿刺术的适应证:①急性上呼吸道完全或不完全阻塞,严重呼吸困难不能及时建立人工气道者;②牙关紧闭,经鼻插管失败,为喉、气管内其他操作做准备;③需气管内给药的病人。

18-143 气管插管术的适应证:①呼吸、心搏骤停需行心肺脑复苏者;②呼吸衰竭需有创机械通气者;③呼吸道分泌物不能自行咳出而需直接清除或吸出者;④误吸病人插管吸引,必要时做肺泡冲洗术者。

18-144 导管内径标号范围从 2.5 mm 到 11.0 mm,每一号相差 0.5 mm,导管的选择应根据病人的性别、体重、身高等因素决定,紧急情况下成人都可选用 7.5 mm。小儿气管导管内径的选择公式:导管内径(mm)=患儿年龄(岁)÷4+4.0。

18-145 球囊-面罩通气术的适应证:用于途中、现场或临时替代呼吸机的人工通气。球囊-面罩通气术的禁忌证:①中等以上活动性咯血;②颌面部外伤或严重骨折;③大量胸腔积液。

18-146 球囊-面罩通气术的单人"EC"法:操作者位于病人头部的后方,将病人头部向后仰,并托起下颌使其朝上,保持气道通畅。将面罩扣在病人口鼻处,用一手拇指和示指呈"C"形按压面罩,中指和无名指放在下颌下缘,小指放在下

颌角后面,呈"E"形,保持面罩的密封,用另外一只手均匀地挤压球囊,送气时间为 1 秒,将气体送入肺中,待球囊重新鼓胀后开始下一次挤压。保持适宜的吸气/呼气时间(1:1.5~1:2)。

18-147 球囊-面罩通气术的双人"EC"法:由一人固定或按压面罩,方法是操作者分别用双手的拇指和示指放在面罩的主体上,中指和无名指放在下颌下缘,小指放在下颌角后面,将病人下颌向前拉,畅通气道,保持面罩的适度密封,由另一个人挤压球囊。

18-148 除颤的操作步骤:①评估,分析心律。②连接电源开机。③根据医嘱选择能量。④将导电膏均匀涂于电极板上,或每一个电极板垫以 4~6 层 0.9%氯化钠溶液湿纱布。⑤放置电极板:A 电极板放在左乳头外下方或左腋前线第 5 肋间,S 电极板放在胸骨右缘锁骨下或第 2~3 肋间。⑥电极板与皮肤充分接触。⑦再次评估心电图。⑧充电。⑨确认周围人离开。⑩放电,再次评估心电图,必要时再次除颤。

18-149 动脉穿刺置管术的适应证:①危重症需行有创血流动力学监测者;②需反复采集动脉血进行血气分析监测者;③经动脉施行某些检查或治疗。

动脉穿刺置管术的禁忌证:①凝血功能障碍,有出血倾向者;②穿刺部位感染者;③穿刺处血管闭塞或严重病变者;④脉管炎病人。

18-150 动脉穿刺置管术的注意事项:①严格无菌操作原则,预防感染;②留置期间给予 2~10 u/ml 肝素液持续冲洗;③穿刺后妥善压迫,防止局部血肿或血栓形成;④严密观察术侧远端手指或足趾的颜色、温度,评估有无远端肢体缺血;⑤严格掌握适应证,每天评估导管留置的必要性,预防导管相关性感染;⑥保证测压管道系统无菌,各个接头连接紧密,每次测压及抽取血标本后应立即用肝素盐水进行冲洗,测压前应行"零点"校正。

18-151 解析:深静脉穿刺置管术的禁忌证:①凝血功能障碍或有腔静脉系统血栓形成史的病人;②穿刺部位有感染、放射治疗史、血管外

科手史者;③乳腺癌根治术后的患侧肢体不能置入导管;④上腔静脉压迫综合征病人。

18-152 ECMO工作模式主要分为两种:静脉-静脉模式(VV-ECMO)和静脉-动脉模式(VA-ECMO)。VV-ECMO为心脏功能良好的病人提供呼吸支持,VA-ECMO能同时提供心脏功能支持和呼吸支持。

18-153 卡式止血带(表带式止血带)止血:将止血带缠在衬垫上,一端穿进扣环,一手固定扣环,另一手拉紧止血带至伤口不出血。需要放松时用手按压扣环上的按钮,解开按压开关。

18-154 布料止血带止血的操作步骤:布料止血带即绞棒止血带,将三角巾、围巾或领带等布料折成带状,绕伤肢一圈,打个活结,取绞棒一端穿过布带的外圈内,提起绞棒拉紧,将绞棒按顺时针方向拧紧,将绞棒一端插入活结环内,最后拉紧活结并与另一头打结固定。

18-155 包扎术的注意事项:①伤口先处理,再包扎;②包扎效果确切;③包扎时做好防护;禁止将脱出体外的内脏回纳;④包扎应利于血液循环;⑤打结位置恰当;⑥松解包扎的方法得当。

18-156 骨折固定的注意事项:①先处理伤口,再固定;②加一块必要的衬垫;③夹板长度合适;④固定效果确切,便于观察;⑤注意保护患肢。

18-157 从倒塌物下移出伤员的方法:迅速清除压在伤员身上的泥土、砖块、水泥板等倒塌物,清除伤员口腔、鼻腔中的泥土及脱落的牙齿,保持呼吸道通畅。一名救护者双手抱紧伤员头部两侧并向上轴向牵引颈部,另一名救护者轴向牵引伤员双踝部,使双下肢伸直。另外再有2名救护者双手分别托伤员肩背部及腰臀部,使伤员脊柱保持中立位,4人同时用力,平稳将伤员移出。

综合应用题

18-158 (1)病人目前主要的护理问题是气体交换受损。

(2)在气管插管过程中,悬雍垂为声门暴露的第1标志,会厌边缘为声门暴露的第2标志。气管插管的注意事项:①插管时,尽量使喉部充分暴露,视野清楚,动作轻柔、准确。②动作迅速,勿使缺氧时间过长而致心搏骤停。③操作者插管技术熟练,尽量减少胃扩张引起的误吸。④导管插入深度合适,太浅易脱出,太深易插入右总支气管。置管的深度自门齿起计算,男性22～24 cm,女性20～22 cm,小儿插管深度(cm)=年龄(岁)÷2+12,应妥善固定导管,记录导管置入长度。

(3)护理措施:①保持病人呼吸道通畅,给予氧疗。积极配合医生行气管插管术。②根据病人基本情况选择合适的呼吸机,遵医嘱设置呼吸机支持模式、参数和报警界限。③建立静脉通路,保证及时给药。监测病人心率、心律、血压、呼吸和血氧饱和度。④留取血标本,复查病人动脉血气、血常规。⑤做好预防非计划性拔管措施,准确记录插管插入深度、导管的固定情况、气囊压力、吸痰管的选择、气道湿化、呼吸机管路支架的固定、病人躁动及心理状况等,并做好交接班。⑥病人行气管插管后,如外出做检查可用球囊-面罩通气术替代呼吸机。

18-159 (1)病人目前的护理问题是窒息。

(2)现场的救护措施:①立即采取Heimlich手法解除病人气道异物梗阻。因病人体型肥胖,可用胸部冲击法代替Heimlich手法。②在救治过程中如果病人意识不清,应立即给予心肺复苏,按A-B-C的流程操作,并及时移除病人气道的异物。③如果病人神志清楚,且无其他人在现场时,可采用自行腹部冲击法。病人一手握拳,用拳头拇指侧顶住腹部,另一手紧握该拳,快速、用力向内、向上冲击腹部。如果不成功,病人可迅速将上腹倾压于椅背、桌沿、护栏或其他硬物上,然后用力冲击腹部,重复动作,直至异物排出。④异物排出后,应送入医院进行后续治疗。

18-160 (1)病人的主要护理问题是呼吸困难。

(2) 应立即给予胸膜腔穿刺术。注意事项：①每次抽液不宜过快、过多，首次抽液量不宜超过 700 ml；②穿刺针进入胸膜腔不宜过深；③胸膜腔穿刺减压后宜行胸腔闭式引流术进行持续引流；④观察并发症的发生，如气胸、出血、血胸、复张性肺水肿、胸膜反应、胸膜腔内感染。

18-161 （1）病人主要的护理问题是窒息。现场应给予病人环甲膜穿刺术，解除病人呼吸困难。

(2) 注意事项：①环甲膜穿刺仅仅是复苏的一种急救措施；②进针不宜过深，避免损伤气管后壁黏膜；③环甲膜穿刺针针头与T形管接口连接时，必须连接紧密，不漏气；④穿刺部位若有明显出血应及时止血，以免血液流入气管内；⑤作为一种应急措施，穿刺针留置时间不宜超过 24 小时；⑥如遇到血凝块或分泌物阻塞穿刺针头，可用注射器注入空气，或用少许 0.9％氯化钠溶液冲洗。

18-162 （1）该病人最有可能的心律失常类型是心室颤动。应实施非同步电复律。

(2) 除颤的注意事项：①除颤前根据心电图类型，选择正确的除颤方式；②电极板放置位置要准确，对佩戴植入性起搏器的病人，电极板应避开起搏器部位至少 10 cm；③导电膏涂抹均匀；④电极板与病人皮肤密切接触，2 个电极板之间的皮肤应保持干燥，以免灼伤；⑤放电前一定确保任何人不得接触病人、病床及病人接触的物品；⑥除颤仪开机时，默认为Ⅱ导联监护，操作者可根据实际需要对导联进行调节。

(3) 如果病人在院外发生此情况，最恰当的急救措施是用 AED 实施除颤。操作步骤：①打开开关；②将 2 个电极板按语音提示分别贴在病人右锁骨下、左乳头外侧；③按语音提示完成除颤。

18-163 在现场，护士应采取的急救措施：①协助病人取仰卧位，拨打 120 电话，启动急救医疗服务体系；②用 2 个绷带卷（毛巾等）沿肢体或躯干纵轴，左右夹住异物；③用 2 条宽带围绕肢体或躯干固定布卷及异物，先固定异物下方，再固定异物上方；④在三角巾适当部位穿洞，套入异物暴露部位，包扎；⑤将病人置于合适体位方可搬运。

18-164 目前病人的并发症是出血。体外膜肺运行中仪器检测内容：①心电图，及时处理心律失常。②平均动脉压，应保持在 50～70 mmHg。③中心静脉压，应维持在 5～12 cm H_2O。④血氧饱和度。⑤激活全血凝固时间，通常维持在 120～200 秒。⑥液体出入量。⑦体温，控制在 35～37℃。

护理要点：①加强基础护理，保护病人皮肤；②预防肠源性感染、肺部感染；③减少病人疼痛不适，给予适度镇静，避免使用脂溶性镇静剂；④加强心理护理；⑤给予积极营养支持；⑥妥善固定导管，避免导管脱落。

（周　旭）

第十九章

机 械 通 气

选择题(19-1~19-19)

A1 型单项选择题(19-1~19-12)

19-1 下列哪种疾病病人不能进行机械通气
A. 肺大疱
B. Ⅰ型呼吸衰竭
C. Ⅱ型呼吸衰竭
D. 高碳酸血症
E. 肺结核

19-2 下列情况适合使用机械通气的是
A. 未经处理的气胸
B. 严重肺出血
C. 低血容量性休克
D. 气管-食管瘘
E. COPD 急性发作

19-3 机械通气的目的不包括
A. 改善通气功能
B. 改善换气功能
C. 增加呼吸功耗
D. 建立大气-肺泡压力差
E. 改善通气/血流比例

19-4 机械通气病人的合适体位是
A. 平卧位
B. 侧卧位
C. 床头抬高 30°~45°
D. 床头抬高 60°
E. 中凹卧位

19-5 心搏骤停的病人适宜的呼吸模式是
A. 同步间歇指令通气(SIMV)
B. 控制通气(CV)
C. 辅助/控制通气(ACV)
D. 压力支持通气(PSV)
E. 持续气道正压通气(CPAP)

19-6 潮气量的设置一般为
A. 14~16 ml/kg
B. 16~20 ml/kg
C. 60 ml/kg
D. 5~12 ml/kg
E. 15 ml/kg

19-7 关于呼吸机吸气压力的叙述,下列错误的是
A. 成人先预设 15~20 cmH_2O
B. 小儿可设定为 12 cmH_2O
C. 成人可设定为 18 cmH_2O
D. 原则是以最低的吸气压力获得满意的潮气量
E. 成人可设定为 22 cmH_2O

19-8 呼吸机吸气压降低报警可见于
A. 呼吸回路漏气
B. 气道阻力增高
C. 呛咳
D. 高碳酸血症
E. 病人焦虑、害怕

19-9 机械通气与人工气道相关的并发症是
A. 气胸
B. 呼吸机相关性肺炎
C. 心包积气
D. 气道堵塞
E. 肺间质气肿

19-10 关于人工气道湿化,下列叙述中正确

的是

A. 湿化气道容易导致气道感染

B. 理想的气道湿化状态是吸入气体温度36~37℃

C. 理想的气道湿化状态是相对湿度70%

D. 湿化器内加入0.9%氯化钠溶液湿化

E. 为保证湿化效果,湿化器不可以加热

19-11 下列哪种病人不能使用无创呼吸机

A. COPD急性发作

B. 急性心源性肺水肿

C. 上呼吸道机械性梗阻

D. 中枢性睡眠呼吸暂停综合征

E. 阻塞性睡眠呼吸暂停低通气综合征

19-12 病人接受无创机械通气时,下列预防吸入性肺炎的措施中不正确的是

A. 抬高床头40°

B. 昏迷的病人仰卧位

C. 少吃多餐

D. 昏迷的病人侧卧位

E. 减少胃胀气

✐ **A2型单项选择题(19-13~19-16)**

19-13 病人,男性,45岁。因重症肺炎入院。体格检查:体温39℃,脉搏110次/分,呼吸32次/分;意识清楚。血气分析结果:pH 7.21,PaO_2 50 mmHg。立即给予气管插管、机械通气治疗。下列选项中正确的是

A. 气管插管可长时间机械通气

B. 气管导管气囊每2小时放气1次

C. 通气模式选择控制通气(CV)

D. 气管导管气囊压力维持在40 cmH_2O

E. 呼吸机气道高压报警并病人出现呛咳,应及时吸痰

19-14* 病人,女性,69岁。诊断为多发伤,在ICU接受治疗,给予有创机械通气。下列关于气管内吸痰的叙述中正确的是

A. 每小时吸痰1次

B. 病人突发呼吸困难应立即吸痰

C. 每次吸痰前应常规向气道内滴入0.9%氯化钠溶液

D. 成人吸痰管直径不超过气管导管内径的70%

E. 吸痰的负压为200~250 mmHg

19-15* 病人,女性,32岁。因车祸受伤收入ICU治疗,给予有创机械通气,经治疗病情好转,根据医嘱予以撤机。病人出现下列哪种情况,应立即恢复机械通气

A. 呼吸频率>30次/分

B. 血压升高>10 mmHg

C. PaO_2<80 mmHg

D. $PaCO_2$>40 mmHg

E. 心率增加10次/分

19-16 病人,男性,47岁。以COPD收入院,给予无创呼吸机辅助支持呼吸。下列关于无创机械通气的护理措施中正确的是

A. 病人平卧位,保持气道通畅

B. 为防止漏气,应尽量压紧面罩,固定带拉力越大越好

C. 出现胃肠胀气,立即进行胃肠减压

D. 当出现人机对抗时,首先给病人镇静

E. 若病人咳痰能力较差,应每2小时给予口、鼻腔吸痰

✐ **A3型单项选择题(19-17~19-19)**

(19-17~19-19共用题干)

病人,女性,65岁。突发呼吸困难、烦躁。血气分析示PaO_2 40 mmHg,$PaCO_2$ 45 mmHg。呼吸28次/分。立即给予机械通气治疗。

19-17 呼吸机气道高压报警,可能的原因是

A. 分泌物过多

B. 导管脱出
C. 呼吸回路漏气
D. 气囊充气不足
E. 高碳酸血症

19-18 关于病人基础护理的叙述,下列错误的是
A. 做好口腔护理
B. 为避免呼吸回路脱落,尽量避免翻身
C. 室温控制在 24±1.5℃
D. 床头可抬高 30°～45°
E. 相对湿度控制在 55%～65%

19-19 病人可能出现的机械通气引起的并发症是
A. 气管堵塞　　B. 气道出血
C. 气管-食管瘘　D. 肺间质气肿
E. 气道肉芽增生

名词解释题(19-20～19-23)

19-20 机械通气
19-21 同步间歇指令通气
19-22 呼吸机相关性肺炎
19-23 呼吸机相关性肺损伤

简述问答题(19-24～19-27)

19-24 简述机械通气的目的。
19-25 简述无创机械通气病人的观察要点。
19-26 简述人工气道的气囊护理。
19-27 简述气管内吸引指征。

综合应用题(19-28)

19-28 病人,男性,32岁,体重65 kg。因咳嗽、咳痰3天,呼吸困难1天送入急诊治疗。体格检查:意识不清,体温 39.5℃,脉搏 120 次/分,呼吸 36 次/分,血压 110/83 mmHg,PaO_2 50 mmHg。

请解答:
(1) 应给予该病人无创机械通气还是有创机械通气?如何设置该病人的呼吸机潮气量?
(2) 经治疗,病人病情好转,但突然出现烦躁、血氧饱和度下降。病人可能出现什么情况?该如何处理?
(3) 2周治疗后,病人病情好转,考虑撤机,该如何进行?

答案与解析

选择题

A1 型单项选择题

19-1　A　19-2　E　19-3　C　19-4　C
19-5　B　19-6　D　19-7　E　19-8　A
19-9　D　19-10　B　19-11　C　19-12　B

A2 型单项选择题

19-13　E　19-14　B　19-15　A　19-16　C

A3 型单项选择题

19-17　A　19-18　B　19-19　D

部分选择题解析

19-14 解析:人工气道气管内吸引的注意事项:吸痰动作应轻柔、准确、快速,每次吸痰时间不超过15秒,每次连续吸痰不得超过3次。如痰液黏稠不易吸出,可先向气管内滴注生理盐水或按医嘱加入药物(RICU 常用 0.9% 氯化钠溶液 140 ml+5% 碳酸氢钠溶液 60 ml),于病人吸气时缓慢滴注 5～10 ml,待几次通气后立即吸痰。根据气管插管导管口径不同选择不同型号的吸痰管,吸痰管最大外径不能超过气管导管内径的 1/2。调节负压吸引压力为 150～

200 mmHg。

19-15 解析： 有创机械通气撤机，需根据医嘱予以临床综合情况的判断：呼吸衰竭的病因已基本纠正；血流动力学相对稳定，无频繁或致命的心律失常，休克和低血容量已彻底纠正；感染控制，体温正常；神志清醒或已恢复到机械通气前的较好状态；自主呼吸平稳，呼吸有力，有良好的吞咽和咳嗽反射。吸氧浓度逐渐降至40%以下而无明显呼吸困难和发绀。常用的撤机生理参数：呼吸频率<25次/分，自主呼吸潮气量>5 ml/kg，最大吸气压>-20 cmH$_2$O，PaO$_2$≥60 mmHg(8 kPa)，PEEP≤8 cmH$_2$O等。

名词解释题

19-20 机械通气是指借助呼吸机建立气道口与肺泡间的压力差，给呼吸功能衰竭的病人以呼吸支持，即利用机械装置来代替、控制或改变自主呼吸运动的一种通气方式。

19-21 同步间歇指令通气是呼吸机的一种通气模式，是自主呼吸与控制通气相结合的呼吸模式，在触发窗内病人可触发和自主呼吸同步的指令正压通气，在2次指令通气之间触发窗外允许病人自主呼吸。

19-22 呼吸机相关性肺炎是指气管插管或气管切开病人在接受机械通气48小时后发生的肺炎。

19-23 呼吸机相关性肺炎损伤是指机械通气对正常肺组织造成的损伤或使已损伤的肺组织进一步加重。

简述问答题

19-24 机械通气的目的：①改善通气功能；②改善换气功能；③减少呼吸功耗。

19-25 无创机械通气观察要点：①观察病人的生命体征；②观察病人的呼吸频率、节律、呼吸动度；③呼吸机工作状况，病人的气道压力、潮气量；④呼吸机漏气情况；⑤人机配合情况；⑥血气分析报告；⑦气道分泌物；⑧评估病人有无气压伤、胃肠胀气等反应。

19-26 人工气道的气囊护理：①推荐使用高容量低张力气囊导管；②维持气囊压力20~30 cmH$_2$O；③定时检测气囊压力，及时调整；④采用测压法进行气囊注气；⑤脱机状态下气囊充分放气，利于咳嗽排痰。

19-27 气管内吸引指征：①在气管导管内看见明显分泌物；②病人频繁或持续呛咳；③听诊在气管和支气管处有明显痰鸣音；④呼吸机流速-时间曲线呼气相出现震动；⑤呼吸机出现高压或低潮气量报警；⑥血氧饱和度降低；⑦病人突发呼吸困难。

综合应用题

19-28 (1) 应给予该病人有创机械通气治疗。根据病人体重选择5~12 ml/kg，病人潮气量设为325~780 ml。

(2) 病人可能出现气道堵塞。应试验性插入气管内吸痰，如血氧饱和度仍不上升，应立即拔出气管导管，重新建立人工气道。

(3) 该病人撤机前可做自主呼吸试验，在人工气道机械通气撤离前，让病人通过T管自主呼吸、低水平CPAP或低水平PSV下呼吸，通过短时间的密切观察，判断自主呼吸是否恢复。

(周 旭)

第二十章

连续性血液净化治疗的应用与护理

选择题(20-1~20-20)

A1型单项选择题(20-1~20-12)

20-1* 关于常见的连续性血液净化技术,下列哪项正确
A. 连续性动脉-静脉血液滤过(CVVH)
B. 连续性静脉-静脉血液滤过(CAVH)
C. 连续性静脉-静脉血液透析滤过(CVVHDF)
D. 连续性静脉-静脉血液透析(CAVHD)
E. 连续性动脉-静脉血液透析滤过(CVVHD)

20-2* 血液净化清除溶质,尤其对中分子物质清除效果较好的主要方式是
A. 弥散   B. 超滤
C. 对流   D. 排泄
E. 吸附

20-3 血液透析滤过在治疗的单元时间(常为4小时),置换液输入的总量应达到
A. 1~5 L   B. 5~8 L
C. 8~12 L   D. 12~20 L
E. 20~50 L

20-4 血液透析滤过后稀释法置换液的输入量应小于或等于血流量的
A. 15%   B. 30%
C. 45%   D. 60%
E. 100%

20-5 血液透析滤过后稀释法的优点是
A. 血流阻力影响小

B. 溶质清除率较高
C. 一般不容易凝血
D. 抗凝剂使用量小
E. 置换液用量较大

20-6 血液透析滤过时跨膜压高报警的原因不包括
A. 置换液的流量过低
B. 单位时间内超滤量过高
C. 透析器内存在未排尽的空气
D. 透析液管路折叠,受压或有异物堵塞
E. 流量不足致透析器和管路凝血

20-7 下列哪项不是血液滤过置换液的成分要求
A. 无菌   B. 白蛋白
C. 无致热源 D. 无有机物
E. 价格低廉

20-8 血液滤过治疗后,以下哪种激素浓度明显升高
A. 胰岛素
B. 去甲肾上腺素
C. 促红细胞生成素
D. 生长激素
E. 垂体后叶素

20-9 与血液透析相比,血液滤过的优点是
A. 血液滤过对血流动力学影响大,中分子物质清除率高
B. 血液滤过对血流动力学影响小,中分子物质清除率高
C. 血液滤过对血流动力学影响小,中分子物质清除率低

D. 血液滤过对血流动力学影响大,中分子物质清除率低

E. 血液滤过对血流动力学无影响,中分子物质清除率高

20-10 血液滤过清除溶质有效性与下列哪项无关

A. 出汗量
B. 血滤器的滤过面积
C. 血滤器的超滤率
D. 血滤器膜的筛选系数
E. 每次治疗的置换总量

20-11 在连续性血液净化的监护中,下列哪项在治疗中是至关重要的

A. 防治感染 B. 生命体征
C. 液体平衡 D. 出、凝血功能
E. 电解质及血气分析

20-12 透析前对病人进行评估,一般不需要

A. 询问病人身体状况
B. 了解既往有无透析史
C. 向病人解释,取得合作
D. 评估病人血管通路状况
E. 评估家属对透析技术的了解程度

A2 型单项选择题(20-13~20-16)

20-13 病人,男性,50岁。因休克、深昏迷,急诊入院,体温 39.9℃,血压 70/40 mmHg。经医生诊断为急性重症胰腺炎,给予血液净化治疗。该治疗主要目的是

A. 有效清除炎症介质
B. 有效清除多余血脂
C. 有效清除体内尿酸
D. 有效清除金属元素
E. 有效清除过敏原

20-14 病人,男性,52岁。昨天因疲劳驾驶与其他车相撞,神志不清 6 小时入院。经清创缝合、对症治疗后转至 ICU 病房。今天下午出现多器官障碍综合征,医生决定采用血液净化治疗。通常血浆置换液的使用顺序是

A. 禁忌使用蛋白溶液和血浆代用品
B. 先给蛋白溶液,再给血浆代用品
C. 血浆代用品和蛋白液哪个先用无所谓
D. 蛋白溶液和血浆代用品可以交替使用
E. 先给电解质溶液或血浆代用品,最后给予蛋白质溶液

20-15 病人,男性,60岁。原有乙型肝炎病史,10 余年前 B 超证实肝硬化腹水,反复发作。最近出现严重水、电解质及酸碱平衡紊乱,血钾很高。进行血液净化过程中出现低血压,医生怀疑是透析液的问题。因透析液引起低血压的主要原因是

A. 透析液的温度
B. 透析液的成分
C. 透析液钠浓度过高
D. 透析液钠浓度过低
E. 透析膜生物相容性差

20-16 病人,女性,48岁。今天上午骑电瓶车上班,途中被卡车撞倒,即送医院,经 CT 证实有多发性肋骨骨折、肺挫伤、肺破裂、血胸和气胸等。诊断为 ARDS,应用血液净化治疗。透析期间体重增长不超过干体重的多少为正常

A. 3%   B. 4%
C. 5%   D. 6%
E. 7%

A3 型单项选择题(20-17~20-20)

(20-17~20-18 共用题干)

病人,女性,38岁。自服 6 kg 重的鱼的鱼胆 1 枚,出现恶心、呕吐、腹痛、腹泻,伴腰痛 5 天、黄疸 2 天入院。肝、肾功能均有异常,血钾增高。

20-17 该病人得了什么病

A. 急性肝功能衰竭
B. 急性肾衰竭
C. 急性呼吸衰竭

D. 急性心力衰竭
E. 急性脑功能衰竭

20-18* 最佳的治疗方法是
A. PE　　　B. HP
C. PD　　　D. IRRT
E. CRRT

(20-19～20-20 共用题干)

病人,男性,61 岁。原有慢性肾小球肾炎病史 20 余年,10 年来经常出现水肿、蛋白尿、高血压,近 3 个月查肾功能内生肌酐清除率＜10 ml/min,血肌酐 876 μmol/L。该病人已进展为尿毒症,宜做血液透析。

20-19* 护士在监测过程中,下列哪项不属于压力监测
A. 跨膜压　　　B. 输入压力
C. 滤器前压　　D. 容量平衡
E. 超滤液侧压

20-20 下列哪项护理措施不妥
A. 室内需安置自动减温装置
B. 保持出入液量动态平衡
C. 严密监测凝血指标
D. 妥善固定血管通路
E. 严格无菌操作

名词解释题(20-21～20-27)

20-21　血液净化
20-22　血浆置换
20-23　血液灌流
20-24　连续性血液净化
20-25　缓慢连续性超滤
20-26　超滤液侧压
20-27　跨膜压

简述问答题(20-28～20-35)

20-28　血液净化治疗的基本原理是什么?
20-29　简述连续性血液净化的优点。
20-30　简述连续性血液净化技术治疗的器官支持指征。
20-31　简述连续性血液净化技术抗凝的主要目标。
20-32　简述连续性血液净化技术的临床常见并发症。
20-33　连续性血液净化最重要的 3 个安全监测项目是什么?
20-34　什么是连续性血液净化治疗中的三级液体管理?
20-35　如何做好连续性血液净化的血管通路护理?

综合应用题(20-36)

20-36　病人,男性,49 岁。尿毒症病史 10 余年,体重 69 kg,血液透析治疗 8 年。本次透析在透析 3 小时时突然出现透析器破膜。

请解答:
(1)为什么会出现透析器破膜?
(2)如何紧急处理透析器破膜?
(3)如何预防透析器破膜?

答案与解析

选择题

A1 型单项选择题

20-1　C　20-2　C　20-3　D　20-4　B
20-5　B　20-6　A　20-7　B　20-8　B
20-9　B　20-10　A　20-11　C　20-12　E

A2 型单项选择题

20-13　A　20-14　E　20-15　D　20-16　C

A3型单项选择题

20-17　B　20-18　E　20-19　D　20-20　A

部分选择题解析

20-1 解析： 连续性动脉-静脉血液滤过英语缩写是CAVH，连续性静脉-静脉血液滤过英语缩写是CVVH，连续性静脉-静脉血液透析英语缩写是CVVHD，连续性动脉-静脉血液透析滤过英语缩写是CAVHDF，连续性静脉-静脉血液透析滤过的英语缩写是CVVHDF。

20-2 解析： 弥散是溶质通过半透膜从高浓度侧向低浓度侧扩散的过程，弥散度与浓度梯度相关，这种方式对小分子的清除效果较好。超滤主要用于截留去除水中的悬浮物、胶体、微粒、细菌和病毒等大分子物质。吸附是通过正负电荷的相互作用和透析膜表面的亲水性基团选择性吸附某些蛋白质、毒物及药物，对大分子、中分子清除效果较好。对流是在压力作用下，溶液(溶质和溶剂)同时通过半透膜的传递过程，对流效率与压力有关，净化血液清除溶质，尤其对中分子物质清除效果较好。排泄主要是通过胃肠道和泌尿道排出毒物，与血液净化无关。

20-18 解析： 因病人是患急性肾衰竭，最佳的治疗方法是CRRT，即连续性肾脏替代治疗，也称连续性血液净化。PE是血浆置换，HP是血液灌流，PD是腹膜透析，IRRT是间断性肾脏替代治疗。

20-19 解析： 连续性血液净化技术治疗的监测主要包括压力监测和安全性监测。压力监测包括动脉压、静脉压、滤器前压、超滤液侧压、跨膜压等。安全性监测包括容量平衡、空气、漏血监测。

名词解释题

20-21 把病人血液引出体外并通过一种血液净化装置，除去其中的某些致病物质(毒素)，达到净化血液、治疗疾病的目的，这个过程即为血液净化。血液净化是在肾脏替代治疗基础上逐步发展而来的，包括血液透析、血液滤过、血液灌流、血浆置换、免疫吸附等。

20-22 血浆置换是将全血引出体外分离成血浆和细胞成分，将病人的血浆舍弃，然后以同等速度将新鲜血浆、白蛋白溶液、平衡液等血浆代用品代替分离出的血浆回输进体内的过程，以达到减轻病理损害、清除致病物质的目的。

20-23 血液灌流是将病人的血液引入装有固态吸附剂的灌流器中，通过吸附作用，清除血液中透析不能清除的外源性或内源性毒素、药物或代谢废物的一种血液净化技术。主要用于抢救药物和毒物中毒，也可与血液透析合用以清除慢性肾衰竭维持性透析病人体内的大分子毒素。

20-24 连续性血液净化又名连续性肾脏替代治疗，是所有连续、缓慢清除水分和溶质的治疗方式的总称。包括：连续性动脉-静脉血液滤过、连续性动脉-静脉血液透析滤过、连续性静脉-静脉血液透析滤过、动脉-静脉缓慢连续性超滤、连续性高通量透析、高容量血液滤过、连续性血浆滤过吸附、日间连续性肾脏替代治疗等多项技术。主要用于多脏器衰竭、严重创伤、感染、急性肾衰竭、急性胰腺炎、中毒等危重病的救治。

20-25 缓慢连续性超滤是指以对流的原理清除患者体内的溶质，是一种特殊的连续性肾脏替代治疗方式，对溶质清除不理想，以清除水为主，适用于水肿、难治性心力衰竭，特别是心脏直视手术、创伤或大手术复苏后伴有细胞外液容量负荷过重的病人。

20-26 超滤液侧压又称废液压，由两部分组成：一是滤器中血流的小部分压力通过超滤液传导产生，为正压；另一部分由超滤液泵产生，为负压。

20-27 跨膜压为计算值，反映滤器要完成目前设定超滤率所需要的压力，是指透析器的半透膜两侧的液体静压，是血液侧正压与透析侧负压的绝对值之和。

简述问答题

20-28 血液净化治疗的基本原理：是将病人

体内病原体(也称致病因子)从血液中分离过滤出来,将净化后的血液重新输回体内的过程,从而达到预防疾病和癌症风险的目的。

20-29 连续性血液净化的优点:能维持血流动力学的稳定性,可以纠正酸碱平衡紊乱和清除炎性介质,溶质清除率高,为营养支持治疗提供了充足的保障。

20-30 连续性血液净化技术治疗的器官支持指征:①全身炎症反应综合征(SIRS);②多器官功能障碍综合征(MODS);③急性呼吸窘迫综合征(ARDS);④急性重症胰腺炎(ASP);⑤其他,如高钾血症、酸碱和电解质平衡紊乱、急性心力衰竭、乳酸性酸中毒、重度子痫、挤压综合征、重症肌无力、系统性红斑狼疮、吉兰-巴雷综合征等。

20-31 连续性血液净化技术抗凝的主要目标:①尽量减轻血滤器的膜和血管通路对凝血系统的激活作用,长时间维持血滤器和血管通路的有效性;②尽量减少全身出血的发生率,即抗凝作用局限在体外循环的血滤器和血管通路内。

20-32 连续性血液净化技术的临床常见并发症:①心律失常;②低血压;③酸碱平衡和电解质紊乱;④营养成分丢失。

20-33 连续性血液净化最重要的3个安全监测项目:空气监测、漏血监测和容量平衡监测。

20-34 连续性血液净化治疗中的三级液体管理:①一级水平,最基本的液体管理水平,预计24小时的液体平衡。②二级水平,较高级的液体管理水平,以完成每小时液体平衡,从而实现24小时的液体平衡。平衡目标:平均脱水50 ml/h。③三级水平,理想的液体管理水平,扩展了二级水平的概念,调节每小时净平衡,达到要求的血流动力学指标,如中心静脉压、肺动脉楔压。

20-35 连续性血液净化的血管通路护理:①妥善固定血管通路,防止脱落;②做好封管护理,每次治疗结束后严格消毒接口处,用管腔容量100%～120%的封管液对动脉-静脉管封管;③观察凝血情况,选择合适的肝素浓度,穿刺部位有渗血者,及时调节抗凝方式及补充凝血因子等,延长压迫出血的时间;④封管后用无菌敷料覆盖,妥善固定,防止扭曲、污染、漏血。

综合应用题

20-36 (1)透析器破膜的原因:①短时间内超滤量大,使跨膜压超过限度;②透析器本身质量不合格。

(2)紧急处理:①停止透析,为了避免血液污染,不应回血;②立即更换新的管路及透析器,继续透析治疗;③严密监测病人的生命体征、症状和体征情况,一旦出现发热、溶血等表现,应采取相应处理措施;④保留旧透析器,分析破膜原因,进入不良事件上报流程。

(3)透析器破膜预防措施:①透析前应仔细检查透析器,选用质量好的透析器;②超滤量不要过高,监测跨膜压不要超过400 mmHg;③透析机漏血报警等装置应定期检测,避免故障发生。

(陈淑英)

主要参考文献

1. 陈小航.急救护理学[M].北京:北京大学医学出版社,2009.
2. 付平.连续性肾脏替代治疗[M].北京:人民卫生出版社,2016.
3. 康焰.临床重症医学教程[M].北京:人民卫生出版社,2015.
4. 罗彩凤.灾难护理学[M].南京:江苏科学技术出版社,2013.
5. 罗先武,王冉.2019全国护士执业资格考试轻松过[M].北京:人民卫生出版社,2019.
6. 马志华,狄树亭,金松洋.急危重症护理[M].武汉:华中科技大学出版社,2019.
7. 全国护士执业资格考试用书编写专家委员会.2019全国护士执业资格考试指导[M].北京:人民卫生出版社,2019.
8. 沈洪,刘中民.急诊与灾难医学[M].2版.北京:人民卫生出版社,2015.
9. 王惠珍.急危重症护理学[M].3版.北京:人民卫生出版社,2014.
10. 许虹.急危重症护理学[M].2版.北京:人民卫生出版社,2011.
11. 张波,桂莉.急危重症护理学[M].4版.北京:人民卫生出版社,2018.
12. 张永利.院前急救专业人员培训教材[M].北京:人民卫生出版社,2010.
13. 周谊霞,田永明.急危重症护理学[M].北京:中国医药科技出版社,2016.

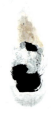

图书在版编目(CIP)数据

新编急危重症护理学考题解析/吴景芳,高仁甫,王骏主编. —上海:复旦大学出版社,2021.5 (2024.1重印)
(护理专业教辅系列丛书)
ISBN 978-7-309-15105-3

Ⅰ.①新… Ⅱ.①吴… ②高… ③王… Ⅲ.①急性病-护理学-高等职业教育-题解 ②险症-护理学-高等职业教育-题解 Ⅳ.①R472.2-44

中国版本图书馆 CIP 数据核字(2020)第 099243 号

新编急危重症护理学考题解析
吴景芳　高仁甫　王　骏　主编
责任编辑/肖　芬　江黎涵

复旦大学出版社有限公司出版发行
上海市国权路 579 号　邮编:200433
网址:fupnet@fudanpress.com　http://www.fudanpress.com
门市零售:86-21-65102580　　团体订购:86-21-65104505
出版部电话:86-21-65642845
杭州长命印刷有限公司

开本 787 毫米×1092 毫米　1/16　印张 17.75　字数 443 千字
2024 年 1 月第 1 版第 2 次印刷

ISBN 978-7-309-15105-3/R·1821
定价:55.00 元

如有印装质量问题,请向复旦大学出版社有限公司出版部调换。
版权所有　　侵权必究